生活习惯与人体健康

孙孝凡　编著

金盾出版社

内容提要

为了自身和他人的健康，要改变不健康、不科学的生活习惯，建立一个科学的生活习惯是人们健康长寿的根本保证。本书共分六大部分叙述了有关生活习惯决定健康的问题，即生活习惯对健康的意义，生活好习惯是健康长寿之基础，培养良好的生活习惯重在坚持"十戒"，认清和清除不良生活习惯是祛病健身的关键，改造不良生活习惯培养良好生活习惯的途径和方略，长寿老人和长寿乡好生活习惯集锦。其内容丰富，通俗易懂，启迪性与适用性强，适合广大读者参考，尤其适合中老年朋友参考。

图书在版编目(CIP)数据

生活习惯与人体健康/孙孝凡编著. -- 北京：金盾出版社，2013.8
ISBN 978-7-5082-8312-8

Ⅰ.①生… Ⅱ.①孙… Ⅲ.①生活方式—影响—健康 Ⅳ.①R163

中国版本图书馆 CIP 数据核字(2013)第 069969 号

金盾出版社出版、总发行
北京太平路 5 号(地铁万寿路站往南)
邮政编码:100036　电话:68214039　83219215
传真:68276683　网址:www.jdcbs.cn
封面印刷:北京精美彩色印刷有限公司
正文印刷:北京万友印刷有限公司
装订:北京万友印刷有限公司
各地新华书店经销
开本:705×1000 1/16　印张:17　字数:228 千字
2013 年 8 月第 1 版第 1 次印刷
印数:1～7 000 册　定价:38.00 元

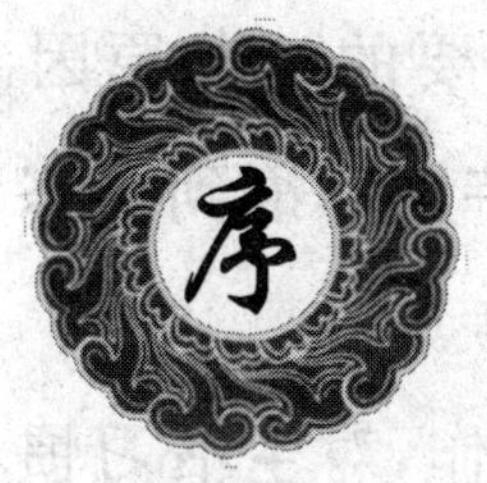

我于1914年生于福建省上杭县，1931年参加中央红军，1934年随红军长征，任团政委。现年99岁，再过几个月就年满百岁了。但身体还比较好，记忆力也还可以。前不久，著有十来部健康科普著作的作者孙孝凡同志请我为他的新作《生活习惯与人体健康》写个序，一方面觉得这个命题很好，很有现实意义，一方面作者又是自己的老部下，所以欣然应请了。不是正式作序，而是一点感悟。

我于1964年从贵州军区调来北京，任中国人民解放军铁道兵副政治委员兼政治部主任。1965年检查出有心脏病，迄今已带病生存48年了。总结养病的感悟，之所以控制病情数十年，除医药辅助外，主要就是得益于能保持好的心态和生活习惯。做得较好的有四点：一是不生气、不发火，平和地对待同事和家人，安于所处；二是以素食为主，适当加点荤菜，不馋嘴、不过饱，但中餐和晚餐喝一小杯红酒；三是生活有规律，晚上10点前睡觉，早晨6点起床，中午也睡一会儿，不贪睡，爱走动；四是自找乐趣，除看报纸外，还爱看电视戏剧节目，下午还要玩两个小时麻将。

自然子女孝顺也是重要的一条原因。以上是我养生保健的几点感悟和做法，特别感悟到心态和生活习惯对祛病延年的特殊意义，供参考。

孝凡同志这本著作，对生活习惯与健康的意义作了深刻的阐述，对培养好生活习惯、克服不良生活习惯的方法和途径作了详尽的介绍，很有适用性和指导性，也具有重要的现实作用，希望对世人健康益寿有所裨益，望您喜欢！

百岁老红军　老将军（开国少将）
原铁道兵副政治委员兼政治部主任　王贵德

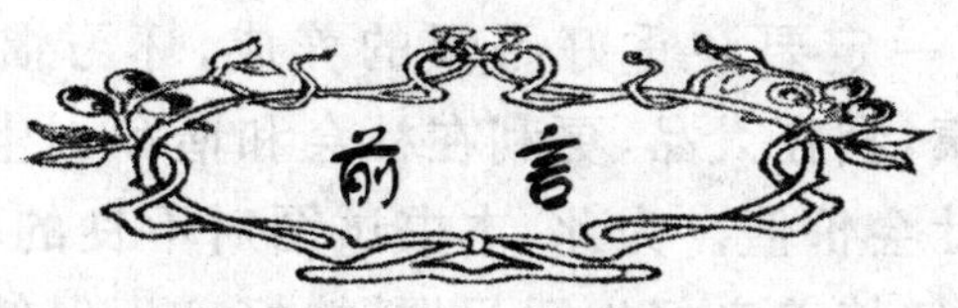

前言

人的一生，从童年到老年，总要或多或少有意无意地染上一些不良的生活习惯和行为习惯，其中有恶习、陋习，或一般的坏习。这些不良的坏习惯，不仅影响学习和事业的成功，而且是自毁健康的主要危险，是很多疾病或绝症的元凶，是健康生活的一种无形的难以察觉的毒瘤。对此，世人还缺乏足够的认识，值得深思。

专家指出，生活习惯决定健康。这话千真万确，可算一句道破生命的天机，因为人的健康虽有多种因素组成，但生活方式和生活习惯却是决定性因素，在诸多因素中占60%。人的衰老、疾病、夭折多半是自己不良生活习惯所致。人的坏习惯究竟有多少，很难作出精确地统计，因为坏习惯随处可见，有的见之于形，有的藏之于心。如常见的饮食、起居、穿戴、言行、卫生、学习、用药、心理等方面的坏习惯，都是致病的隐患。尤其是一些恶习，如吸烟、酗酒、熬夜、生气、暴饮暴食、久坐不动、四肢不勤、生活无常等，危害更大，是人体各种疾病的主要根源和制造者，是无形的、难防的健康杀手，切不可小视。

坏习惯的危害性常被人们所忽视，甚至加以掩饰和搪塞，成为健康生活中最为险恶的暗礁。有人说，它是人体的隐形炸弹，而且在不断地积蓄爆炸力。一个坏习惯，就是一枚毁坏身心健康的炸弹，染上的坏习惯越多、越重，就等于生活在炸弹库之中，这不是危言耸听，而是现实生活的忠告，如不痛加改造与消除，就有被毁灭的危险。人人都应懂得，改造坏习惯是珍惜生命、善待自己的需要，其重要性并非一般。

孔圣人曰："少成若天性，习惯如自然"，也就是说习惯的形成和演变，也同自然规律一样，是客观存在的，不可回避。习惯是一种无形力量，决定着人的寿命和健康，也能决定和引导人生走向。所以在日常生活中，一定要注重好习惯的养成，坏习惯的改造和克服。这不仅利在健康，利在人品，更利在社会和谐和人生道路，具有重要的生命价值和社会价值。为此，本书试图对不良的坏习惯作一系统的剖析，并对如何培养良好生活习惯，搞好养生保健，建造人体健康大厦作一些探讨，以期对世人健康长寿有所补益。

本书共分六大部分，即生活习惯对健康的意义；生活好习惯是健康长寿之基础；培养良好的生活习惯重在坚持“十戒”；认清和消除不良的生活习惯是祛病健身的关键；改造不良生活习惯培养良好生活习惯的方法和途径；长寿老人和长寿乡好生活习惯集锦。本书内容丰富、资料翔实、文字通俗、分析深刻、启迪性和适用性较强，适合各阶层人士阅读。

本书在编写过程中参考了大量国内外新近的医学书籍、报刊杂志有关资料，在此特向原作者致以衷心的感谢！

作　者

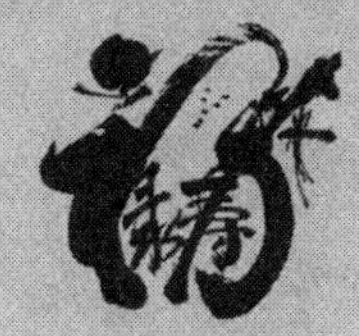

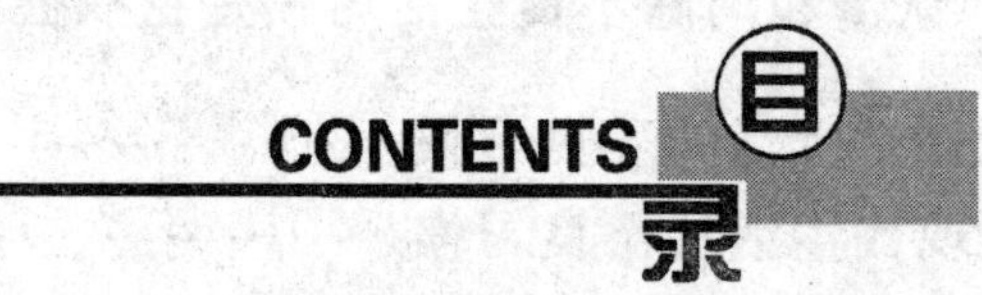

第一章 生活习惯对健康的意义

第二章 生活好习惯是健康长寿之基础

第三章 培养良好的生活习惯重在坚持“十戒”

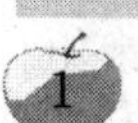

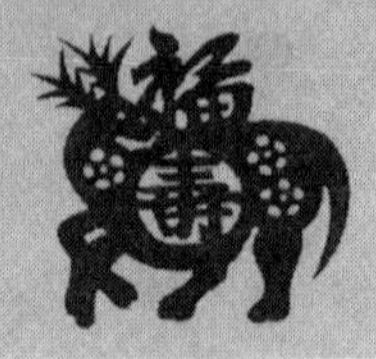

第四章　认清和消除不良生活习惯是祛病健身的关键

第五章　改造不良生活习惯培养良好生活习惯的途径和方略

第六章　长寿老人和长寿乡生活好习惯集锦

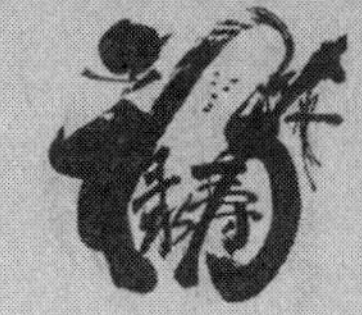

第一章　生活习惯对健康的意义

世界卫生组织一份报告指出："现今影响人类健康与寿命有四大因素：一是环境污染；二是老龄化；三是城市化；四是生活习惯。"老龄化和城市化，是自然规律和经济发展规律的必然，是不以人的意志为转移的。而生活习惯和生存环境是可以改造的，通过改造可以向有益于人类健康和益寿的方向发展。当前，生活习惯越来越成为人类健康的头号威胁，成为各种慢性疾病的元凶。专家预测，到2015年生活习惯和方式引发的疾病，将成为人类的头号杀手。可见，改造和戒除不良生活习惯是尊重生命、善待自己的需要，是人类求健康、求生存的需要，且具有战略意义的责任和任务。有专家指出，人的生活习惯和方式在人的健康因素中约占60%，良好的生活习惯是健康的保护神，立身处事的园丁；不良的生活习惯则是健康的杀手，疾病的祸根，也是学业和事业无成的暗礁。一些轻度细微的不良生活习惯危害虽不明显，但也不可掉以轻心，以防积小害为大害，积重难返，而一些固习、恶习、陋习对身心危害更大。例如，吸烟成瘾，酗酒无度，上网成癖，熬夜过长，懒惰成性，经常生气等，都是健康的大敌，是自毁体内免疫长城的蛀虫。可以说，戒除不良生活习惯，培养良好的生活习惯，不仅是追求健康，也是追求美好人生的极为重要的课题。

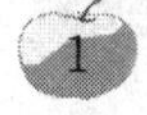

一、养成良好的生活习惯是储蓄健康

人们常说聪明人储蓄健康，糊涂人透支健康，生活习惯决定健康、决定命运，良好的生活习惯是健康的基础、长寿的保证。报刊上介绍的很多百岁老人，他们的长寿经验就是生活习惯好，勤劳，乐观，起居规律，饮食有节，不吸烟，不酗酒等。专家指出，良好的生活习惯储蓄健康，也储蓄"寿辰"。

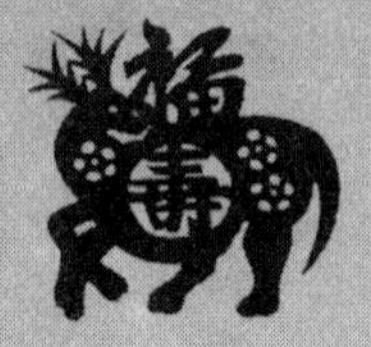

我国广西巴马县是世界百岁老人最多的长寿乡。这里老人有一条共同的好生活习惯就是勤劳，年过百岁还在门前场地上喂鸡赶鸭，有的还从事田间劳作，一辈子勤劳是他们长寿的基础。可以说，勤劳储蓄了寿命。

据资料介绍，在我国新疆和田市 211 名百岁老人中，52.1%的人仍从事田间劳动。维尔卡旺巴的村民普遍日出而作，日落而息，劳逸适度，从容不迫。曼纽尔拉蒙老人虽然已经 115 岁了，还和他 96 岁的妻子伊莲娜亚住在海拔 1 828 米(6 000 英尺)的高地，每天沿着小路往上走到 1 千米外的田里劳作。可见，生命之泉来自勤劳的好习惯。

生命在于运动，劳动治百病。越胖越懒，肥胖是百病之源，而勤劳才会给人以健壮。国外的科学家通过对 1 000 多位 90 岁以上的长寿老人调查发现：这些老人中，体力劳动者占 95%以上，他们中的大部分人在 90～100 岁时还参加劳动。

长期参加体力劳动，可使人的心脑血管衰退过程推迟 10～20 年。心脑血管疾病是导致人类死亡的第一死因，也是衰老的最早标志，长期参加体力劳动的人，心肌跳动有力，血液流动畅通，从而降低了血压，减少了患心脏病的几率。

劳动使人的手、脚等肢体不停地运动，从而使肢体的司令部——大脑经常处于活跃状态，根据“用进废退”的生物原理，大脑便衰退得慢；另外，劳动使人血流通畅，输入大脑的血液和氧气充足，脑细胞“食物”充足，发育就好，活力就强，衰老的速度也相应减慢。劳动可使骨质坚固，改善骨的血液循环，使骨密度增加，骨质更加坚固，从而提高了抗骨折能力，延缓骨质疏松症的发生。经常劳动的人，其身体也经常处于微疲劳之中，人体便要调动一切积极因素将机体恢复到原来的状态，于是，人体的潜能便得到发掘。而不参加体力劳动的人，其身体功能始终处于“原地踏步”状态，潜能得不到发掘，生命不能充满新的活力，人也衰老得快。所以，勤劳是健康长寿最好的“储蓄库”。

日本是世界第一长寿国，日本人的长寿也是与他们很好的生活

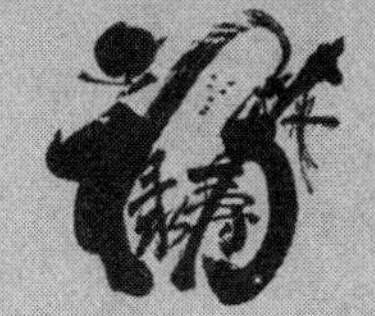

习惯分不开的。在饮食上，日本人吃饭比较讲究营养，平时少吃大米，多吃鱼、肉、豆、蛋；少油腻，多吃新鲜蔬菜；每天一杯牛奶，常吃海带、海苔。即使是富豪之家也以吃素为主，而且只吃七分饱。

住在南亚次大陆北部山区帕米尔高原上的洪扎库特人也有很多独特的良好生活习惯，他们普遍喜欢晒太阳（日光浴）。人体皮肤中有一种叫7-脱氢胆固醇的物质，在紫外线照射下会转变成维生素D。同时，阳光还有很好的杀菌、消毒作用。洪扎库特人通过长期的日光浴，不仅使身体获得了维生素D，而且增强了身体的抗病能力，预防感染性疾病。

洪扎库特人习惯于冷水浴，不断给皮肤及整个身体以刺激和锻炼，增强了对气候突然变化的适应能力和对各种疾病的抵抗能力。他们中许多人更重视冷热交潜浴，因为冷热交替比单纯冷水浴更能加快心脏的跳动，并且把大量的血液送到皮肤表面，促进全身的内分泌、毛细血管和神经功能。血流通畅，增强了新陈代谢。先冷后热，全身血管一张一弛，渐有弹性，不易使动脉硬化，可避免高血压和脑卒中。

洪扎库特人最爱在温度为15℃以上的毛毛细雨中轻松悠闲地散步。科学家对这种奇怪的散步方式进行了长期观察和研究，发现在毛毛细雨中散步，能充分领略雨中山区的自然美景，如同欣赏一曲欢快的交响乐，从而陶冶情操、驱散忧愁，有益于心理平衡的调节。另外，下毛毛细雨时空中的尘埃得以冲刷，使空气净化，路面清洁，令人心旷神怡。初降毛毛细雨时，会产生大量空气负离子，这种享有“空气维生素”美誉的物质可以调节神经功能，加速血液循环，促进新陈代谢，进而起到安神益智、防病健身的功效。在日常生活中，洪扎库特人善于用自我安慰的方式控制自己的情绪，做好心理调整，保持心理上的平衡。目前，国外一些科学家正在继续深入对“洪扎库特人长寿之谜”进行探索和研究。

世界长寿之国，在生活方式和生活习惯上就有很多良好的共性。据美国《健康》杂志研究报道，有两组国家和地区的人们值得我们学习，第一组是希腊、意大利、日本、加利福尼亚、哥斯达黎加等长

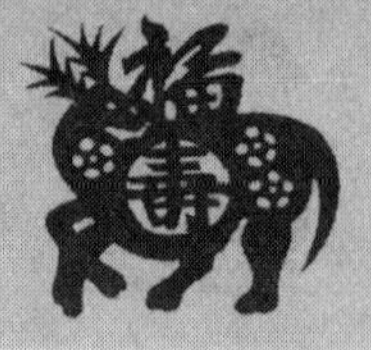

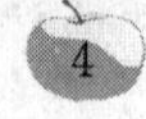

寿者居多的地方；第二组则是墨西哥、冰岛、日本、希腊和喀麦隆等心脏病、抑郁症、癌症发病率较低的国家。以下是这些国家长寿者的一些共性，不妨逐一实践。

(1)少吃 20%：长寿地区的人普遍食量较少，平均每餐比世界其他地区少 20%。他们通常不会在饭桌上摆一大盘食物，而是用小盘取食。

(2)爱吃素食：长寿地区的人都把肉食当“作料”，以素食为主食。素食除了含有大量抗氧化剂外，而且热能低。

(3)学会训练口味：豆腐、沙拉和海带等食品虽然不如脂肪、糖类和盐分含量高的食物可口，但可以从少到多，循序渐进地训练自己的口味。

(4)慢慢享受食物：虽然不必每餐都开火，但是即便叫外卖也要坐在餐桌旁享受，每餐最少保证 20 分钟，既可以享受美味，又能预防吃得过多。

(5)培养运动意识：把运动当作一项“家务事”，抓住生活中一切可以锻炼的机会，如做家务、跑菜市场、步行去超市购物、上楼梯等。

(6)多外出：强大的家庭、社会关系也是长寿的必备要素，与生活习惯健康的人交朋友，朋友的好习惯具有“传染性”。研究表明，加入一些志愿者组织、慈善组织同样可以增寿。

(7)学会自我调节：即便是最长寿的人也有感到压力、抑郁的时候，冥想、跑步、与朋友共进晚餐都是不错的减压方式。

二、后天摄养强弱取决于自身的生活习惯

就人类自身来说，健康和寿命由两大因素决定，一是先天遗传，二是后天摄养。摄养的优劣，很大程度上又由生活习惯和生活方式所决定，因为某种长期的生活习惯和生活方式，会使遗传因素产生变异。如一个天生体质孱弱的人，通过长期坚持不懈的科学摄养和保持良好的生活习惯，可以改变自我的体质状况。良好的生活习惯能够增进健康，使人长寿；而陋习则会损害健康，使人罹患疾病，丧

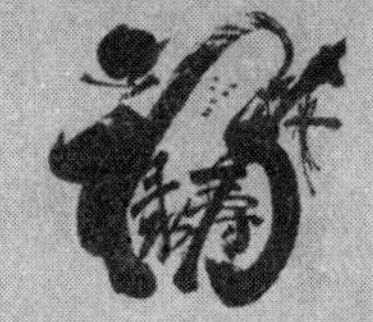

失生命。

有关专家分析，各种慢性病大多与吃得过多和吸烟有关，统计资料表明，“生活方式疾病”的死亡率近 30 年明显增高。这些疾病是不传染的，不像疟疾或小儿麻痹症等由寄生虫、细菌或病毒传播，而是由吃得太油腻、过咸，以及酗酒、嗜烟、性生活失度且较少运动的生活方式造成的。美国每年罹患癌症的 50 万人中，有 1/3 是由于吸烟造成的。在男性大批戒烟的 20 世纪 70 年代，许多女性却学着吸烟。自 1968 年以来，美国女性吸烟率上升了 55%。目前，肺癌已超过乳腺癌，成为美国女性癌症致死的主要原因，这是由于在 20 世纪 40 年代大批妇女开始吸烟造成的。据称我国女性吸烟率也有上升趋势。

世界卫生组织认为，每年约有 1 200 万人死于心脏病或脑血管病，大多数死于 65 岁以前，其中至少有一半本可以远离这些疾病的，他们是不健康生活方式的牺牲品。试想，一个暴饮暴食者不可能取得后天摄养的成功。

生活中常常有这样的“怪事”，不少体弱多病俗称“药罐子”的人，却活得长久，而那些看似身强力壮不得病的人却英年早逝，国外有家人寿保险公司曾对数百名百岁老人进行过调查，结论出乎意外，都是“体弱多病者往往是长寿的”。

这是什么原因呢？专家分析，主要是这些人注意调养，生活习惯及生活方式好。其原因可归为 3 条：①体弱多病者往往能提高警惕，远离不良的生活习惯和生活方式。他们在饮食上善于调节，生活上较有规律，注意节制，未病先防，天气稍有变化马上增减衣服。他们不放纵使用身体的资本，稍有不适，马上到医院就诊，健康意识强烈。②体弱多病者注意锻炼，善于吸取科学的益寿知识，修身养性。他们有恒心和毅力，不像身体健壮无病者那样自恃强壮而一曝十寒；他们尝到了通过锻炼治病强身的甜头，往往在病愈后能更持久地锻炼下去，直至由弱转强。如癌症患者依靠体育锻炼而延长生命的事例早已屡见不鲜，便是最好的证明。③体弱多病者善待人生，珍惜生命，过好每一天。他们尝够了病痛的苦头而更执着于甜

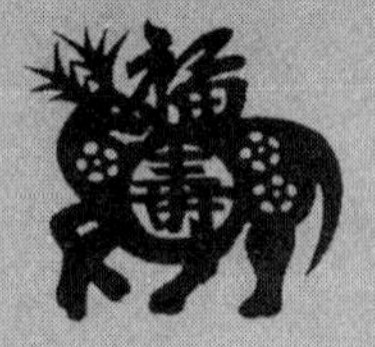

美的生活。看淡了人生，也就享受了人生，因而生活得有滋有味，心态十分从容。一句话，注意培养良好的生活习惯和方式，使后天摄养取得惊人之效是长寿的真谛所在。

唐代著名医学家王焘指出，人的寿命长短完全可以由自己掌握。喜怒不节，饥饱失度，嗜欲过滥，寒暑失调等，这些影响长寿的因素完全可以由人们自己来控制，与天命毫不相干。《养生延命录》提出了"寿不由天在摄养"的观点，因此认为，人虽有禀赋的强弱、体质的差异，但是并不能完全决定一个人寿命的长短，人的寿命长短与后天的摄养有着十分密切的关系。如果人的先天禀赋优厚，后天再注意节制食欲和色欲，此人必定体强而长寿；若人的先天禀赋本来不足，后天又过于饱食和放纵情欲，此人必定体弱而短命。如果先天生长充足，后天调养得法，年寿自然延长。并且认为："静者寿，躁者夭。静而不能养，减寿；躁而能养，延年。"一般来说，性格温和安静的人长寿，性格粗暴急躁的人短命。但此种情况也不是固定不变的，倘若性格安静而忽视益寿，同样会减寿，性格虽然急躁，却十分注意调养，亦可延年益寿。古人的这些益寿观点具有科学哲理性，是与近代科学家对人寿命的看法相一致的。它再清楚不过地说明了决定寿命长短不在天赋而在后天的摄养，而摄养的效果大小，关键又在生活习惯和生活方式的好坏。只有改造坏的生活习惯，养成好的生活习惯，才能保证摄养成功，才能健康长寿。

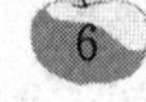

三、改造不良的生活习惯是尊重生命及善待自己的需要

生命有天赋，生命的长短和生命的质量都掌握在自己手中。因为人们自身的生活习惯和生活方式是生命的主宰。人活得咋样，60%是由它来决定的。病魔缠身、生活质量差，罪魁祸首就是不良的生活习惯，所以关心自己的生活习惯，就是尊重生命，善待自己。存在于饮食和起居方面的不良生活习惯是健康的最大威胁。嗜烟、酗酒、贪食、作息无规律、休息不充分等都会直接导致体质的下降，成为健康的隐患。世界卫生组织提醒人们：因生活方式引起的疾病

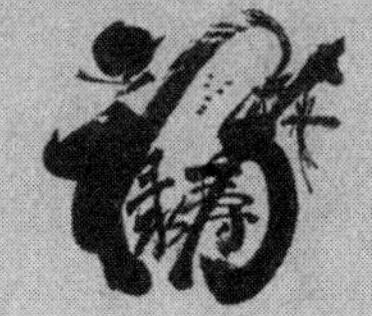

导致的死亡人数，在发达国家已占死亡人数的70%～80%，心脏病、中风、癌症、呼吸道疾病等无不与生活方式有关。高血压病也是一种生活方式病。科学研究证实，健康的生活方式可使高血压病的发病率减少55%；早期防治可使高血压病的发病率减少50%。因此，采用健康的生活方式和对高血压病进行正确的早期治疗，约75%的高血压病及其引发的慢性病是可以预防和控制的。世界卫生组织早就提出，包括高血压病在内的心脑血管病，完全可以通过健康、文明的生活方式加以预防，而且要从青少年时起就着手进行。美国科学人员进行了一次改变生活习惯和生活方式预防糖尿病的试验，这项大规模的糖尿病预防研究证实，适度锻炼和改变饮食习惯可以降低糖尿病的发生几率，甚至对高危人群来说颇有成效。

研究人员认为："我们处在肥胖这种流行病的包围之中，肥胖和糖尿病是相互联系在一起的。如果你增加运动，减去体重，就可以扭转发展成为糖尿病的趋势。"在美国宣布完成的这项研究中，45%的参与者是黑人、西班牙裔、亚裔或土著美国人。研究结果显示了各种社团的人们都可用健康的生活方式预防糖尿病。

实践证明，不良的生活习惯是百病之源。迟睡晚起，经常熬夜耗脑筋的人，颠倒阴阳，搞乱生物钟，有损健康；早餐不定时甚至经常不吃早餐的人，容易造成胃肠功能紊乱，罹患胆结石、胆囊炎。挑食不利于营养的均衡吸收，贪食、暴饮暴食会损伤脾胃；盐、糖、脂肪摄入量过多，人容易发胖并易诱发肠癌、高血压病和心脏病。吸烟与肺、口腔、咽、食管疾病有关。常酗酒则伤神耗血，损胃亡精、生痰动火，致人嗜睡与昏迷，造成急性酒精中毒，还会引起胃炎、胰腺炎，加剧胃溃疡，还可引起肝炎和肝硬化。营养过剩、不运动，机体呆滞，脑动脉硬化和糖尿病将无邀而至。

不良情绪是癌症的活化剂。癌症的发生与人的不良心理习惯有着密切关系。临床报告显示，癌症患者有78%爱生闷气。国外研究发现，消极的生活方式可使癌症发病率增加2～3倍。

专家指出，只要生活习惯和生活方式好，可缩小前列腺肥大症。早期前列腺肥大患者只要在生活方式上处理得当，养成良好的生活

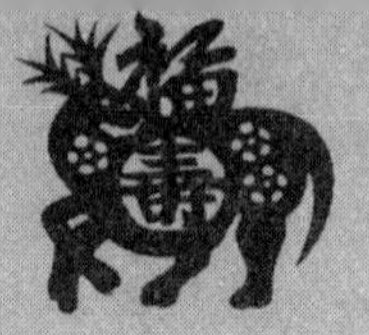

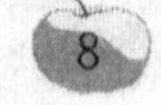

习惯,肥大的前列腺可回缩到原来的水平或转轻。如坚持不良生活方式则病情可加重,甚至引起癌变。良好的生活方式主要有以下8个方面:①生活要有规律。适当运动,但不要过劳,一般以经一夜休息第二天无不适和无疲劳感觉为宜。②要养成良好的睡眠习惯。保证每天有7～8小时睡眠时间,不可用催眠药助眠,否则可使症状加重。③不要憋尿。排尿时不要因尿流不畅而过度压迫膀胱部位,这样做有引起尿闭的危险。④避免长时间坐位不动。长时间坐位可引起骨盆瘀血,使症状加重。⑤不可过度性生活。更不可用壮阳药助性。据称,年龄超过50岁的人,月平均性生活4次,年龄超过60岁,月平均2次,前列腺肥大者,如服用壮阳药情况更为严重。⑥不要强行限水。有的人由于尿频常不敢饮水,特别是在晚间。水不足导致脱水可诱发心脑血管意外,其危害远比尿频严重得多。⑦戒酒或节酒。酒精可刺激前列腺部位尿道的交感神经,抑制膀胱收缩,影响排尿,大量饮酒有引起急性尿闭的危险。⑧慎用各种药物。前列腺肥大患者有许多不宜服用的药,使用这些药物必须经医生允许,如复方抗感冒药、抗抑郁药、抗精神病药、肌肉松弛药、抗震颤麻痹药及部分钙拮抗药(硝苯地平、维拉帕米)等。

正如美国学者沙斯金和巴拉蒂尔通过大量的调查统计所认为的,只要建立起良好的生活习惯,就能有效地预防威胁人们生命的病症,从而延年益寿。

四、掌握寿命的钥匙重在把握自己的生活习惯

寿命长短是多种因素决定的,有的说是遗传基因,有的说是后天摄养。不管有多少因素,生活习惯和生活方式的好坏都是决定的因素。2001年9月,美国研究人员发现,在百岁老人和其他长寿家庭成员的4号染色体上发现了一个明显的DNA标记,并认为这是长寿基因的标记。但是,也有研究人员认为,与以前发现的一些所谓的长寿基因一样,无论这个DNA标记意味着什么,都是无关紧要,因为在接受研究的百岁老人中有50%的人没有携带这个DNA

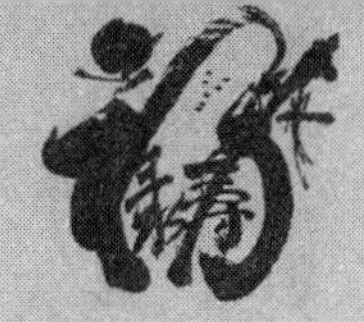

标记。

更重要的是，在所有人群中，决定长寿的因素是多种多样的，基因只不过起到25%的作用。生活中早就存在不用药物，不修改基因，也不要补品就能使人活得更长久的方法。概括地讲，就是我们的生活方式和生活习惯。那么，什么样的生活方式和生活习惯对人们的长寿是至关重要的呢？下面是生活中发生的几个最有说服力的例子。

日本的冲绳岛有130万居民，该岛有约400名百岁老人。冲绳人同样会慢慢衰老。但是，他们能让所有不利于长寿的因素退避三舍。例如，冲绳的女人很少长得肥臀粗腰；冲绳人很少患心血管病、卒中，即使患病也是到生命的晚期才患病；冲绳人也很少患有与激素相关的癌症，如乳腺癌、卵巢癌和前列腺癌，而且结肠癌的患病率仅为英国和美国的一半。所有这些促成了冲绳人的长寿。那么，是不是他们的基因中有长寿基因呢？事实做了相反的回答。如果有长寿基因，那么冲绳人无论在哪里都可能长寿，因为基因是天生的，但是，移居到西方国家的冲绳人却不像生活在冲绳的居民那样长寿。正是这一点具有强大而充分的说服力。

调查发现，冲绳岛的居民很少抽烟、酗酒。他们的饮食中很少有肉类，1/4的食物是植物、水果、蔬菜和膳食纤维。除了海产品消费较多外，他们消费的水果和蔬菜量最多，吃盐腌、烟熏食品较少，肥肉、脂肪摄入同样也很少。但是，移民到欧美国家的冲绳居民入乡随俗，放弃了他们过去良好的生活习惯，脂肪、黄油、肉类、烟熏盐腌食品增多，蔬菜、水果、鱼类消费减少，结果癌症和心血管病增多，寿命自然下降。所以，即使将来科学能对我们延长寿命作更多明确的承诺，相比而言，良好的生活方式也将永远是对我们长寿的最大最好且最有效的承诺。

据资料介绍，我国安徽省五河县有一对104岁的老夫妻，两位老人都思维清晰，行动自如。记者问及他们的长寿秘诀时，除介绍有啥吃啥，不挑食，爱劳动外，读过几年私塾的丈夫说："兄弟和气土变金，妯娌和气家不散，夫妻和气子孙旺，福如东海长流水，寿比南

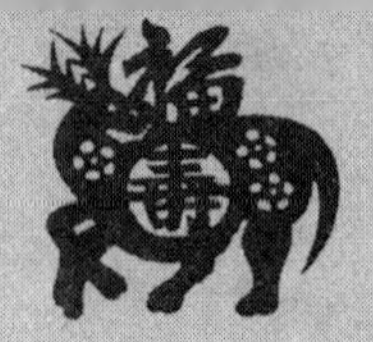

山不老松。居家过日子,以和为贵,和为贵才能少生气,不生气。”世界五大长寿村的格鲁吉亚的塔什米村,经过30年的调查研究认为,塔什米村人长寿的主要原因是他们有合理的饮食习惯。他们每天都在吃玉米,从不吃香肠、熏肉、火腿及动物油脂,只吃鲜肉,而且很有节制,一般每周不超过3次。每天早晚最少喝1杯牛奶、2杯酸奶。奶中放入葱、芹菜等。他们的主菜是菠菜、豆角、芹菜、韭菜、洋葱等。主要调味品是红辣椒,爱吃的甜食是蜂蜜,爱喝当地加工的新茶,吃苹果、柠檬、石榴和葡萄等,但从不贪食。

还有南斯拉夫的班奇奇村。据统计,20世纪该村百岁以上老寿星已逾50多人。简朴的生活方式是班奇奇村人长寿的秘诀。他们食用自种自产的食物,每天食用蜂蜜、干酪、大蒜及自家烤制的黑麦或玉米面包。村民每天喝新鲜牛奶,饮用水全部来自雨水。他们每天都要劳动。

事实说明,不论是长寿国家,还是长寿村、长寿个人,一个重要的原因,就是生活习惯和生活方式好。习惯不良,寿命不长。要想延年益寿,最重要的一条就是改掉不良生活习惯,养成好的生活习惯。长寿的钥匙永远掌握在自己手中。

我的一位朋友有一首“习惯吟”短诗,很形象地描述了生活习惯与健康益寿的关系,现抄录如下:

习惯有形亦无形,人生需得常思沉。
好习犹如灵芝草,坏习好比恶瘟神。
莫道习性不起眼,既能助寿亦毁身。
寿命长短天难测,拥有好习度百寿。

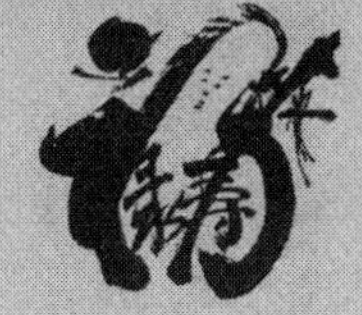

第二章　生活好习惯是健康长寿之基础

在历史长河中，我国勤劳的先民在日常生活中培养了很多良好的习惯，这些是人们健康长寿的无价之宝，也是我国优秀的文化遗产。在日常生活中，从饮食到心理，从起居到言行，影响人体健康的习惯很多，重要的是要培养和养成“六大”生活好习惯。

一、良好的饮食习惯

1. 一日三餐　一日三餐是维持生命的必要条件。但是，真正懂得吃的学问的人还不多，不少家庭仍是“早饭马虎，午饭凑合，晚饭全家福”，有的双职工连晚饭也凑合，根本谈不上保持全天的营养平衡合理。膳食给人提供的营养素过多或不足，都是有害的。一日三餐，是我国人民的饮食习惯，也是合乎营养卫生的食俗。实际上“一日三餐”确有科学根据，根据之一就是这种习惯与人体生物钟有关。国外科学家曾做过这样的实验：让大鼠在上午 8:00 开灯，晚上 8:00 关灯的环境中随便进食，结果发现它们在关灯后的 12 小时内大约进食 3 次，在关灯后（相当于黄昏）即进食 1 次，在关灯与开灯时间间隔中间（相当于午夜）进食 1 次，开灯之前（相当于凌晨）进食 1 次。科学家们经研究发现，大鼠之所以在“夜间”分 3 次大量进食，是存在于它们视神经交叉上的神经细胞群（又称视神经上核）中的生物钟在起作用。这种生物钟又称“概日生物钟”。人类活动与星夜行性的大鼠活动存在着 12 小时的相位差，但是一日三餐的习惯是同样原因造成的，显然与概日生物钟存在数量上的关系，而这又可能与大脑的能量代谢有关。人类的大脑活动需要大量的能量补给，一个成年人的大脑重量大约只有体重的 2%，而能量的消耗却占人体总能耗的 20%，这种能量一般为葡萄糖，每天消耗量可达 120 克。葡萄糖作为能量供给大脑后分解为二氧化碳和水，所以必须不间断地向大脑提供能量。一日三餐如何安排，是饶有趣味的探讨课

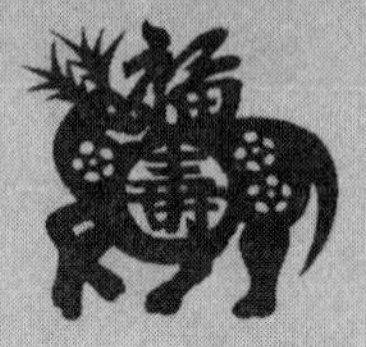

题。

俗话说“早餐吃得好，午餐吃得饱，晚餐吃得少”，是很有科学道理的。医学研究证明，早餐宜摄入高热量的食品，晚餐要以清淡少食为佳。这是为什么呢？因为人体内的各种生理功能代谢变化，都有内在的生理节奏。比如人体在下午的体温总是略高于清晨；一到傍晚，血中胰岛素的含量就上升到高峰。胰岛素可以使血脂贮存在腹壁之下，日积月累的脂肪堆积，使人日益发胖。

不少人习惯晚餐吃得好，宾朋饮宴，逢年过节，婚宴喜丧，丰盛的鱼肉酒席也多设在晚上。然而，饱食肥腻的晚餐非但不能进补营养，反而有害健康。晚餐吃的过饱，血脂量猛然升高，加上人在入睡后血流速度明显降低，因此大量血脂容易沉积在血管壁上造成动脉粥样硬化等。

肥胖是许多疾病的信号。因此，不少人为了减肥不吃早点，少睡觉，多活动……但往往收效甚微。根源就在于不知道晚餐宜清淡少吃。有人曾做过一个十分有趣的试验：两组人进食同样的食品，一组是在早晨7:00进食；另一组人则在晚上6:00进食。两组人一天就吃这一餐。结果发现，早晨进食的人体重逐渐下降；晚上进食的人，体重不断增加。而且不论男女结果都一样。一般情况下，人体白天尤其是上午工作量比较大，人体消耗的热量比较大；而晚餐后一般活动量小，消耗的热量自然也很少。因此，早餐要摄取定量的蛋白质的食品，要吃得好，午饭要供给以糖类物质(如米饭、馒头、粥)为主的足量食品，吃得饱；而晚餐则宜吃清淡少油腻的饮食，而且要少吃，以七成饱为宜。

一日三餐的正确分配应是：早餐占全日餐量的30%～40%，午餐占40%～50%，晚餐占20%～30%。晚餐的食物所含热量不要起过全天所需的30%为宜。如能在午餐、晚餐中，适当多吃一些含维生素C和粗纤维的蔬菜，既能帮助消化，防治便秘，又能供给人体所需的微量元素，防止动脉硬化，改善微循环，可谓一举多得的科学进餐方案。

2. 每顿八成饱 俗话说：“餐餐八成饱，不把医生找”；“吃饭莫

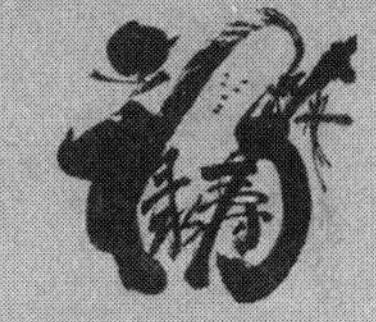

过饱，一年四季好”；“每顿省一口，活到九十九”。这些民间健身谚语是很有科学道理的。首先，进食过多会造成胃部满胀，增加胃肠负担，久而久之势必导致胃肠疾病发生。其次，饱餐还易使脂肪在体内“堆积”，造成肥胖，伴随肥胖而来的可能是高血压、动脉血管硬化等疾病。饱餐易使胃肠供血量剧增，大脑供血相应不足。因此，易导致大脑疲劳，记忆力降低，反应迟钝等。我的一位朋友有一首《筷子谣》这样写道：

七成素食八成饱，筷子架起健康桥。
暴饮暴食无节制，筷子变成杀人刀。
小小筷子短又小，能把生命重担挑。
智者常夹长寿面，愚人喜拣减寿肴。

这首诗形象生动地说明了饱食的危害，节食的必要。

近年来，日本、美国和加拿大等科学家潜心研究表明，长期饱食、便秘的人，容易导致记忆力下降、思维迟钝、注意力不集中、应激能力减弱，乃至罹患阿尔茨海默征(早老性痴呆)。

美国食品和药物管理局及全国老龄问题学会联合进行的一项研究表明，在不缺少维生素和矿物质的情况下，限制热量摄取可以延长寿命，减少一些疾病，甚至可能使衰老的过程放慢。医生们认为，人们的饮食方式对健康起着重要作用，35%的心脏病、22%的癌症和大约12%的糖尿病是饮食不当所致。

国外专家曾对长寿地区洪查山谷进行追踪调查研究，发现那里的百岁老人最引人注目的特点就是节食，每天都吃得很少，日膳食摄入的平均热量仅1 200千卡，只有正常人的50%。

3. 良好饮食习惯歌诀　食物多样化，宜杂不宜偏；三餐讲平衡，精粗搭配全；每顿八成饱，收支正相抵；脂肪勿过量，少糖莫贪甜；常吃绿叶菜，适当少用盐；可饮低度酒，喝茶不吸烟。

另外，还有一句“鱼生火，肉生痰，白菜豆腐保平安”的歌谣。北京人把大白菜作为冬天的看家菜。白菜属于绿叶菜类，含有维生素B_1、维生素B_2、维生素C、蛋白质、脂肪、胡萝卜素和钙、铁、磷等。大

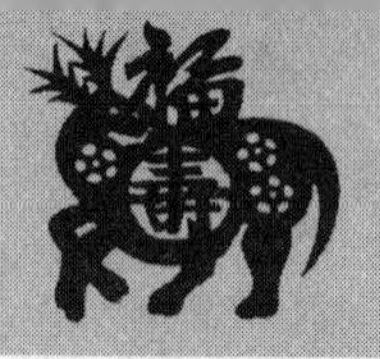

白菜古称“菘菜”，因为它能耐寒，有松树的性格，又在初冬季收获，故而得名。大白菜有青口白菜和白口白菜之分，上市的时间有早晚之差。习惯上青口白菜以做菜熬炒为宜。青口白菜易储存。大白菜性甘微寒，有清热养肺，生津利尿的功效，而且同肉类做菜熟食则甘平味美宜人。同时，还能滑肠通便，减轻有害物质对人体的损坏，有利于毒物消除，阻止或减少机体对胆固醇的吸收，有利于抑制动脉粥样硬化的发生和发展。

白菜荤素皆宜，为菜中佳品。可以切段炸点辣椒油，放点盐、葱花凉拌生吃，亦可炒、熬，或作涮羊肉的菜或作馅料。古人说：“白菜青蔬，养生妙法。”蔬菜对人体的营养和保健至关重要，所以说应该吃点新鲜大白菜。

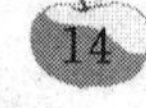

豆腐的做法相传始于汉淮南王刘安。豆腐性味甘凉，有清热解毒，润燥生津，补中宽肠之功效。豆腐可作为素菜的主要原料，也可入荤菜中为佐。豆腐可与小葱拌吃，俗话说：“小葱拌豆腐，一青二白。”还可与菜熬或炒或烩。冬天可冻透为冻豆腐味尤美，也可炸成豆泡或做成豆腐干，也可做菜下酒，可荤可素。此外，尚可做酱豆腐、臭豆腐。未点成豆腐之豆浆有清肺补胃、润燥化痰之功。浆面凝结之衣，揭起晾干为腐皮，可做菜充饥，最宜老人食用。以前，北京曾流行一首歌谣：“碍碌碌，碍碌碌，半夜三更磨豆腐，磨成豆浆下锅煮，加上石膏和盐卤，一压再压成豆腐。”

4. 粥疗养生 食粥是我国劳动人民传统的治病养身的好习惯，对慢性病患者更为适合。粥不仅易于消化，而且是一种食补。

免疫粥：即大枣煮粥，服时加点蜜糖，用于健脾固胃。古代道家方药以枣为“佳饵”。现代分子生物学研究发现大枣中含有 cAMP（它升高时，细胞免疫性便增强）。皮肤上出现“紫癜”者服此有益。加些带红衣的花生仁，对血小板减少性紫癜的治疗有辅助作用。大枣加桂圆煮粥，可补气益血，常服者说，此粥有“大补气血，力胜参芪”的作用。加小麦煮粥，放一些甘草粉（调味），常服对更年期内分泌紊乱引起的神经官能症有良效。加莲子煮粥，可治心烦失眠；加生姜煮粥，可温胃散寒，常服对胃神经官能症有益。

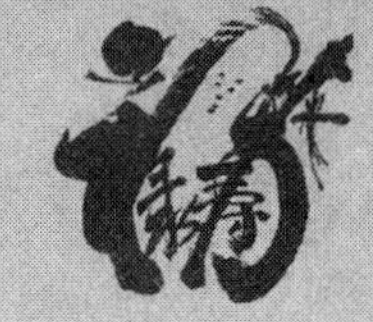

神仙粥：春季多感冒，可用此粥防治。糯米100克，生姜5大片，带须葱白5～7根，米醋小半盏，煮粥热服，盖被卧避风出汗。

优生粥（即八珍粥）：莲子（去心）、芡实、薏苡仁、白扁豆、淮山药、茯苓各30克，糯米、粳米各250克，均炒黄研粉，装入玻璃瓶保存。服时取粉一两匙，加适量糖及开水冲服。此粥有益于婴幼儿的发育。

喝粥确是一种良好的生活习惯，我国人民素有喝粥的习惯，古人也多有喝粥养身的经验之谈，尤其是对老年人来讲，咀嚼功能减退后，适量地多喝一些粥是有好处的。所以，医学家认为粥是最好的食补。清代大医学家王孟英在《随息居饮食谱》中记载："粥为世间第一补物，病人，产妇粥养为宜。"据考证，经历代医学家和养生学家的实践与理论总结，粥谱（方）已达数百种。粥补的应用范围十分广泛，可补气养血，补阴补阳，健脾润肠，清热散寒……能防治呼吸、神经、泌尿、生殖、心血管、小儿、妇科等疾病。

粥能防病治病。《本草纲目》指出："古有用药物、粳、粟、粱米作粥，治病甚多。"《医药六书药胜总文》曰："粳米粥为资生化育神丹，糯米粥为滋养谷气妙品。"我国民间流行的粥养谚语，"若要不失眠，煮粥添白莲"；"心虚气不足，粥内加桂圆"；"要保肝脏好，枸杞煮粥妙"；"若要双目明，粥中加旱芹"等。实践证明，十分有效。又如神仙粥治风寒感冒，头痛发热，屡试屡效；鸭粥、冬瓜粥、赤豆粥可治各类水肿。

粥能养生延年。清代养生学家黄云鹄在《粥谱》中记载："一省费、二津润、三味全、四利隔、五易消化。"因此，粥对年老体弱者尤为适宜。如芝麻粥能补益肝肾、养血和血、润肠通便。《神农本草经》将其列为上品。红枣粥能健脾和胃；龙眼粥补益心肺；莲子粥能厚肠胃，固精气；枸杞粥能明目安神，滋肝养血；山药粥能补肾精，固肠胃；黑木耳粥能凉血止血；桑仁粥能明目养肾。

粥能应时宜人。夏天可食绿豆粥、赤豆粥、荷叶粥、百合粥、芦根粥；再配以朱红、山药等，集防暑、解毒、滋补于一体。若将绿豆、赤豆、黑芝麻、麦片制成四色粥，其色、香、味俱全，滋补作用更为明

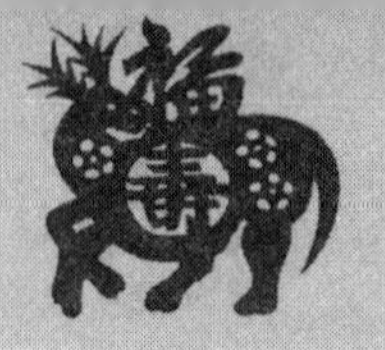

显。冬天可食狗肉粥、羊肉粥、牛肉粥、糯米红枣粥,既暖胃又滋补,妙不可言。

“药食同源,药食同用”。古人总结出粥补的“药借食力,食助药威”的八字诀,阐明了食药互补作用的优点。在科学发达的今天,在补品众多的现实面前,粥补仍有其独特的优势。

二、健康的心理习惯

古语说“心主万物”。人生在世,一切都要用心,不用心,过马路也要被车撞死。但是,用心太过,也会伤身致病,不仅过度操心会致病,其他各种不良心理更是致病之源。古人曹操因疑心太重,头痛难治,中风而死。林黛玉因心眼过多,如春花早谢。现代社会是市场经济社会,由于竞争激烈,人们的心理压力大,更容易引发各种心理疾病和生理疾病,如忧郁症、帕金森病、心脑血管病、癌症等。现代医学证明,焦虑过度就能致癌。正如古人所云“万病源于心,百病由气生”。可见心理健康的极端重要性。古代医圣哲圣都主张养生先养心,我认为养老更要先养心。“心态良,寿命长”,这是千古之道,不可相违。培养好的心理习惯要做到如下几条。

1. 保持心理平衡　生命在于平衡,而平衡第一要务就是要保持心理平衡,在市场经济下,社会落差大。首先就要想得开、放得下,在房子、车子、票子、位子上,不攀比、不眼红。钱多钱少,没完没了,知足就好。房宽不如心宽,银山不如寿山,官大不如命大。

2. 培养乐观进取的心态　面对压力,走路要有精神,脸上要带笑容。要挺直身体,身子弯曲着,会使你显得老气。最好走路时挺胸抬头,收腹,提臀。时常提醒自己“天生我材必有用”。乐观进取的心态能舒缓生活压力,减少心脏病、脑卒中的机会。

3. 对亲爱的人表示亲热　肌肤之亲很重要,有人认为是长寿的关键所在。如果做丈夫的每天早晨临出门时,做妻子的能亲吻他或是拥抱他,那对他真有益寿作用,他开起车来精力集中不会发生车祸意外。

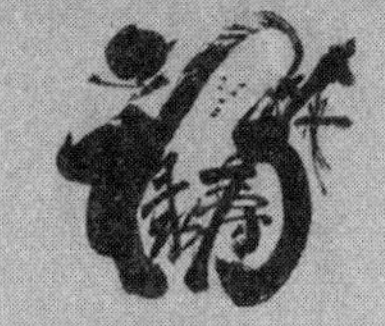

4. 时常大笑　研究显示，笑不但能减轻压力，还可益寿延年。如果你情绪低落或觉得压力大时，不妨去看场喜剧，读本白话书，或者是去找健谈的朋友聊聊天。

5. 睡个好觉　充足的睡眠能使你的神经系统和大脑冷静下来，减少压力造成的疾病。无论年龄大小，睡眠不足会使人感到苍老。如果你在早晨或傍晚时总感浑身上下软弱无力，那么，你也许需要夜里多睡会儿。最好在同一时刻就寝和起床，因为这样身体生物钟才能更好地工作。

6. 去除紧张　疲劳，饮食过量，时常发冷，头痛，失眠和健忘等症状，有时只要改变生活方式，就可去除。例如，工作时忙中抽闲，休息片刻，或从事一项新的运动，都有助于去除这些紧张症状，使自己益寿延年。

7. 不要老提自己的小毛病　有了小毛病就要设法去治疗，不要拿来当作博取他人同情的工具。要相信自己能够长命百岁。“人生七十古来稀”的念头已经过时。如果相信自己能够长命百年，那就会勉力以求，虽然不一定能够达到，但却能更接近这个寿数。

8. 松弛身心，使自己再生活力　身心固然要锻炼，也要松弛。做深呼吸，闭上眼睛消除你心中的烦恼。想着令你愉悦的事儿，如旅游地点或约会情景，有助于益寿。

9. 不要过孤单的生活　孤单的生活是不健康的，因为没人分享你的快乐，也没有人分担你的痛苦。还是有人疼有人爱更好。与家人同享天伦之乐，身心愉快的人，一般比单身者寿长。

10. 更新观念　身体保养得像年轻人一样健壮有力，而脑子里是守旧的思想，同样无益于健康。绝不能对新生事物熟视无睹，要学会应付和接受各种思想观念，使你的思维敏锐起来。试验表明，上了岁数仍坚持工作的人，或者经常修整花园的人，他们的大脑供血要比少参加活动的人要畅通。此外，思路清晰的人寿命较长。

所以，为了健康长寿，应当多培养兴趣，给自己找些事儿做，那些与日常工作有所区别的活动和事情，能放松紧张的神经，给人带来无穷的快乐和情趣。

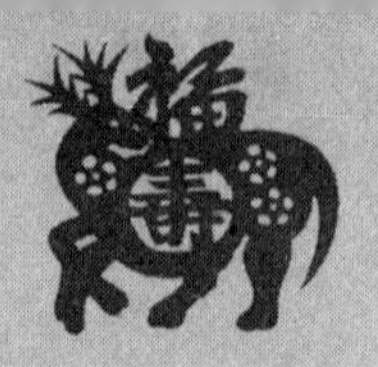

三、科学的运动习惯

生命在于运动，培养爱运动的好习惯，是祛病健身之本。专家指出，运动可以代替任何药物，但任何药物不能代替运动，不过运动也要讲究科学。盲目的运动，不仅对身体无益，而且可能起相反作用。运动量的大小，时间的长短，项目的选择，应因人因时而异，不能强求，例如，60 岁的人和 40 岁的人，体质强和体质弱的人，吃一碗饭和吃半碗饭的人，运动和运动方式就不能一样。实践证明，科学安排运动是发挥体育健身作用的重要一环。

1. 因需而异 各人有各人的运动习惯，各人有各人的运动需求，运动应因人而异，不能强求，也不能盲从。一般健身或改善心血管代谢功能，预防冠心病、肥胖病，可练习耐力性（有氧训练）项目，例如，快走、慢跑、骑自行车、打球、游泳、爬山及原地跑、跳绳、上下楼梯等；改善心情，消除身体疲劳，或防治高血压和神经衰弱等，可选择运动量较小的放松性练习，如太极拳、散步、放松操或保健按摩等；针对某些疾病进行专门性治疗，必须选择有关疾病的医疗体操，如慢性支气管炎、肺气肿患者，应做专门的呼吸体操；内脏下垂者，应做腹部锻炼；背柱畸形、扁平足者，应做矫正体操等。

2. 因时而异 自然界的草木都因一年四季的变化而变化，人的身体也因季节的变化而有所变化。所以，选择运动项目和方法应因时而异。例如，夏天气温高，湿度大，炎热的天气往往使人烦闷、焦躁，容易“上火”。因而，这时的健身应以避暑热带来清爽感为主。俗话说：“心静自然凉”，保持精神上的自我宁静，便是盛夏保健的一项重要内容。宋代大养生家陈直在《寿亲养老新书》中阐述了许多消暑健身之道，如小劳（汲山泉、拾松枝）、郊游（步山径、抚松竹）、戏水（弄流泉、漱齿濯足）、读书习学。当然，我们不一定完全模仿古人，但其中的旅游、避暑、游泳等诸项活动内容，早已为实践证明是暑天健身的有益活动。这些活动的好处在于：置身于自然之中，精神轻松愉快，既能避暑消夏，又可锻炼身体，确实是盛夏时节有益的

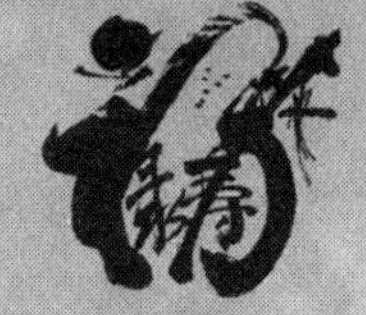

健身活动。

根据中医养生学（春夏养阳）的原则，夏天不宜做过分剧烈的体育活动，因为剧烈运动可致大汗淋漓，而出汗过多，不仅伤阴，也可损阳。因此，夏季体育锻炼的形式，最好是散步，一般以早晚为好，散步时间以半小时为佳，速度不必拘泥，可因人而异。

人们在秋天运动时，不会像夏天那样容易出汗，体能消耗也不如夏天大。所以，秋天可以适当加大运动量，延长运动时间，为抵御冬天的严寒准备好结实的身体。秋天的锻炼项目，平时以长跑、打球、打拳等活动为主，节假日可去郊游、登山、骑自行车等。有条件的话，最好能去旅游，那样，你不仅可以饱览各地的名胜古迹、祖国的大好河山，而且田野、森林、山间、海边的清新空气，还能使你摆脱空气污染的有害影响，消除紧张、易疲倦、失眠等现象。旅游还是一种体力活动，帮助你强壮肌肉，减少脂肪，增强心肺功能，增加血管弹性。

从一天来看，专家们认为黄昏时锻炼比晨练好。美国一位医学保健专家研究指出，黄昏是最适宜从事体育运动的时间。资料显示，在早上进行体育运动，血压及心率上升和加速均较大，对很多人来说，都会产生超负荷情况，直接影响运动的成果及身体的健康。而在黄昏这段时间，体力和肢体反应的敏感度及适应能力均达到最高峰。同时，心跳频率以此段时间为最平稳及偏低。此时从事各类运动所引致的心跳速度及血压上升的幅度较低，这对健康是有利的。生物钟控制人体的各种活动，在一天 24 小时中，体力的最高点与最低点，有一定规律性的升降。这时从事各类运动是有利的，可防止由运动所导致的心跳过速及血压上升的弊病。而且，睡前活动能使人体处于较好的充氧状态，不仅睡得香，消除白天疲劳的速度也会大大加快。

3. 因年龄而异　俗话说："年龄不饶人。"不同年龄的人，选择运动方式、运动量和运动项目也应有所不同。例如，慢跑是体育锻炼方式，而老年男性就不宜慢跑，这是由男性的生理衰老顺序所决定的。因为男性的衰老感觉从腿部开始。同时，男性的肺部老化先于

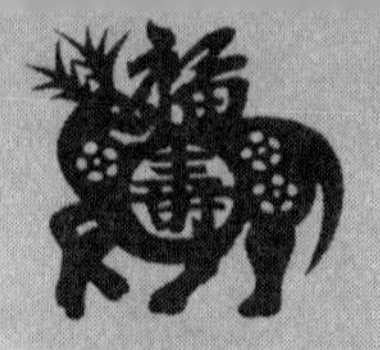
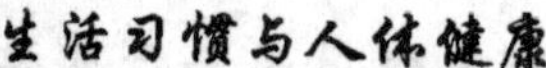

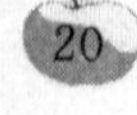

其他内脏器官。因而男性进入 65 岁之后,时常会感到双腿乏力,步幅减小,肺部不适增加,发热,排汗加剧等。这对老年男性来说,没有起到取长补短的作用,而恰好相反。

体育锻炼,特别是老年人的体育锻炼,一定要找到最适合于自己体质及自身老化顺序的形式。那么,什么样的体育锻炼最合适老年男性呢?第一是游泳。游泳锻炼人的协调能力,吞吐自如的呼吸对肺部也大有裨益,对老年男性的皮肤亦有"改良"作用。不过,老年男性的游泳绝不能是竞技型的,而应属于保健的范畴,以水温适中,悠然自得为好。第二是打牌。打牌可以锻炼人的大脑。这种娱乐型的活动,最适于老年人。第三打台球。台球可以锻炼老年男性心与手的协调力。从目测到击球,既增加了大脑的感应力,又活动了上肢。台球是非常适合于老年男性的体育项目。除了游泳、打牌、打台球外,太极拳、下棋也比较适合于老年男性。总之,体育锻炼一定要注重自我感觉,切勿随波逐流。

专家们还认为,老年人应多做"脑力操",因为老年人离退休后,离开了自己长期工作的岗位,费心思、用脑子的事情少了,大脑容易产生"失用型萎缩"。大脑细胞的萎缩、老化,对老年人的身心健康有极大的影响,尤为明显的是导致心理上和精神上的衰退。

有的科学家曾经做过一个有趣的试验:即让受试者仰面平卧在一个大型平板天平上,然后请他做一道数学题,结果发现天平秤很快地沉向头部的一端。这项试验表明,当人们在思索、用脑时可促进脑部的血液循环,使流向大脑的血液量增加。再从人的大脑精神细胞的再生规律来看,一个人从 40 岁开始,到 70 岁为止,这 30 年之间,脑细胞的数量会减少 20%~30%。

那么,老年人怎样才能防止脑细胞的衰老和减少脑细胞的死亡呢?实践表明,经常有意识地做"脑力操"是行之有效的办法,所谓"脑力操"就是指经常开动脑筋,思考一些有益的问题。譬如,读书、阅报、写字、绘画、吟诗、集邮、下棋和欣赏音乐等。最近几年来,我国各地"老年大学"层出不穷,为老年人开设了许多适合老年人学习的专业,这是老年人进行"脑力操"的最好场所,也是防止脑细胞衰

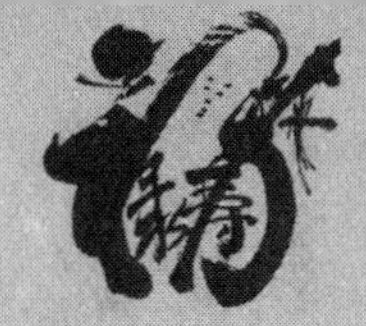

老和死亡的有效措施。世界上许多国家都创办了老年大学。当然，老年人也应当讲究科学用脑，要多想一些生活中的美好事物，要防止老是沉湎于对往事的回忆，回首前情，不胜依依。倘若这样，往往会使老年人感到“夕阳无限好，只是近黄昏”，从而增加“老境凄凉”之感或自认老朽。为此，老年人应多朝前看，多想未来美好的生活，多考虑如何在自己的晚年做些有意义的工作，要有“老骥伏枥，志在千里”的凌云壮志。同时要保持乐观的情绪，培养广泛的兴趣，并参加一些力所能及的有益的社会活动，这对安度晚年，延年益寿是颇有裨益的。

4. 因体质而异　人的体质千差万别，不仅因年龄不同而体质不同，即使是同样年龄的人，体质差别也是很大的，所以一定要根据自己的体质去进行运动，不能教条地照搬别人的运动方式或运动项目，不能超过自己体质所能承受的限度。美国有关专家提出，不明显增加脉搏的“最轻微运动”，也能达到奇迹般的健身作用。美国有人对 13 000 名体质强弱不等的健身者进行长期跟踪调查，结果证实，长寿者大多数并非是长年累月热衷于剧烈运动者，相反都是经常参加“最轻微运动”的人。国外有人研究表明，每天工作之余抽出半小时集中锻炼的人，与每天分 3 次运动，每次仅锻炼 10 分钟的人，其健身效果基本相同。也有一些体育运动爱好者，在尝到运动的甜头后，锻炼的劲头越来越大，乃至超过自己身体所能负荷的界限，酿成悲剧。

美国《跑步全书》的作者费克斯在跑步时，突然猝死在跑道上，使美国的跑步热骤然降温。随之“轻体育”逐渐兴起，运动者可以无拘无束、轻松愉快地从事自己所喜爱的运动。跑步也可以随心所欲，慢慢地跑，绝不“劳其筋骨”，气喘吁吁。

运动超限可能带来麻烦，除了对肌肉、肌腱、关节和内脏造成损伤外，更主要的是可能使机体内分泌系统发生连锁的不良反应。运动生理学家的研究表明，苛求运动量越大越好的人，运动之后，体内某些激素的分泌量随之下降，会“株连”免疫系统，导致“负性”反应。造成在运动后的 1～2 小时，血清里的某些免疫球蛋白会突然消失，

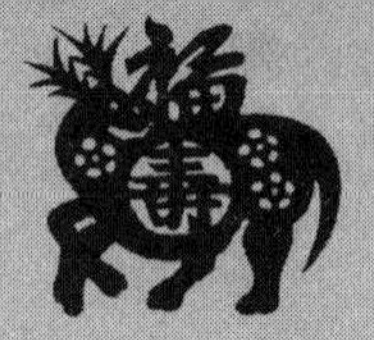

这时运动者容易感染各种疾病。

经常从事体育运动的人，每当运动时会产生一种“欣快”感，这是运动时大脑分泌的一种能使人“愉快”的生化物质所“酿造”的。一旦终止运动 2 天，这种使人“愉快”的生化物质便会骤然减少，于是运动者就可能产生内疚、抑郁、易激动和焦虑不安等症状。而运动一旦成瘾，就会迷于某项运动，久而久之，运动爱好者便会自食超越运动负荷的苦果。所以，从事体育运动的人应当“循序渐进、量力而行”，不要常做超负荷的运动，以免“超”出麻烦，给人体健康带来危害。

四、卫生起居好习惯

1. 热水洗脚 古谚语云：“冬天有钱吃补药，无钱洗个热水脚”；“热水洗脚，胜吃补药。”意思是冬天坚持用热水洗脚，并养成习惯，能驱寒保暖，防治疾病，强壮身体。

冬天经常用热水洗脚，能舒张脚部血管，促进血液循环，防止寒从脚下起，对预防感冒、冻疮、关节炎等均有良效。在剧烈劳动或运动后，用一盆热水浸洗双脚，并不断用热毛巾擦洗到膝关节以上，除能促使脚部和腿部血液循环外，还能减少乳酸的积聚，有助于消除疲劳，恢复体力，增强抗病能力。神经衰弱失眠少寐者，每晚临睡前用热水浸泡双脚 10～15 分钟，有镇静安眠效果。

在用热水洗脚时，再配合一些中草药，能治疗多种疾病。如脚部受冻红肿痒痛时，用适量茄子根煮水并趁热熏洗患处，能抑制冻疮发展，并能止痒镇痛。用鸡毛熬水趁热擦洗脚关节，可治顽固性膝踝关节麻木痉挛；小儿腹泻，用白果树叶煎水洗脚，按摩足心，几天后可愈。

为什么用热水洗脚有如此功效呢？原来，人体有十二经脉，它们循环路线的末端大多交汇于手足部，并形成了许多重要穴位。用热水洗脚，可刺激这些穴位，并通过经脉影响五脏六腑，调节全身生理功能，达到扶正祛邪的目的。所谓“热水洗脚气血通，小病不用请

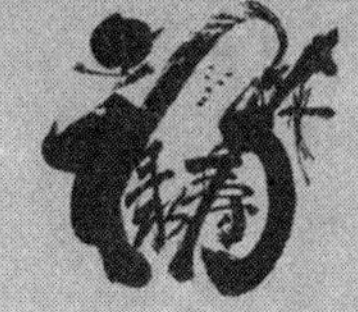

郎中”，就是这个道理。

寒，何以起于脚下？西医学解释的原因有三：①人体是靠循环血流供热的，当外界气温突然下降时，末梢毛细血管立即收缩，血流不足的部位因热源不足，便有寒的感觉。脚离心脏最远，是血液不易周流的部位，于是双脚就感到格外寒冷。②脚底的面积，只占体表面积的3.5%，但是脚底没有汗毛，御寒能力差。③自脚底至人体中枢——大脑的血管、神经，几乎是垂直走向，易使脚底所受的刺激几乎“畅行无阻”地传至大脑，而最易感到寒冷。

医学上还发现，源于脚下的寒气，能通过神经系统反射性地刺激大脑皮质，并导致免疫系统紊乱，使免疫能力下降。此外，脚寒还会反射性地引起鼻黏膜血管痉挛收缩，导致鼻腔内温度下降，于是怕热的病毒趁机繁殖，危害人体健康。为此，历代养生家都很注意脚的保温。南宋诗人陆游就深谙此道，在82岁高龄时诗云：“老人不复事农桑，点数鸡啄亦未忘；洗足上床真一快，稚孙渐长解烧汤。”清朝一位总督晚年坚持养生秘诀是：“饭后三百步，睡前一盆汤。”至于现代医学对脚部保温的重视，更不待言了。

晚上睡觉前洗洗脚，是一种良好的卫生保健习惯。如果洗脚时再注意一下洗脚水的温度，则不仅可以解除疲劳，而且能起到防病治病的作用。中医学认为人有四根，即耳根、鼻根、乳根、脚跟，所谓根，就是人体经气的起源处。脚是足三阴经之始，足三阳经之终，6条经脉的根分别在脚的6个穴位，双脚共有穴位66个，占全身穴位的1/10。且这些穴位在临床上有重要的治疗意义。热水洗脚的功效接近于针灸治疗。灸足部穴位可治多种疾病，如灸大敦穴可治疝气、遗尿、便秘；灸昆仑穴可治头痛、目眩、鼻出血、腰病；灸公孙穴可治胃痛、呕吐、饮食不化、腹痛、泻泄、痢疾。用热水洗脚，脚部所有穴位均受热力刺激，可大大促进经脉的运行，于是有病的可以缓解，无疾的可起预防作用，并能增强人体的抗病能力。用热水洗脚，最好用开水。先将水置入脚盆内晾至60℃～75℃，再将双脚慢慢放入水中，然后用双手在脚面及脚心按顺序轻轻揉搓2～3分钟，水变凉时即停止。

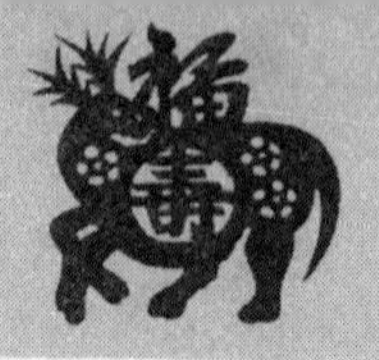

香港巴马养生文化研究院调查发现，很多有脚气、鸡眼、皲裂、脚癣的人来巴马旅游，用瑶族的草药泡一泡，三两天脚上的死皮、老皮脱落，十几天新皮肤长出来，不到一个月再严重的脚病也能康复。

北京西直门的陈安银大妈是位一身是病的七旬老人，在巴马连续泡了两个月的瑶药，几十年的心脑血管、糖尿病好了不少，风湿关节炎几近康复。

一位受痛经折磨几十年的妇女，才用瑶药泡了5天脚，痛经就悄悄地好了，连失眠、便秘这些症状也不见了……“人之有脚，犹如树之有根”，足底有136个穴位反射区，对应人体的五脏六腑各个器官，而瑶药由于生长环境、气候的独特性，特别适合足浴。

科研人员将瑶族巴马长寿老人的泡脚秘方进行反复筛选，利用现代生物制药提纯、萃取，研制成可活血通络、祛病养生，有消脚疾、保护心脑、美容驻颜等多种养生功效的“巴马汤”草本浴足粉，一经上市，立即引起广大患者和养生人士的热烈追捧。可见洗脚泡脚确实是祛病健康的良药。

据说，热水泡手也有理疗作用，可治血管性偏头痛。血管性偏头痛是一种以妇女为多发的常见病，常因颅内外血管舒缩功能障碍，血流不畅所引起。目前，对其治疗尚缺乏特效的药物，而用热水泡手来治疗却有很好的疗效。其方法是：当偏头痛发作时，把双手过腕浸泡在一盆约40℃的热水里，同时还要定时再加进一些热水，以保持水的一定温度，这样浸泡20～30分钟后，偏头痛会逐渐减轻，以致消失。这是因为用热水泡手有类似理疗的作用，能使手上血管因受热而扩张，通过神经反射的调节，使紧张增高的颅内外血管得到松弛，管周阻力减低，血液循环恢复正常。

2. 温水坐浴 许多上班离不开写字桌和椅子的编辑、医生、会计、打字员、描图员、作家等，他们大部分的工作时间需要在桌椅之间的小天地里度过。这种看来舒服、优越的工作条件，其实对健康并无益处。因为久坐会对腰背部产生不良影响，并能使人产生臀部麻木、瘙痒、隐痛等不适感，还会发生局部皮炎、毛囊炎、坐骨结节滑囊炎等疾病。

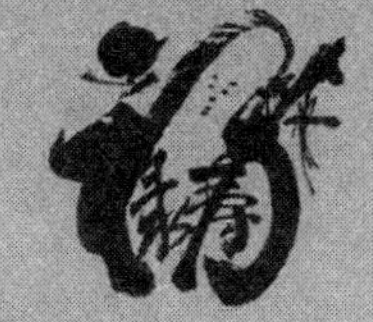

伏案工作的办公人员除选用合适的桌椅，定时做做广播操，走走路等活动外，每天回家请勿忘用温水坐浴。坐浴除能保持局部清洁外，还可以防治会阴周围的一些疾病，如肛门周围炎、痔瘘、前列腺炎等。坐浴的具体方法是：盆中水温约50℃以手放入不感觉烫为宜。坐浴时间为10分钟，用毛巾轻轻按摩臀部及会阴部，浴后擦干。

3. 最佳的生活姿势　走路体态端正，脚步轻松，不仅给人一种健美轻松的感觉，也有助身体的健康和发育；有的上摆下晃，左扭右歪；也有的走起路来勾肩搭背，弓腰腆肚等。不仅让人看了不舒服，还往往对人的发育和健康造成不良后果。走路时上身过分放松身不挺直，时间长了会形成脊柱侧弯或驼背。有的人走路重心偏后，用脚跟走路，从而失去了脚弓的缓冲作用，使大脑处于连续震动状态，有血压高的人可发生头晕。有的人走路两腿不用劲，起步甩小腿，这样会使大腿前面的肌肉处于松弛状态，久而久之，会造成肌肉萎缩，髌韧带松弛，引起关节病和其他运动系统疾病等。

正确的走路姿势必须从青少年时期开始养成，走路时要保持躯体正直，挺胸腰正，双肩自然下垂，胳膊摆动要协调，两腿迈步要均匀，步伐稳健，轻松自如。要保持膝关节和脚尖始终正对前进方向，脚落地时，脚掌应由后到前，均匀地支持身体的重量。走路的姿势能保持体态健美，有利于预防或矫正身体畸形。

人体所以能够完成坐、立、行的动作，与支持身体躯干的支柱——脊柱有密切的关系。人的脊柱由24块椎骨和一块骶骨组成。在脊柱的四周有坚强的韧带把椎骨连接在一起。在脊柱的两侧还有强大的骶棘肌及许多小肌肉。只有这些肌肉与腹壁肌肉及背部浅层肌肉协同动作，才能使脊柱完成后伸、前屈、左右侧弯及左右扭转等动作。

青少年正处在生长和发育时期，各器官系统也正在发展，这一时期，由于脊柱周围的肌肉、韧带发育很柔弱，如果坐、立、行的姿势不正，而且长期得不到纠正，又缺乏体育活动，脊柱两侧肌肉的紧张程度就会有不同，从而形成习惯性的一侧脊柱肌肉紧张，久而久之，

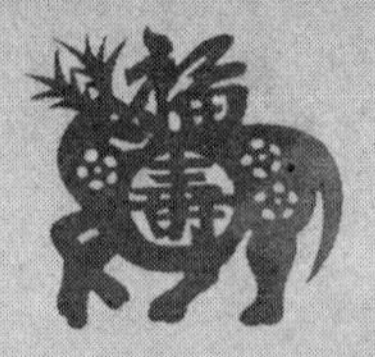

还会发展为脊柱侧弯。此时，脊柱两侧肌肉消瘦松弛。以上两个阶段的脊柱侧弯，若及时进行矫治，还是可以恢复的。

怎样才算良好的坐姿呢？古人云："坐如钟"，就是说坐得要端正。否则，会压迫机体组织，使神经、血管和淋巴管受到压迫，使肌肉失去部分功能。良好的坐姿是：脊柱正直，写字时头不过分前倾，不耸肩，不歪头，两肩之间的联线与桌缘平行，前胸不受压迫，大腿水平，两足着地，保持一个均衡稳定而不易产生疲劳的体位。眼睛与桌面的距离为 30～35 厘米。内脏器官不受挤压，血液循环通畅，呼吸自如，四肢的神经干不受压迫。

站立时要保持脊柱正直，挺胸抬头，稍收腹部的姿势。有些女同学在乳房发育后不愿把胸部挺起来，这样时间长了就会影响脊柱的发育。健美的体态不仅反映出身体的健康，而且还反映了蓬勃向上的精神面貌，给人以良好的感觉，有助于青少年精神性格的陶冶。因此，在青少年时期，注意保持体态的正常发育是非常重要的。

美国加利福尼亚州查普大学一位教授对老年人健康衰退及智力减退过程进行长期研究后得出结论：人在年轻时养成正确的坐立姿势，经常保持脊椎及颈骨挺直，不但会有较强的思维力，当他进入衰老期后，其记忆力减退情况也比那些坐姿不正的来得缓慢。因为，人体内的各种器官中，大脑对血液的需求量比其他器官多 30 倍，才能维持其正常功能。大脑所获得的血液量越足，其思考功能发挥得越充分。反之，血液供给不足，就会出现思考迟缓及记忆力减退的现象。坐立姿势端正的人，头部的两条大动脉是挺直的，颈部动脉内血液流动畅通无阻，有充足的血液通过颈动脉输送到脑部，大脑的思维活动就加强。为确保敏捷的思维能力和延缓人体衰老，应从小养成正确的坐立姿势。

五、有益的健美习惯

健美，多么迷人的字眼。如果你想拥有它，不妨从养成良好的生活习惯做起。

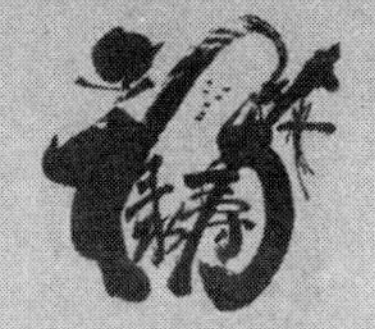

1. 刮胡须 现在有些青年人以蓄须为美。殊不知,留蓄的胡须易黏附各种细菌、微生物、尘埃和病毒,吸气时可导致"病从鼻入",饮食时难免"病从口入",故胡须宜刮不宜蓄。同时,刮胡须必须要鼓腮帮、翘唇肌,刮刀反复刮动不但剃掉了有害物附着的"根据地",也可对面部进行"按摩",这一系列的面部肌肤运动,无疑有助于促进血液循环,加强面部肌肤新陈代谢,从而推迟皱纹的产生。

2. 常洗手 人的手,接触东西多,因而沾染各类有害物质的机会亦多。一只未洗净的手,沾染各种病菌高达 40 亿个;1 克指甲的污垢,病菌竟有 38 亿个。因此,当你翻阅图书报刊之后,当你使用钱钞之后,当你外出骑自行车,乘坐公共汽电车之后,当你大小便之后,当你与人握手之后,当你饮食之前,务必将手洗净,以防"病从手入"。

3. 莫用沸水沏茶 茶叶中含有丰富的维生素 A、B 族维生素、维生素 C、维生素 P、维生素 K、维生素 E 及多种微量元素等人体必需的营养素。因此,常饮茶对健康有利。然而,如果用刚滚沸的开水沏茶,就会使茶中的许多营养受到破坏,而且饮用时也没有茶叶的芳菲清香,所以沏茶勿用滚沸开水,而以 70℃~80℃的开水为宜。

4. 青少年宜睡硬板床 席梦思、钢丝床弹性好,柔软舒适,因而现代新婚夫妇购床必买席梦思,还有不少家庭让孩子从小睡在席梦思、钢丝床上。其实,这是与人体健美相悖的。若长期睡卧软性床,不利于少年儿童的骨骼尤其是脊椎的发育,还会造成腰肌疼痛,严重时会形成虾弯腰。因此,卧榻还是硬板床好。

5. 炒菜用铁锅 铁是人体必需的微量元素之一,一个人若缺铁,易患缺铁性贫血,面目憔悴,指甲钳变。铝锅、不锈钢锅虽光洁漂亮,但铝进入人体易致早衰,不锈钢中的镍、铬、钛摄入过多也有害无益。而使用铁锅则对人体有益无害,尤其是孕妇、乳母、少儿、青年女性,缺铁的危害性更大。因此,炒菜还是使用铁锅为"上乘之策"。

6. 发宜常梳 常言道:"一日常梳,秀发自如。"经常梳理头发,不但可使头发顺畅不打结,而且还能促进头部血液循环,提高头发供血量，能旺盛头皮生理功能，滋养润泽头发。

7. 莫拔眉求美 现在有些女青年为了求美，忍痛将自己的眉毛拔去，尔后用眉笔涂描"柳叶眉"。此举虽然求得一时之美，却贻害匪浅。一是破坏了保护眼睛的天然屏障，灰沙易落入眼内；二是拔眉会使眼肌运动失调，眼睑皮肤松弛，致使眼睑皮肤下垂，早现皱纹。因此，应保护好眉毛。

六、广泛的爱好习惯

许多调查显示，长寿者常有较多的爱好。日本就有人专门调查过百岁老人，发现约有81%的寿星在青壮年时期都喜爱参加各种文体娱乐活动及社会活动。我国有关长寿的研究报告也指出，善娱乐者高寿。许多著名的寿星，本身就是从事文化娱乐事业的，如书法家苏局仙、孙墨佛，画家朱屺瞻、冯钢百、齐白石，棋王谢侠逊，评书艺术家傅泰臣，武术家吴图南等。他们专心致志于自己的艺术专长，很少有杂念纷扰。

有人还曾对广州市90岁以上的老人进行调查，发现这些城市老人大都各有所好。如弹琴、下棋、吟诗、书法、绘画、听音乐、手工编织、种花、养鱼等。电视机也是绝大部分老人的"宠儿"，许多寿星都有晚上看电视的习惯。但是，老人们对自己的爱好又都很有节制，而且从不沾染赌博、酗酒等恶习。

人到老年，大多离开了自己的工作岗位，生活内容易单调，少数老年人还会产生孤独、忧郁的心理状态。而培养自己多方面的兴趣爱好，适当参加各种文体活动和社会活动，可以推迟或延缓脑细胞的衰老，是获得长寿的重要途径。

养花，不仅因为花能美化环境，使人赏心悦目，陶情养性，还因为对人的健康有益。著名作家老舍在《养花》一文中说："我总是写了几十个字，就到院中去看看，浇浇这棵，搬搬那盆，然后回到室中再写一点，然后再出去，如此循环，把脑力劳动和体力劳动结合在一起，有益于身心，胜于吃药。"养花是一种愉快的劳动。自己栽培的

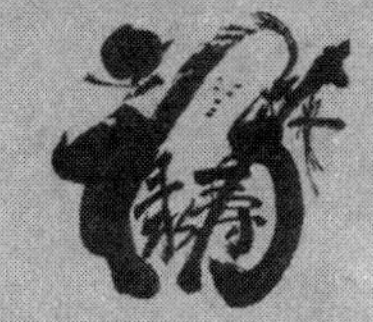

花，差不多每天都要去关照，看它怎样吐新芽、发嫩叶、抽新枝，直到孕育了花蕾，继而绽蕾而出，成为盛开的花朵。养花的过程，既有期待的喜悦，又有通过自己的辛勤劳动而有收获的欢乐。所以，老舍说："有喜有忧，有哭有泪，有花有实，有香有色，既须劳动，又长见识，这就是养花的乐趣。"

从某种意义上讲，只有自己辛勤劳动培育出来的花卉才最美丽、最富有生命力。人们如果能在自己的庭前屋后栽上几棵自己喜爱的花木，或在阳台上栽种几盆高雅的花卉，每天浇水、松土、修枝、搬盆，既可以调剂生活，陶冶情操，又可锻炼筋骨，增进身体健康。

再如培养书法、绘画爱好，也是怡情健身之雅举。通过书法练习能增加文化涵养和自己的性格修养，使人息心静气，达到一种"宠辱不惊，闲看庭前花开花落；去留无意，漫随天外云卷云舒"的境地。为了健康长寿，每个人都应该培养自己的良好爱好，使生活更丰富，身体更健康，人生更美好，"度百岁乃去"。

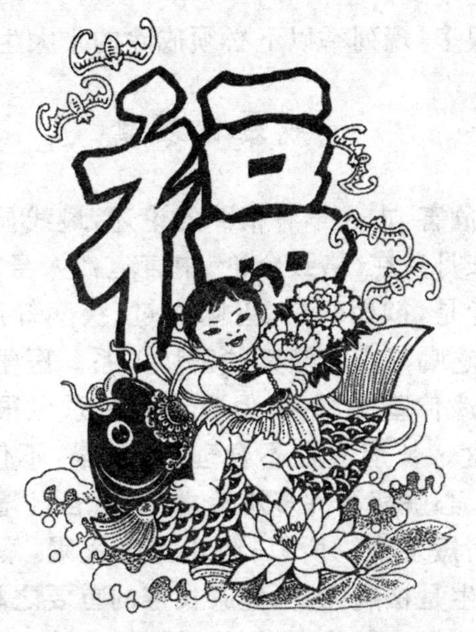

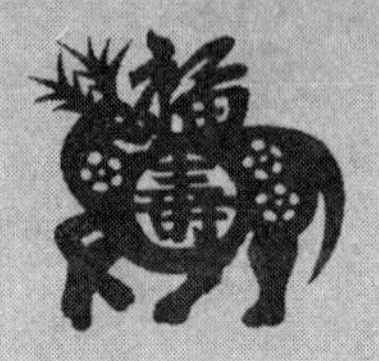

第三章 培养良好的生活习惯重在坚持“十戒”

不良的生活习惯和生活方式，是人类健康的主要威胁，这不仅是个理论问题，而且是一个非常实际的问题。世界卫生组织在一份报告中指出，当前人类健康存在十大威胁：①体重不足。②不安全性生活。③高血压。④烟瘾。⑤酗酒。⑥不洁饮水。⑦胆固醇过高症。⑧室内烟尘。⑨缺铁症。⑩肥胖症。这十大威胁绝大部分与不良的生活习惯和方式有关，有的本身就是不良生活的坏习惯。医学研究发现，不良的生活习惯是人体疾病的罪魁祸首。在诸多致病因素中，在慢性病的诱因中，遗传因素只占15%，社会因素占10%，气候因素占7%，医疗条件占8%，而个人的不良生活习惯和方式占60%。这说明，许多慢性病实际上是生活习惯和生活方式病。那么，有哪些不良的生活和行为坏习惯对人体健康的威胁和危害最大呢，自然很多，现列举以下必须戒除的十大生活坏习惯。

一、戒暴饮暴食

暴饮暴食的危害，古人早有精辟的论述，最浅显的一句话是“病从口入”。古人朱丹溪在《格致余论》中言道：“人身之贵，父母遗体，为口伤身，滔滔皆是，欲因纵口，五味之过，疾病蜂起。”这句至理名言深刻地提示了吃喝与人体健康的密切关系。医学专家认为，人的很多疾病固然与遗传基因有关，但与进食关系也很大。生于食，病也于食，死也于食。长期进食不合理、不科学，不仅会造成如高血压、癌症、肥胖症、心脏病等许多难治之症，给自己增加痛苦，影响工作学习，而且会缩短寿命。所以，防止大吃大喝，暴饮暴食，注意进食合理、科学、卫生是祛病强身，健康长寿的首要之举。

现代社会由于经济活动剧增，物质极为丰富，社会交往频繁，吃喝条件十分优越，加之贪嘴是人之天性，所以大吃大喝，暴饮暴食之

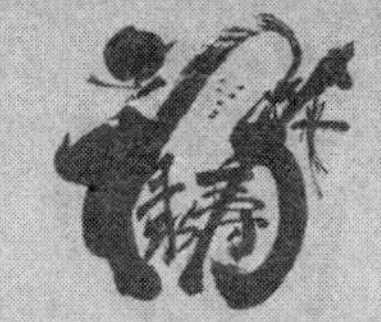

风更为激烈。喜事要吃，丧事也要吃，交朋友要吃，谈业务更要吃，走亲戚要吃，拉关系也要吃，平时要吃，节假日更要吃，大鱼大肉，“洋餐、快餐”，海鲜野味，无所不有，无所不吃。可见吃得凶、吃得广，吃得暴，一些人也因此很快“发福”起来。如此大吃大喝，暴饮暴食的生活方式危害大矣。

1. 引发肥胖症 大吃大喝，暴饮暴食，长期摄入高热量、高脂肪、高蛋白食物，又很少运动，这是产生肥胖症主要根源。现在社会上不仅中青年“将军腹、啤酒肚”的很多，十来岁的“小胖墩”也不少，确实令人担忧。饮食不节是百病之源。日本医学专家甲田光雄指出：人类的肠腔中“生存”着各种各样的细菌，平时它们相互协调，处在“和平”的环境中。但是，如果吃得过饱，菌群的平衡状态就会被破坏，容易引发多种疾病。

荷兰科学家最新研究的成果表明，年届不惑患肥胖症的人有可能折寿 7 年。据英国广播公司消息，与苗条、不抽烟的女性相比，40 岁时肥胖并抽烟的女性寿命要缩短 13.3 年；肥胖又抽烟的男性寿命有可能缩短 6.7 年。

肥胖症就是营养过剩，是高热量、高脂肪、高蛋白累积的结果。脂肪堆积过多，过胖过重，是不良的饮食习惯所致。1997 年，世界卫生组织的报告中把不健康的生活方式称为“土豆加沙发”。“土豆”是指风靡世界的洋快餐。洋快餐是三高（高热量、高脂肪、高钠）、三低（低矿物质、低维生素、低纤维），长期吃下去只能增加需要的脂肪和钠，减少纤维素，使人肥胖。沙发就是少活动，这在我国也越来越突出。我国儿童肥胖人数逐年增加，约占少儿人群中 15%，快餐起到了很重要的作用。

有专家指出：“快餐是热能炸弹”，吃快餐中的炸薯条等于在喝油，焉能不胖！台湾董氏基金会目前公布快餐营养调查，肯德基的鸡腿堡餐热量高达近 1 200 大卡，麦当劳的可乐、红茶饮料也近 200 大卡，而薯条经过油炸后，热量惊人，吃快餐炸薯条等于在喝油或吃糖。董氏基金会营养组主任许惠玉指出，薯条是快餐店的“招牌”，分量虽不多，却是儿童最多点用的配餐，甚至被当成主食。经分析表明，一包薯条的热量有30%～40%来自油脂，以汉堡王大薯条为例，一包约为600卡，油脂含量45克，等于四汤匙半的油；然而，薯饼和薯球的油脂含量更高，其中约60%的热量来自油脂。

一个人是否有肥胖症是由“身体质量指数(BMI)”来衡量的。身体质量指数是这样计算的：体重(千克)除以身高(米)的平方。指数BMI在20～25属于正常，超过指数25属于超重，超过指数30则属肥胖。

肥胖症是疾病的先兆、衰老的信号。肥胖者因脂肪大量积聚，机体负担增加，其耗氧量比体重正常的人增加30%～40%，常畏热多汗；横膈抬高可影响呼吸运动和血液循环，因此呼吸短促，不能耐受较久的体力劳动，并常有头晕、心悸、腹胀等不适感，心血管疾病发生率也明显增高。

有句俗话说，腰带长，寿命短。超重15%，减寿10年。已知与肥胖有关的疾病有100多种，尤其诱发高血压、糖尿病、冠心病、癌症更为危险。

英国布里斯托尔大学科学家的研究显示，肥胖与癌症之间有着一定的联系，肥胖程度越高，患癌症的风险就越大。研究指出，肥胖者体重每增加5千克，将来因患癌症而死亡的几率就会增加，特别是乳腺癌和前列腺癌与肥胖的关系更为密切。

肥胖会对健康造成多种危险，它会增加青少年高脂血症发病率，并使动脉粥样硬化提早发生。另外，儿童期超重者患关节炎、痛风、糖尿病和骨折等发病率亦比一般人增高。除此以外，还会导致呼吸系统受损、运动能力下降等。不仅大吃传统的鸡、鸭、鱼、肉发胖，饮食西化，大吃快餐，也是发胖的元凶。总之，饮食过饱过多危害大矣！尤其内脏肥胖更危险，对人体健康更有破坏性。肥胖可分为皮下脂肪堆积型(简称皮下肥胖型)和内脏脂肪堆积型(简称内脏肥胖型)两大类。皮下脂肪堆积型的特点是脂肪主要集中分布于腹部、臀部及大腿部皮下组织内；而内脏肥胖型则是脂肪主要集中分布在腹腔里的腹膜。临床观察发现，内脏肥胖型更易患高血压病、动脉硬化症和糖尿病。为什么内脏肥胖型更具危险性呢？因为内

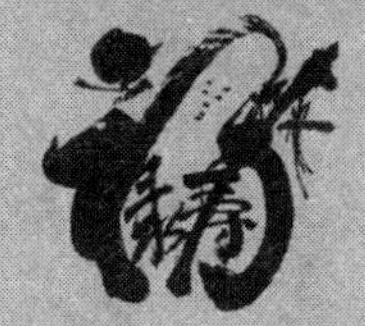

脏脂肪能游离入门静脉，就会直接对肝脏产生不良影响，导致脂类代谢异常。而皮下脂肪游离入血管后，要经过体循环才能到达肝脏，所以对肝脏的影响比较小。研究发现，皮下肥胖型的人与内脏肥胖型的人体内胆固醇成分不同。前者体内的高密度脂蛋白胆固醇（HDL）含量高，这种胆固醇能进出动脉壁，不会沉积于血管壁内膜而引起动脉粥样硬化，还能清除已经存在于血管壁上的胆固醇，从而起到预防心脏病的作用；而后者高密度脂蛋白胆固醇含量低，因而患心脏病的可能性就大。

2. 影响智力发育 暴饮暴食，长期饱食，可以诱发大脑中一种叫纤维芽细胞生长因子的蛋白质大量分泌，促使血管细胞增殖，造成血管狭窄，供血能力减弱，加重脑缺氧，影响青少年智力发育。日本关东小学研究发现，30%～40%的痴呆老年人，与年轻时食量偏多有关。美国科学家通过试验发现，在暴饮暴食习惯的女性中，30%的人反应速度慢于正常人，并且她们很难保持集中的注意力，智力明显低下。

少儿饮食过量，不但会猛增胃肠的负担，干扰心、肝、胃等正常功能，导致胃肠疾病，而且会出现部分食物不能完全消化的现象。不仅“积毒”难返，“积食”也难返。未完全消化的食物滞留在胃肠中，容易造成腹胀、腹痛，还易被肠道细菌腐蚀而变质，产生一定的毒素，影响孩子胃肠黏膜及肝肾的功能。家长应很好地控制孩子的饮食量。贪吃贪喝，暴饮暴食，对孩子的成长和发育有害而无益。

3. 引发胰腺炎 饮食不节，暴饮暴食均可引起急性胰腺炎，进一步可并发腹膜炎，甚至会丧失性命。胰腺位于上腹部腹膜后，由许多胰泡和导管组成。人进食后，胰腺分泌的胰液进入肠道消化食物。暴饮暴食会引起胰液大量分泌。如果胰液排出受阻，胰管内压力增高，胰液就会逸出胰管或腺泡壁，把胰腺周围组织当作“食物”来消化，从而引起急性胰腺炎。

急性胰腺炎一旦发病，最显著症状是剧烈腹痛，多在暴饮暴食后 2 小时左右发病。疼痛多位于中上腹部，少数可在左、右上腹部或脐部出现疼痛。疼痛表现为钝痛、钻痛、刀割或绞痛，呈阵发性加

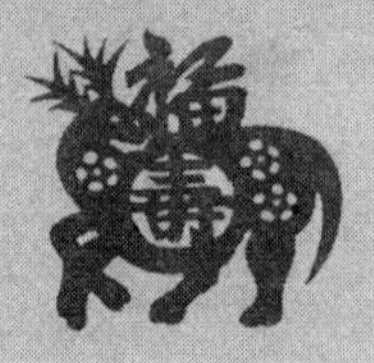

剧，继而为持续性剧痛，可向左背和左腰部放射，同时有恶心、呕吐、发热、黄疸等症状。急性坏死出血型胰腺炎病情尤其危急。病人皮肤呈斑状青紫，四肢湿冷，脉搏细弱，血压下降，常发生休克，甚至引起猝死。急性胰腺炎后果严重，一旦发现类似症状，应尽快送医院救治。

节制饮食，是预防急性胰腺炎最重要的措施。尤其是老年人，饮食宜清淡，每餐只吃八成饱，忌油腻辛辣，更勿暴饮暴食。

4. 引发不育症 据一项资料统计，目前全世界有不孕症者5 000万～8 000万人。世界卫生组织预测，在21世纪，不孕症将成为仅次于肿瘤和心脑血管疾病的第三大疾病。我国也约有10%的育龄夫妇存在着生殖障碍，并有逐渐增加趋势。

专家指出，不育症与不良的生活习惯有着密切的关系，尤其与暴饮暴食及邪吃、乱吃有关。因为生育力与营养因素密切相关，营养不足或过剩都可能导致男性不育。营养不良时，维生素A、B族维生素、维生素C、维生素E和矿物质钙、磷、铁及微量元素锌、硒等缺乏，精子生成减少、活力下降。动物实验也表明，营养不良会降低动物的精液量和精液中为精子活动供能的果糖的含量。少年期营养过剩多致肥胖，脂肪沉着使脑垂体功能丧失或减退，男性激素释放不能或减少，患儿易出现小睾丸、小阴茎及第二性征缺乏、女性化等征态，成年后极可能导致不育症。

其次，长期食用某些含有亚硝酸盐类食物防腐剂或间磺胺类食物有色剂的食品、生棉子油等，亦可导致精子数量和质量下降，从而使男性患上不育症。

近年来研究还指出，男性精子数量减少和睾丸体积缩小与辛基苯酚、双芬A和丁基苯甲基酞酸酯有关，这些物质广泛用于制造奶瓶、罐头盒、食品包装袋等的内壁涂层，在摄取这些食物时自然也摄入了这种物质。

5. 引发癌症 前不久，人们熟知的乳业品牌“均瑶牛奶”的创始人、均瑶集团董事长王均瑶因患肠癌，医治无效，在上海去世，时年38岁。北京某医院一位普通外科主治医师非常遗憾地说，“一般来

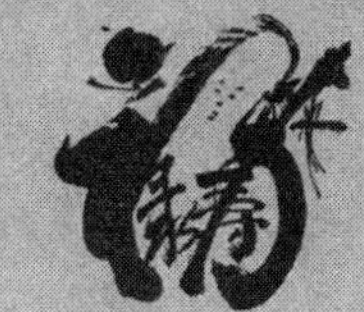

说，大肠癌的发病年龄在40多岁，38岁确实年轻了一点。”并说，“作为忙碌的企业家，这个人群的生活方式可能是王均瑶离去的主要原因”。

大肠癌的第一大诱因就是饮食。如果一个人平时吃太多的动物性食品，而蔬菜吃得少，首先就为大肠癌“打下了基础”。企业家应酬多，更容易大鱼大肉，暴饮暴食动物蛋白和脂肪吃得太多，很容易导致肠内细菌发生变化，使致癌物质增多；同时，由于蔬菜吃得少，植物纤维缺乏，肠道的蠕动速度会减慢，使有毒物质无法及时排出，又增加了一层危险。不光是应酬多的企业家，所有人都应该注意膳食平衡，少吃肉食，多吃蔬菜，从饮食上堵住大肠癌。

专家指出，新疆近些年来是我国癌症高发区，其原因多半是不良生活习惯所致。新疆人喜欢吃烧烤，喜欢吃西餐，喜欢吃大鱼大肉，加上受水质、大气污染等因素的影响，使癌症发病率剧增。

肿瘤科专家杨志鹏说：“1972年新疆肿瘤病发病率排在第三位，心脑血管病排在第一位，但到1992年，肿瘤病发病率却排到了首位。”据他介绍，预防肿瘤重在生活方式不能全部西化，应保持传统的饮食方法，少吃烧烤的东西。因为烧烤食品中的白蛋白经过焦化会形成有毒物质。此外，新疆人应当少吃肉，多吃水果、蔬菜，倡导种植绿色蔬菜，少用化肥；加大造林绿化力度。

中国临床肿瘤学会秘书长、南京八一医院、全军肿瘤中心内科主任秦叔达说：“全国每年新增150万～180万各种肿瘤病患者，实际上可能比这还要多。而疾病高发率主要集中在大中城市。尤其结直肠癌病症在不断上升，原因主要在于受环境污染和不良生活习惯的影响，比如长期食用油炸食品会诱发癌症。”

6. 引起猝死 一位朋友对我说，他们那里有位房地产开发商大老板，白天睡觉，晚上拎着皮包往返于高档餐馆，宴请关系户、宴请市里头面人物，日日夜夜如此，大吃大喝、暴饮暴食，结果40刚出头，就因心肌梗死倒在宴席下，不治而一命呜呼。

大吃大喝，饮食过量而猝死的例子不胜枚举，如有这样一个暴食而死的故事，据资料记载，第二次世界大战以后，在希特勒集中营

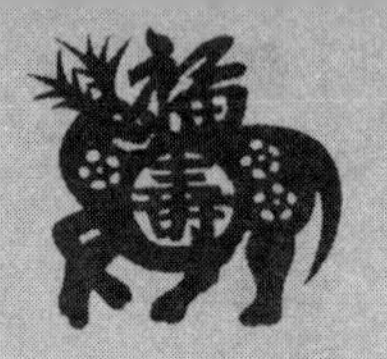

里未被饥饿和酷刑折磨死的200多名囚徒获得了自由，新政府为他们设宴庆祝。宴席上，一盘盘大鱼大肉，一杯杯醇香美酒，使这些长时间不曾见过美食的获释囚徒欣喜若狂，个个都开怀畅饮，可就在他们连连举杯共庆新生、醉饮饱食后的数小时，200多名被释囚徒竟不知不觉地陆续死去，无一幸存。后经医警协作，查清原因，竟是由于他们暴饮暴食高蛋白食物，导致氨中毒而死亡。

由此可见暴饮暴食的危害性，它是无声的枪弹。我国古代《内经》中就指出："饮食自信，肠胃乃伤。"所以，饮者应切忌"因口渴而过饮，优膳而过食，临喜宴而贪杯"之害。所以，在美味佳肴面前请珍惜自己的生命。

二、戒酗酒不节

酒有活血化瘀，祛风散寒，扩张血管，活利筋骨的功能，适量饮酒可强心提神，促进睡眠，有助健康。俗话说："饭前一杯酒，活到九十九。"酒还能使人精神亢奋，增加思维，才思敏捷，笔力雄健，饮酒如能恰到好处，可增加人的智慧和才能，成就名著佳作。

但是，"酒极则乱"，过量饮酒，酗酒贪杯会带来严重的社会问题，并对健康造成极大危害，容易酿成酒过和酒祸。明代大医学家李时珍曾说："痛饮则伤神耗血，损胃亡精，生痰动火，醉以为常者，轻则致病败行，甚则丧躯殒命，其害可胜言哉。"暴饮而醉，就会出现昏乱，失态，不能控制自己的言行，甚则导致脑出血、胃穿孔或肝坏死而丧命损寿，危害大矣。

1. 引发酒精性肝病　据统计，世界上有1 500万～20 000万人酗酒，其中10%～20%有不同程度的酒精性肝病。专家指出，喝醉一次酒，等于得一次急性肝炎，可见酗酒对肝的危害。

我国目前白酒消费群大约3亿人，年实际消费量400万吨左右。患酒精性肝病的人也越来越多，酒精在体内10%自肠胃排出，90%则在肝中代谢。如果每日饮酒量含80克以下酒精时，一般不会发生酒精性肝病；如果每日摄入80～100克酒精时，则酒精性肝

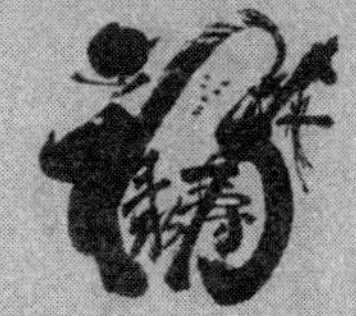

病的危险性增加5倍；如果每日摄入超过160克，增至227克，则有33%嗜酒者发生酒精性肝炎，14%的人发生酒精性肝硬化。

酒精性肝病可分为酒精性脂肪肝、酒精性肝炎、酒精性肝硬化3种类型。酒精性脂肪肝病人一般没有症状，有人可出现乏力、倦怠、食欲不振、腹胀、恶心、呕吐，体征可有肥胖、肝脏肿大等。酒精性肝炎在发病前，往往有短期大量饮酒的病史，表现除有酒精性脂肪肝的症状外，还有发热、腹痛、腹泻等，且有明显的体重减轻，常有贫血和中性白细胞增多，丙氨酸氨基转移酶升高，血清胆红素增高。酒精性肝硬化病人早期无症状，以后可出现体重减轻、食欲不振、腹痛、乏力、发热、尿色深、齿龈出血等，肝硬化失代偿期可出现黄疸、腹水、水肿、上消化道出血等。实验室检查可有贫血、白细胞和血小板计数下降，人血白蛋白降低，球蛋白增高。在短期内饮用大量的烈性酒，常可引起急性酒精性肝炎。女性饮酒较男性更易发生酒精肝病；营养不良，蛋白质缺乏，合并慢性乙型或丙型肝炎病毒感染等因素，都会增加饮酒的危险性。另外有研究表明，每天饮酒量160克，连续20年，便可引起酒精性肝硬化。因此，大量饮酒或长期饮酒者，应定期检查肝功能。

2. 诱发意外死亡 酗酒不节、贪杯过度，往往诱发各种意外死亡，如猝死、自杀、车祸、行凶等。这样恶性、悲惨的事件，古今中外举不胜举。例如，我国唐代大诗人李白，虽然有“斗酒百篇”之美称，但由于饮酒不节，伤害了身体，以致“客死当涂”。清代大文学家曹雪芹，由于嗜酒成习，一部《红楼梦》尚未脱稿，就在一个除夕之夜因饮酒过量而离开人世，当时他还不到50岁。

不久前，我国有两位明星因醉酒而发生意外死亡。其中一位著名相声演员因醉酒驾车在一起交通追尾事故中不幸死亡。现实生活不止一次残酷地告诫人们，因为过量饮酒而导致意外死亡，古今有多少，应引起有酗酒恶习者深思和警惕。

3. 诱发各种难治之症

(1)引起大脑和眼睛的伤害：研究发现，人在饮酒时体内甲硫氨酸的分解过程会受到干扰，导致分解过程中间产物同型半胱氨酸在

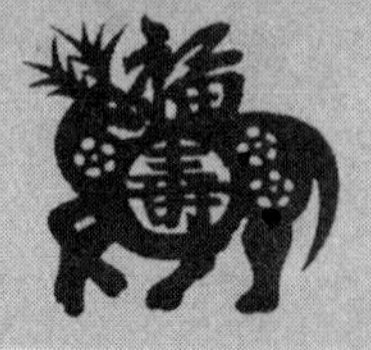

人体内含量升高，而这一物质能损伤大脑细胞。这一伤害机制与人们所饮用的酒精饮品的种类无关，也就是说，即便每天只喝一小杯红酒也有伤害。酗酒的人还会影响到后代的大脑发育。经常酗酒的人，容易罹患与年龄有关的眼部黄斑病变，因而导致眼盲，造成视网膜上氧化性的伤害。

(2)诱发老年痴呆症：据资料介绍，芬兰图尔库大学的一项研究结果表明，人在中年时酗酒会影响其老年时的记忆力，患老年痴呆症的可能性也会增加。经过对近600名65岁以上老年人的跟踪调查，中年时期过度饮酒者到老年时，其记忆力和理解力等功能减退的可能性是不喝酒者的4倍。此外，每次喝酒超过一瓶以上的人患老年痴呆症的可能性显著增加。医学研究表明，慢性酒精中毒对神经系统损伤比肝脏严重，特别是大脑皮质的高级功能的理智性适应行为活动最先受损，其次是脑干、边缘系统和脊髓神经，临床表现为适应环境能力差，情绪恶劣，行为冲动或逃避，生理功能(睡眠、食欲和性欲)障碍，记忆减退或性格改变等，进入老年最易患痴呆症。

(3)引发癌症：过量饮酒与一些癌症的发生有密切的关系。过量饮酒比非过量饮酒者口腔、咽喉部癌症的发生率高出2倍以上，甲状腺癌发生率增加30%～150%，皮肤癌发生率增加30%～70%，妇女发生乳腺癌的机会增加20%～60%。在食管癌患者中，过量饮酒者占60%，而不饮酒者仅占20%。乙型肝炎患者本来发生肝癌的危险性就较大，如果饮酒或过量饮酒，则肝癌发生率将大大增加。

(4)引发心血管疾病：心血管外科专家指出，对患者有心血管疾病的人而言，禁酒是十分必要的。因为饮酒后会使人体血液循环加快，血管扩张，高血压病患者往往会出现脑出血和脑卒中，其结果是意识丧失，精神错乱。而对患有冠心病患者而言，不适当的饮酒也可导致心绞痛和心肌梗死的发作，如处理不及时可使病人丧失生命。

(5)引发哮喘：长期酗酒或饮酒过量，可引发哮喘病，轻则伤身，重则造成死亡。呼吸内科专家指出，对于哮喘病人来说，大量饮酒

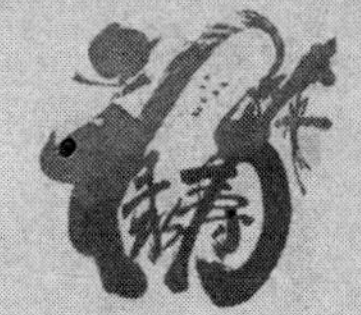

除引起抗体过敏反应外，还可抑制中枢神经系统，并促使机体释放出一种内源性阿片样物质，从而引起严重的支气管痉挛，呼吸变浅变缓，甚至死亡。醉酒后呕吐，由于胃内强酸性物质吸入气管，也可出现致死亡性的哮喘发作。

(6)引发生殖疾病：不孕不育专家指出，长期饮酒会造成男性性征成熟延迟，男性生育力低下；过度饮酒会诱发前列腺炎，甚至继发性功能障碍，并可造成不育；酗酒更损害生殖内分泌功能，加快睾酮代谢，造成雌激素相对增多，有活性的雄激素减少，睾丸萎缩，出现阳痿。

饮酒还会危害后代。酒精能损伤精子，受到损伤的精子如果受精，则常会影响胎儿在子宫内的发育，引起流产，或导致畸形、低能儿，甚至诱发白血病。孕妇饮酒对胎儿发育危害更直接。

4. 药后饮酒更有害　我国古代有很多饮药酒致命的故事，很多药服后，如果再饮酒，在身体内起着化学反应，就会产生剧毒，而且酒喝得越多，反应越凶，中毒时，轻者脸红发热、头痛头晕；重者可出现胸闷、心慌、恶心、呕吐、口干、出汗、呼吸困难、烦躁不安、视觉模糊、精神错乱，甚至休克；更严重者可发展为呼吸抑制、心律失常、心肌梗死、急性充血性心力衰竭，直至死亡。据资料介绍，家住广西北海市区的戴某春节前夕患了感冒，服用抗生素头孢拉定(先锋霉素Ⅵ)后，仍酒瘾难抑，把不离盏，待二两老白干下肚后，即感到心跳加速、呼吸困难，家人将他急送医院，经医护人员抢救无效后死亡。为此，医生忠告，抗生素药和酒不能同时服用。其实，在数以千计的药物中不能与酒为伍的药物远不止抗生素类药物，其他类药物亦足以让人服用后因贪杯而丧命。

近年来，因药后饮酒而引发不良反应事件已屡见不鲜，药后饮酒而丧命者用生命的代价给人们敲响了警钟。可是，用于人类防病治病的药物种类繁多，药物与酒之间的作用又纷繁复杂，难以准确预知。所以，为了用药和生命安全，奉劝人们尤其是从早到晚把不离盏的好酒者，在用药期间应避免饮酒，即使是乙醇(酒精)含量不高的葡萄酒、啤酒及一些含乙醇的饮料，也最好不要在用药期间开

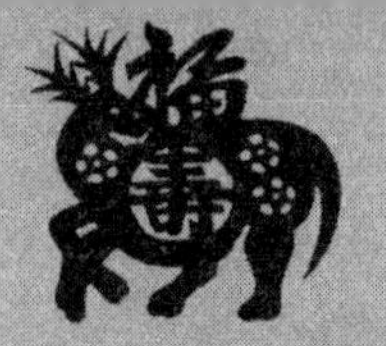

怀畅饮,以防不测。

5. 啤酒也不能过量 白酒不能过量,不能多饮;啤酒虽有“液体面包”的美称,也不能多饮,不能过量,否则其害不浅。

(1)引起心肌功能减弱:在酒类饮料中,啤酒的酒精含量最少,1升啤酒的酒精含量相当于50毫升(1两)白酒的酒精含量。所以许多人把啤酒当作消暑饮料,一天喝上3～5瓶。啤酒中含酒精虽少,但如果无节制地滥饮,体内累积的酒精就会损坏肝功能,增加肾脏的负担,心肌组织也会出现脂肪细胞浸润,使心肌功能减弱,引起心动过速;加上过量液体使血循环量增多而增加心脏负担,致使心肌肥厚、心室体积扩大、心脏增大,形成“啤酒心”。长此以往,可致心力衰竭、心律失常等。

(2)引发啤酒肚:由于啤酒营养丰富、产热量大,所含营养成分大部分能被人体吸收,长期大量饮用会造成体内脂肪堆积,致使大腹便便,被称为“啤酒肚”。并且常伴有血脂、血压升高,使人变懒、不爱运动,从而诱发各种慢性病。

(3)引发结石和痛风:有关资料还表明,萎缩性胃炎、泌尿系统结石等患者,大量饮用啤酒会导致旧病复发或加重病情。这是因为酿造啤酒的大麦芽汁中含有钙、草酸、乌核苷酸和嘌呤核苷酸等,它们相互作用,能使人体中的尿酸量增加1倍多,不但促进胆、肾结石形成,而且可诱发痛风症。

(4)引发胃肠炎:大量饮用啤酒,使胃黏膜受损,造成胃炎和消化性溃疡,出现上腹不适、食欲不振、腹胀、嗳气和泛酸等症状。许多人夏天喜欢喝冰镇啤酒,入口温度5℃～6℃,可致胃肠道温度下降,毛细血管收缩,会使消化功能下降,严重者可致痉挛性腹痛和寒冷性腹泻。

(5)引发癌症:饮啤酒过量还会降低人体反应能力。美国癌症专家发现,大量饮啤酒的人患口腔癌和食管癌的危险性要比饮烈性酒的人高3倍。澳大利亚专家调查发现,每天饮5升以上啤酒的人最容易患直肠癌。

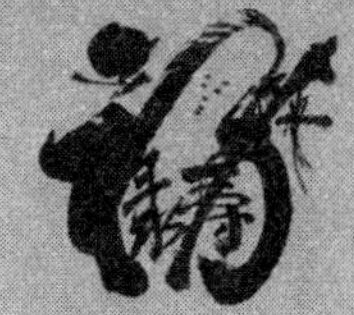

三、戒吸烟成瘾

吸烟有害健康，几乎无人不知，吸烟是百病之源，是死亡的陷阱，是生命最凶恶的杀手。但是，很多人却知害不避害。目前，我国吸烟人数已达3.2亿，如果再加上被动吸烟者，直接受害者可达6亿多人。现代人所患的心脑血管病、呼吸系统疾病、癌症、牙周病等无一不与烟害有关，就连精子、卵子、受精卵、胚胎、胎儿也不能幸免。

有人拿香烟与原子弹辐射的危害性相比，认为两者十分近似。只不过后者容易引起人们的重视和警惕。据一家报纸报道，每人每天吸8.3支香烟时身体所受到的损害，同第二次世界大战广岛和长崎的原子弹爆炸时受害者身体受到的损害程度大致相等，波辐射的平均放射量是86拉德。如果每天吸35支以上的香烟，身体受到的损害和距离爆炸中心1 000米左右的人身体受到波辐射(400拉德以上)所损害的程度相等。

世界卫生组织曾报告指出，90%的肺癌、75%肺气肿和25%的冠心病，都与吸烟或被动吸烟有关。吸烟平均减少人的寿命10～15年。不难看出，烟是危害人类健康的大敌。

烟草含有20多种有毒物质，其中10多种是致癌物质。据分析，每20支香烟中，含有320毫克3,4-苯比芘。若将微量的3,4-苯比芘滴入老鼠的气管里，就可引起肺癌；涂在动物的皮肤上，能诱发皮肤癌。烟草中含量最高的有害物质是尼古丁，每支烟含量可达20～30毫克。1滴尼古丁滴在鸽子嘴上，鸽子在2～3分钟就会死去；2滴尼古丁滴在小狗的舌面，就会使它一命呜呼。曾有一名身强力壮的男子，一夜间吸了14支雪茄和40支纸烟，从而断送了他年轻的生命。长期吸烟不仅会诱发气管炎、肺气肿、高血压、心脏病，以及胃肠、五官、神经系统疾病，而且还会引起肺癌、舌癌、口腔癌、喉癌、鼻咽癌等。吸烟真可谓万恶之首，百病之源。

1. 烟生百毒 专家指出，香烟在燃烧中会产生3 000余种有害物质，严重威胁着烟民的健康和生命。这些有毒物主要含藏在香烟的烟油、碳氧化物毒素、尼古丁中，烟油由数千种化学成分构成，包含诸如各种酸、乙二醇、乙醇和酮，以及氧化氢、一氧化碳等腐蚀性和毒性气体。碳氧化物毒素中的一氧化碳气体约占香烟的4%强，一旦进入肺部即侵入红细胞，将氧气取而代之。这种毒性气体可以使心脏和其他人体组织缺少必需的氧气，并促进胆固醇沉淀于血管之中。尼古丁本身就是一种毒性物质，最初可兴奋大脑和中枢神经系统，随之对其便有抑制作用。这些毒素是人体的百病之源。除这些毒素外，香烟的过滤嘴携带的病菌也是惊人的。有人将连续7天内接受别人递给的过滤嘴香烟112支进行检验，发现75%烟头都不同程度带有致病菌，其中有甲肝病毒、乙肝病毒、大肠杆菌等，另有残余鼻涕和粪便痕迹。据估算，吸烟人群一生中所患各种感染性疾病的20%～40%都与吸过滤嘴香烟有关。

2. 引发14种癌症 据资料介绍，英国研究者分析了香烟中3 500种不同的化学物质，其中至少有43种是致癌物质。可以引发14种癌症，如肺癌、肝癌、胃癌、口腔癌、喉癌、舌癌、食管癌、膀胱癌、鼻咽癌、胰腺癌等。据研究，肺癌患者中吸烟者占85%以上。吸烟者与不吸烟者相比，患肺癌的危险性要高出10～15倍；患口腔癌的发病率要高出5～10倍；患鼻咽癌、喉癌要高出10～17倍；膀胱癌高出7～10倍；食管癌高出3～9倍；胰腺癌高出2～5倍。1990年以前，我国占肿瘤死亡率第一位的都是胃癌，但是到了2000年的时候，肺癌就成为了第一位死因，特别是男性肺癌的死亡率一直呈十分明显的上升趋势，最大的可能性就是吸烟引起的，而且吸烟引起的滞后效应至少需要20～30年。可见，吸烟族是癌症高危人群，并将越来越严重，这不能不引起世人的高度警觉。

3. 青少年吸烟害处多 吸烟是一种不良的行为习惯，吸烟损害身体健康给人们带来很多疾病。据一次抽样调查统计，我国15岁以上的人吸烟者约占36.6%，而且年龄在年轻化。也有一些地方60%的13～15岁的青少年经常吸烟，男孩较多，而女孩是最易受伤害的，因为一个人的习惯往往始于年轻时代。青少年吸烟害处多，

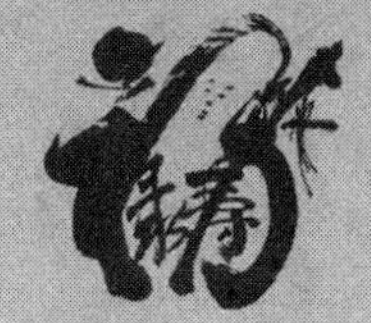

尤其对智力影响更大。因为青少年正处在生长发育阶段，肌体容易吸收有害物质，香烟中的一氧化碳经肺进入血液，与血液中的血红蛋白结合形成碳氧血红蛋白，降低了血红蛋白与氧的结合力，使血液的含氧量下降，大脑供血含氧量不足，人的注意力就会分散，感觉迟钝，思维能力出现障碍，记忆力下降。有一项调查结果显示，吸烟的学生成绩一般比不吸烟的学生差。可见，青少年吸烟不仅影响智力、影响身心健康，也影响学习和工作。世界卫生组织认为，没有哪一种办法能让青少年不吸烟和阻止他们吸烟，但该组织相信若干措施同时实行将是行之有效的，适当的健康教育，提高香烟价格，增加烟草税收，在公共场所建立无烟区。

4. 女性吸烟殃及后代　女性吸烟除了会引起肺癌，心血管、胃肠道的疾病和各种肿瘤及加重糖尿病，引起老年性痴呆等常见症之外，还会造成另外一种危害，那就是殃及后代。

吸烟的女性与不吸烟的女性相比，患不孕症的可能性高 2.7 倍；易发生宫外孕和前置胎盘，增加流产率、死胎率和畸胎率；母亲吸烟会使新生儿体重偏低，体质差，易患多动症，新生儿身体较短、头较小；新生儿通常肺部发育不成熟，易受感染，婴儿患先天性心脏病的危险比正常人高 2 倍。有调查研究证实，不吸烟孕妇所生婴儿的身高比吸烟的高 1～2 厘米，说话认字能力早 3 个月，数数计算能力早 5 个月。因为香烟中的一氧化碳和尼古丁可使血液中的含氧量下降，血管收缩，血流量减少，胎盘血液不能充分交换，胎儿在缺血、缺氧的胎盘里生长和发育大受影响，尤其是脑神经系统的生长和发育。新生儿健康和智力自然不佳了。此外，尼古丁还可使婴儿在睡眠中缺氧时无法正常地进行深呼吸，增加了猝死的危险。意大利婴儿猝死基金会的研究表明，婴儿猝死的风险随母亲怀孕期间吸烟数目的增加而加剧。如果杜绝吸烟现象，婴儿猝死的发生率将降低三分之一，或者更多。

5. 被动吸烟也有害　据一项调查统计，全国有 53.5％的人受被动吸烟危害，其中大多数是女性和儿童；家庭是被动吸烟危害的主要场所和受害者，被动吸烟和吸烟者一样，同样能患各种癌症和

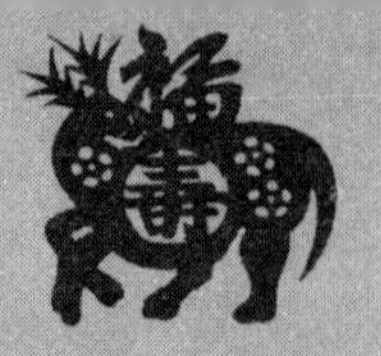

硬化病,加速衰老和死亡。据报道,美国斯坦福大学医学院的专家约翰·库克等为A、B两组大鼠分别移植了肺癌细胞。此后,A组大鼠被置于能吸入一定量"二手烟"的环境中,B组大鼠则始终呼吸新鲜空气。17天后,研究人员发现,A、B两组大鼠肺部均出现了肿瘤。所不同的是,A组大鼠的肿瘤生长速度相当于B组大鼠肿瘤生长速度的5倍。约翰·库克指出,之所以出现上述情况是因为"二手烟"中含有60多种化学物质,其中的砷和苯都会促进肿瘤的生长。尽管这只是动物实验结果,但肺癌等癌症患者应避免被动吸烟。

土耳其国立爱琴海大学癌症研究防治中心主任艾菲博士日前表示,经常在吸烟者四周打转的人都难有健康的身体,尤其是朝夕相处的夫妇,如果丈夫吸烟,妻子不但容易衰老,罹患肺癌的几率也较一般女性高2倍。艾菲博士说,反之亦然,妻子经常吸烟,其老公在长期二手烟的熏陶下,也难有健康的身体可言。当前,二手烟受害最多者仍是女性,世界卫生组织统计全球吸烟者已超过10亿人口,男性占绝大多数,超过三分之二,女性不及三分之一,如果以一对一男女比例计算,女性遭受烟害的人数相当庞大。艾菲博士警告说,产妇尤其应在怀孕期间及婴儿出生后,避开吸烟者或香烟缭绕的环境,因为婴儿的肺脏尚不及一个烟盒大,应该多呼吸新鲜的氧气而非二手烟气。据世界卫生组织统计,全世界平均每10秒就有一人死于与吸烟有关的疾病,在70岁以前的死亡男、女性中,有36%的男性与13%的女性,与吸烟有直接关系。在吸烟家庭里长大的儿童,他们在家6岁或更小时患哮喘的危险要比不吸烟家庭的儿童高1倍。

6. 饭后吸烟危害更大 常听人说:"饭后一支(袋)烟,快活赛神仙"。其实饭后吸烟危害更大。饭后吸一支烟比平时吸10支烟的中毒量还大。因为进食后,消化道的血液循环旺盛,吸入烟中的有害物质也更多。同时,烟中有毒物质可使胰蛋白酶的分泌受到抑制,从而妨碍食物的消化和吸收。另外,饭后吸烟还能促使胆汁分泌增加,可能引致胆汁性胃炎。所以,民谚称"饭后一支(袋)烟,容

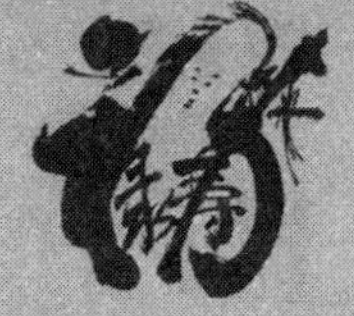

易得胃炎”就是这个道理。

不少人都养成了饭后马上吸烟的坏习惯。其实，从医学角度来分析一下饭后吸烟的害处，则是显而易见的。当人进食以后，消化系统立刻全面运动起来，进行消化和吸收等各种生理活动。此时人体内的胃肠里蠕动十分频繁，血液循环也加快了，全身毛孔亦都张开；而且排放一些多余的热量和加紧组织细胞的生理呼吸。如果在这个时候吸烟，肺部和全身组织吸收烟雾的力度大大加强，烟雾中的有害物质对呼吸、消化道都有很大的刺激作用；其他生物碱类物质就会大量进入人体，无疑会给人体功能和组织带来比平时吸烟大得多的伤害。

还有些人喜欢睡醒后吸烟，饮酒吸烟，如厕吸烟，打牌吸烟等，这些吸烟坏习惯都比平时吸烟更有害。吸烟者应自知自警。

7. 21世纪死于吸烟知多少　香烟消费是造成目前每年490万人死亡的原因，如果不采取控制措施，到2020年这一数字将上升到840万，他们当中70%的人是在发展中国家。据统计，香烟消费量在非洲、亚洲、东欧和中东将继续增长，在西欧减少，美国则保持稳定。但总体上香烟仍然是威胁公共健康的一个大问题，因为发展中国家年轻烟民的数目一直在增长。

在某些国家吸烟者大部分是男性公民，世界上有10亿男烟民，其中3亿在中国。中国是世界香烟消费大国，每年消费香烟16亿包，其次是俄罗斯、哈萨克斯坦、罗马尼亚、立陶宛、土耳其、突尼斯、也门、肯尼亚和纳米比亚。发达国家35%的男子吸烟，发展中国家男子吸烟的比例则为50%，至于妇女吸烟的比例则分别为22%和9%，世界上总共有女性烟民2.5亿人。

吸烟增加人们患癌的危险，尤其是肺癌、心血管病，妇女吸烟则可能导致自然流产和胎儿畸形。被动吸烟者的危险也不少，他们患肺癌的危险将增加20%～30%，患心脏病的危险增加23%。

世界卫生组织公布的一份报告说，香烟每小时杀死560人，今后几年世界上大部分地区的香烟消费还将增长，因此如果现在不努力采取措施，21世纪因吸烟而死亡的人将达到10亿人，这是一个多

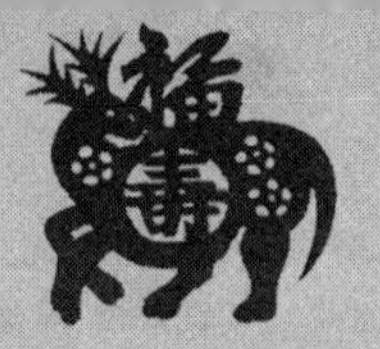

么惊人的数字啊！

亚太群组协作研究组织（APCSC）的研究表明，在中国，吸烟是引起致命的心血管疾病的重要原因。中国在20世纪90年代达到吸烟高峰，相当于美国50年前、中国香港地区30年前的水平。按照规律，由吸烟引起的死亡人数高峰，往往出现在吸烟人数高峰期的23～30年后。因此，今后10～20年中国的中风发病率将是西方国家的4倍，预计2010年以前中国中年人患心脏病的几率将和美国人持平。与以前的数据相比，这是一个巨大的增长。预计中国吸烟死亡率高峰将在20年后到来。

四、戒经常熬夜

熬夜不是坏事，但经常熬夜睡眠不足，对身心健康危害很大。长期下去，也是一种坏习惯。熬夜的情况不同，有的为了工作、学习而熬夜，有的为了经营活动而熬夜，也有的为了夜生活而熬夜，不管为了啥熬夜，其危害都是一样，不仅工作、学习效率越来越低，得不偿失，而且伤气耗精，降低免疫力，催人衰老，其危害主要表现如下。

1. 打破生物钟 科学家认为，在人体内存在着一种自然生物节律或生物钟，使人的器官、思想和感情的运转与大自然、太阳、月亮运转相合拍。人的一生，觉醒和睡眠就像白天和黑夜一样地交替进行，构成了生活的基本节律，这周期性的节律一旦终止，生命也就结束了。常熬夜，打破了觉醒和睡眠的生物节律，破坏了生物钟，人与自然不和谐，生命自然要受到威胁。美国专门研究人生活节奏的专家弗郎茨·哈尔贝格博士认为："人体有自己的时间表，在一定程度上对此必须有所考虑。""时间生物学"是一种生命学说，越来越多的"寿命研究人员"在探讨生物起搏器的综合体制，这种体制控制着人体工厂。慕尼黑药理研究所生物化学家埃克哈德·黑恩在谈到这一新研究课题时说："看来人体内没有一项活动是不按周期运转的。"

奥秘的生物节奏程序认为，"有生命的各种东西都按宇宙生物

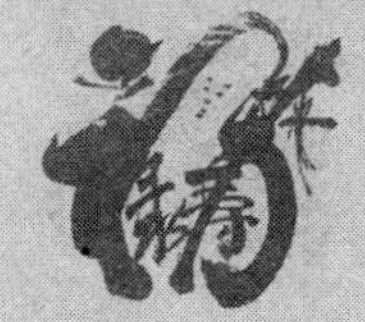

钟活动。人体的各种职能都隶属于一种节奏,这种节奏来源于对其周围环境四个时间程度的适应过程:白天、四季、月相和潮汐”。慕尼黑时间生物学的开路先锋于尔根·阿朔夫早在20世纪20年代就提出了上述看法。对人来说,最重要的循环过程是日落日出。

为了适应自然节律,人体内有一种校正体。校正体内时钟是人脑中一种锥体状腺体,即松果体,它控制着睡眠和警觉节拍。脑中这一部分受光明和黑暗转换的影响特别大。松果体根据光亮信号控制血液中黑色素的量。光亮信号通过眼睛和眼睛后部的神经传到松果体。光线暗淡时血液中黑色素增加,光线明亮时黑色素减少,整个器官将随之出现疲劳或清醒,具有活力或受抑制。另外,睡眠和清醒节拍也受人体基因影响。所需要的睡眠时间是4小时、8小时,还是8小时以上,这在遗传特征中都有体现。因此,常熬夜是对生物钟的抗悖,是违背自然节律的,自然不利于人的身心健康。

2. 衰老的催化剂 俗话说,“睡不好,催人老”。长期熬夜,睡眠不足,是人体衰老的重要诱因。衰老有两种不同的情况,一种是正常情况下出现的生物性衰老;另一种是疾病引起病理性衰老。不言而喻,由睡眠不佳所引起的衰老是属于病理性衰老。不仅人需要睡眠,其他任何生物都离不开睡眠,没有适应的睡眠,就无法维持生命活动。日本学者从小鼠动物实验发现,每天只有4小时睡眠的小鼠,平均寿命为8个月。在优化环境下,高质量睡眠的小鼠,其平均寿命达21个月。可见小鼠的寿命长短,与睡眠充足和不充足有着密切关系。

尽管引起衰老的因素很多,但不能忽略由于睡眠不佳所带来的衰老。事实证明,经久不眠,必然导致衰竭。有一位生理学家用狗做过实验;每天只给狗喝水而不给食物,它能活25天;若连续5天不让它睡眠,其体温就会下降4℃～5℃,再过4～6天不让睡眠,它就死亡了。人不要说多时不眠,就是长期睡眠不足,对健康的危害也很大。这首先表现在神经系统过度疲劳,以至于发生神经衰弱,体力和脑力劳动效率降低,精力不足,记忆力减退,出现头晕、脑胀、眼花、耳鸣、全身乏力,严重者还会影响到心血管系统、呼吸系统、消

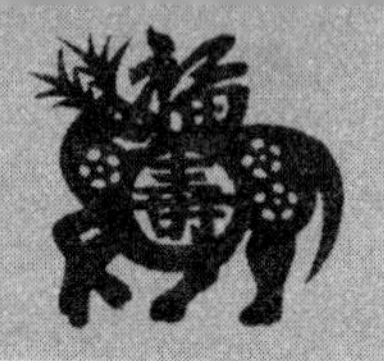

化系统的功能，进而导致器质性病变或早衰。此外，检验睡眠不足者的血液还发现，其血浆总脂、β-脂蛋白和胆固醇增高，这是动脉硬化的主要因素，而动脉硬化，则是衰老的前奏和必然。正由于睡眠不好促使各器官功能普遍下降，因而才极易引起人体的衰老。所以说熬夜催人老。

3. 伤气耗精 中医学认为，“劳则气耗”。精气是人体生命活动的基础，人的四肢、七窍和内脏的活动，以及人的精神思维意识都是以精气为源泉和动力的。“精气虚则邪凑之，邪势猖獗则精损之，如此恶性循环则病留之”。而要正气存于内，即精气不虚，就必须消除疲劳，而消除疲劳最好的方法是良好的睡眠。

有人说，睡眠是大自然的了不起的恢复剂，这是合乎事理的。经过一夜酣睡，多数人醒来时会感到精神饱满、体力充沛。原因是睡眠时，人体精气皆内守于五脏，五脏安舒，气血调和，体温、心率、血压下降，呼吸次数减少，内分泌功能减弱，从而使机体代谢率降低，体力得以恢复。

此外，睡眠好有利于保护大脑。睡眠不足者，可表现出烦躁、激动或精神萎靡、注意力分散、记忆力减退等精神神经症状，长期缺少睡眠则可能导致幻觉。而大脑在睡眠状态中耗氧量大大减少，这无疑有利于脑细胞的能量贮存，尽早恢复精力，提高大脑的使用效率。近代有关衰老的理论研究，有一种比较重要的学说是中枢神经系统减退学说，随着大脑中枢神经功能的逐渐减弱，衰老才一天比一天严重，而睡眠质量的好坏又直接影响大脑的功能。所以，保证睡眠是恢复精力，保障神经系统正常功能，壮气强精的关键。

4. 降低免疫力 俗话说，“睡得香，得病难”，人的免疫力和抗病能力是靠夜间睡眠来恢复和增强的。常熬夜就无法恢复和增强，睡眠对人体的健康极为重要。人的一生有三分之一的时间是在睡眠中度过的。睡眠不仅是大脑皮质细胞消除疲劳的过程，而且是神经细胞在进行调整和重组，是机体的复原、整合和巩固记忆的重要环节，是健康不可缺少的组成部分。所以，要增强免疫力和抗病能力，必须减少熬夜，保证充足的夜间睡眠。

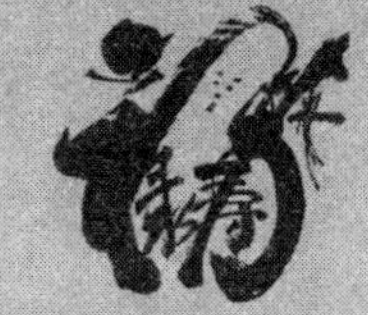

因为在高质量睡眠状态下,体内会出现一系列有利于生理的变化,起到除病延年的作用。美国学者研究发现,凡是凌晨3点钟就醒来起床的人,第二天免疫力就减弱,检查这类人血液中具有保护作用的杀伤病菌的细胞数量只有正常人的三分之一。因而,这类人得癌症的危险也增加。澳大利亚学者研究发现,正常细胞在裂变的过程中之所以突变为癌细胞,大多是在夜晚中进行的,而高质量的睡眠可防癌症的发生和发展。

五、戒经常生气

动辄生气,是一种不好的心理习惯,是百病之源。人生在世,让人生气的事情无时无处不有,有的人能忍则忍,有些人动则生气,怒不可遏,结果非但解决不了问题,反而伤了感情,弄僵关系,使原本已不如意的事更是雪上加霜。与此同时,生气产生的不良情绪还会严重损害身心健康,正如德国学者康德所言:"生气是拿别人的错误惩罚自己。"害莫大矣。

1. 引发心脏病 古人云:"百病由气生",很多心脏病就是气出来的。据京城一家报纸披露,一位领导着百十号职工做机器生产的厂长,他的心脏在4年前曾经做过一次二尖瓣手术。近几年,他总是抱怨没法与妻子沟通,并认为自己的心脏病就是让老婆给气出来的。他的妻子大学毕业后分配在外地医院工作,为了调到北京,他安排她换了工作。现在正好妻子退休了,觉得退休金亏了许多,心中总是不平衡。而这位高中毕业的厂长,平时为人灵活,带领着一个小厂,一直在市场化的道路上走得辛苦。病人自述自己一辈子也没琢磨透妻子在想什么,一句话不和,她就对你吵。一吵就离家出走,并有死在外面的念头。他虽然事业有成,但心脏病也很严重。心理医生对他说,治他的心脏病最好的良药,就是两口子想法子消气。

因生气、争吵而患心脏病的人确实不少,甚至过早死亡。美国巴尔的摩约翰普金斯大学的医学家指出,牢骚满腹、愤世嫉俗的人容易死于心脏病。这个结论是在进行了两项研究后提出的。多年来,医学家对255名医师做了25年追踪研究。在有强烈的愤世嫉俗的医师中,90%患过心肌梗死。而偶然发发牢骚的人,只有2%~3%患过心肌梗死。在死亡率方面也有明显的区别,前者在25年中死亡率为13.4%。研究者对芝加哥西方电气公司1900名职员的调查也得到同样的结果。至于是什么原因会导致牢骚满腹的人容易患心肌梗死的问题,研究者认为,这种人常处在焦虑状态,体内分泌过多的睾酮和肾上腺皮质激素。体内这两种激素含量超过一定水平,便会导致心脏病。

一个人与人为敌的不信任态度,常常容易使他体内的肾上腺素和其他主要内分泌激素急速上升,对身体产生不良后果,结果使罹患冠心病和其他疾病的危险性增加。要使自己成为心宽气和的人,必须抛弃与人为敌的处世哲学,对人要采取信任的态度,不要遇事经常产生强烈的不满和愤怒,学会待人诚恳,遇事要三思而后行。

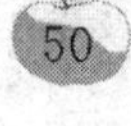

防止牢骚满腹,一要学会糊涂,二要学会宽容。对无原则性错误的不中听的话、看不惯的事,不妨"暂且糊涂",装作没听见,没看见或随听、随看、随忘,不作争论点评,做到使无原则性的矛盾冲突烟消云散,以缓解紧张气氛,减少精神刺激,防止牢骚满腹,安定情绪,避免精神崩溃和度过精神危机,这可说是一种十分有益于身心健康的保健措施。

2. 伤害肝脏 古代《黄帝内经》中明确指出了"怒伤肝"。现代科学证明,人一生气,体内就会产生大量的毒素,使肝脏受损。肝脏在人体内起着举足轻重的生理功能,不仅能分泌胆汁,调节蛋白质、脂肪、碳水化合物的新陈代谢,而且还有解毒、造血和凝血的作用。气坏了肝脏,其严重性是可想而知的。

美国生理学家爱尔马,为了研究生气对人体健康的影响,进行了一个别出心裁的实验,即把一只玻璃试管插在有冰有水的容器里,然后收集人们在不同情绪状态下的"气水"。结果发现,即使同一个人,当他心平气和时,所呼出的气变成水后,澄清透明,无杂色;悲痛时的"气水"有白色沉淀;悔恨时有淡绿色沉淀;生气时则有紫

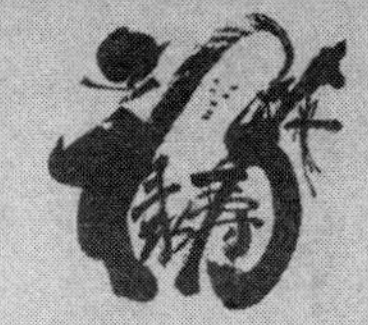

色沉淀。爱尔马把人生气时的"气水"注射在大鼠身上,不料只过了几分钟,大鼠就死了。这位专家进而分析,如果一个人生气10分钟,其所耗费精力,不亚于参加一次3 000米赛跑。人生气时,很难保持心理平衡,同时体内还会分泌出带有毒素的物质,对肺脏,对人体健康十分不利。

既然生气有损健康,我们就应该学着控制自己,尽量做到不生气。碰上了不愉快的事,首先要增强心理承受能力,学会自己给自己"消气"。一家《都市报》上有首"消气歌"值得一读,现抄于下:莫生气,要消气,气下病来谁人替,自己生气自消气,他人气我我不气。欲知百病由气生,遇事能忍多消气。事不顺心消"怨"气,心有烦恼消"闷"气,受到委屈消"怄"气,遇事受挫消"泄"气,困顿潦倒消"郁"气,声誉受损消"怒"气,失意之时消"丧"气,得意莫忘消"狂"气,郁怨不舒消"火"气,待人处事消"小"气,成绩面前消"傲"气,天大困难消"叹"气。众生难尽个人意,岂能处处都生气,莫生气,消消气,不气不气永不气,养生保健蓄元气,身心健康是福气。

3. 引起"猝死" 生气对身心的危害,有人形象地说,能把身体强壮的人气病,能把身体瘦弱的人气死。常言道"气大伤神、气极伤身"。因"气",憋成了病、憋疯了的,甚至憋死的事例不少见。历史上就有一代盖世英雄周瑜被气得口吐鲜血的故事。周瑜被孔明一气、二气、三气之下,怒火煎胸,口吐鲜血,不幸身亡。"红楼梦"中的林黛玉由于心眼小,爱生气,青春早逝。现实生活中,也常见一些人遇到不顺心的事,或者受了委屈,遭了诬陷,被冤枉等,因而产生一股怨气、闷气、怒气,乃至恶气等,如果不及时宣泄,就会憋成各种疾病,而"气"憋成病,一般又是难治之症,如神经衰弱、忧郁症、内分泌功能失调、心脏病、精神病等。我的一个老友与老伴不和,经常争吵,又无处消气,结果憋成了心脏病,前不久他跟老伴又吵了一架,一气之下,抱病下楼,跌倒后,造成了脑出血,经抢救无效,2天之内就去见马克思了。这样的例子在我们身边都能见到,不是比比皆是,但也为数不少。

想起老友的不幸,我心里很不是滋味,后事还写了一首"忆好友

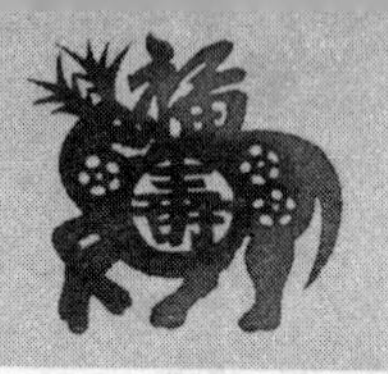

居家不幸”的诗，现抄于下：“好友居家吵不休，怒视老伴抱病走，可怜摔死楼梯下，不是冤家不聚头。”这自然有些好友对早夭怀惋惜之意。原本是伴侣，却成了冤家，确实可悲。不管是夫妻、朋友，还是上下级之间都会有矛盾，发生矛盾，要采取合适有效的“吐”的方法，把心里的怨气、怒气、恶气吐出来，不要吵得死去活来，这样才能帮助我们维持良好的情绪，能使我们有效、灵活地应付各种变化，健康愉快地生活。

医学专家指出，人很大程度上不是老死的，而是被气死的。这话说得很深刻。纵观人间，一般人被气死的很多，名人伟人被气死的也不少。由此可见，怨气、怒气、闷气仍是人类健康长寿的一大杀手，切不可小视。

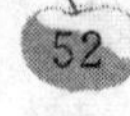

有人说，人自从出世以来，就应该具备“两个肚子”，一个“肚子”装饭，一个“肚子”装气。受得了气就活得下去，受不了气就只好活活气死。这话很有见地。

六、戒过度紧张

现代社会竞争激烈，生活节奏快捷，各方面压力大，创意性强。很多人都用十二分精力来面对日新月异的挑战，精神处于高度紧张状态。现代生活快节奏的惯性，把很多人拉进高度紧张的漩涡，紧张学习、紧张工作、紧张交往已逐渐形成习惯。紧张趋势已达到难以承受的程度，但又不能不承受。这种过度紧张的习惯给人体健康会造成诸多的危害。

1. 催人衰老 长时间的精神压力或处于紧张状态会大大加速人体的老化。据法国《科学与生活杂志》日前报道，美国俄亥俄州立大学医学院的格拉泽对一些在家中承担护理工作的人进行了长达6年的跟踪调查。这些家庭护理人员主要负责照顾一些生活不能自理的家庭成员，受照顾者主要是老人。由于事无巨细，随时要照顾这些家庭成员的各项生活，因此精神压力较大，经常处于紧张状态。格拉泽说，紧张状态会促使人体内的细胞分裂素大量分泌。这种物

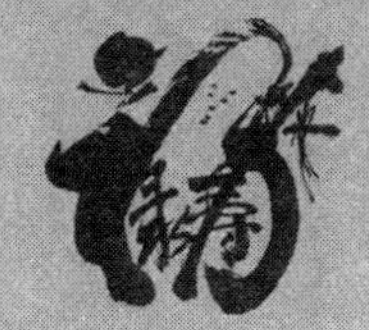

质属于发炎性物质，是导致氧化反应的物质之一。众所周知，人体内的氧化反应产生自由基，这种物质积累过多就会破坏细胞内酶和蛋白的作用，进而加速细胞老化，并削弱人体免疫系统。这些护理人员由于过度紧张，因此细胞分裂素高于常人水平 4 倍。他们还发现即使负责护理的人在所照顾的家庭成员去世后 3 年，其体内细胞分裂素含量仍很高，而这些人明显较同龄人显衰老。

一项调查显示，由于社会竞争激烈，工作压力大，中关村白领阶层工作人员在 10 年内减寿 5 岁。为何减寿呢？专家们指出，原因很多，但是关键的一条是以中关村白领为代表的人群中的一些生活方式和所处生活环境对心脑血管的影响非常大。首先，像中关村这种的地方，竞争激烈，人人都得打起十分的精神来面对日新月异的挑战。外界压力一大，交感神经就会空前的兴奋起来，激发体内潜能，以应付外界的变化。为了达到这一目的，交感神经会释放出收缩血管的物质，使一些不太重要的小器官的供血减少，而心脏、大脑等重要器官的供血就能得到充分保证。但是，这些收缩血管的物质能损伤血管内皮和心肌细胞，久而久之，就会导致心脑血管疾病。此外，过度紧张可造成身心疲劳，催人衰老。

有劳有逸，劳逸结合是人的生理需要，也是延年益寿的重要保证。张弛有致，是我国养生之道的重要方面。尤其是中年人切不可只张不弛，操劳过度。据古书《礼记·杂记》记载，孔子对弟子子贡说：“张而不弛，文武弗能也，弛而不张，文武弗为也，一张一弛，文武之道也！”这几句话形象生动地概括了有劳有逸的道理。人总保持紧张状态而不注意松弛一下，或者总是处于松弛状态而不能适时紧张地投入劳动、学习、工作，都是有害于身心健康的。劳逸结合，就是张弛有节，张弛适度。战国时期哲学家子华即提出：“流水之不腐，以其逝故也，户枢不蠹，以其运故也！”宋代蒲处贯在《保生要录》一书中也记载：“养生者，形要小劳，无致大疲。故水流则清，滞则浊。养生之人欲血脉常行，如水之流。坐不欲至倦，行不欲至劳。”说明了平日之劳逸要有度，“过劳”有害，“过逸”也有害。故既防劳病，又防逸病，凡此不可不慎。

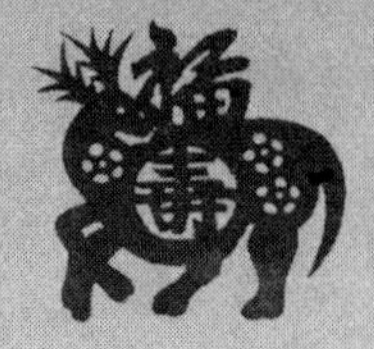

2. 易伤胃 现代医学证明，工作拼命，压力大，长时间精神紧张，会导致胃病的发生。随着竞争的日益加剧，生活的方方面面都可能给人们带来紧张的精神刺激。如繁忙的工作，居住环境差，子女教育困难，同事之间的矛盾及夫妻不和等。人的精神紧张刺激会通过大脑皮质扩散到边缘系统，影响自主神经系统，引起胃功能紊乱，胃酸、胃蛋白酶分泌过多，而胃血管收缩，幽门痉挛，排空障碍，造成胃的自我消化不良，常诱发胃溃疡及慢性胃炎的发生，甚至还有一些人以吸烟、酗酒、喝浓茶等方法来缓解紧张的氛围，更是加重了对胃的损伤。所以，长期处于精神紧张往往会出现上腹部隐痛，饭后饱胀感，食欲减退，逐渐消瘦、乏力、贫血、腹泻等症状。

最近，《中国企业家》杂志进行了“中国企业家工作、健康及快乐状况调查”。结果显示，90.6%的企业家处于过劳状态。不但“过劳”，而且由于事务繁忙，他们往往也缺乏锻炼。缺乏锻炼对大肠癌的影响其实与缺乏植物纤维一样，会减慢肠道蠕动；另外，由于劳累、不运动导致体能虚弱，免疫系统很容易出现问题，给癌细胞“行凶”的机会，易患胃癌和肠道癌等。这些企业家们应想方设法及时疏泄紧张情绪，放松自已。首先，保持乐观的情绪，注意劳逸结合，业余时间参加一些有益的文体活动，如散步、听音乐、下棋、垂钓、打球等，学会在生活中多添一些幽默；其次，应避免烟、酒、浓茶等加重对胃黏膜的损伤；再者，饮食上要定时进餐，切忌暴饮暴食，过度饥饿。不吃过冷、过热、过硬的食物，饭菜要尽可能细软，多吃易消化的豆类、鱼类和蔬果，少吃辣椒、大蒜等刺激性食物。

3. 患忧郁症 由于现代生活节奏加快及高度的竞争性，很多人害怕在竞争中失败，由此导致了心理的紧张与疲劳。此外，繁杂的信息轰击、住房拥挤、噪音、工作条件恶劣、疾病、家庭不和、人际关系紧张、事业遭到挫折等，也都会诱发心理恐慌、焦虑、忧郁等。轻者出现厌恶、逃避工作、学习、生活的症状，重者还可出现抑郁症、神经衰弱、强迫行为及诸如开始吸烟、酗酒等生活习惯改变的现象。

忧郁症是现代紧张病的代表性疾病，症状包括失眠，感到疲倦，身体不适，头痛，食欲不振。症状轻微的只要自我放松，缓解压力，

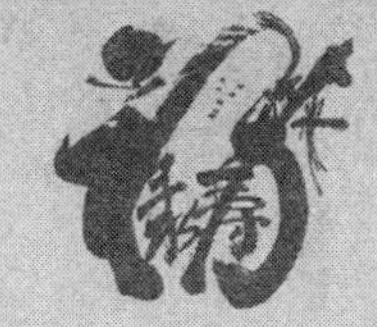

还不致妨害工作，但病情严重的，会出现头痛、腹痛、恶心或晕倒。对此，专家们提出8种预防办法，主要内容有：①早晨早点起床，吃顿营养丰富的早餐，装扮整洁出门。②不宜整日持续工作，除了中午外，早上10时，下午3时宜放下工作，喝杯茶，休息片刻。③不要将工作上的问题和烦恼放在心里，最好提出来与上司或同事商量。④责任心强的人不要坚持完美主义，免得身心负荷太重。⑤每日检查工作，小结成功与不足。⑥每日加班不宜超过2小时，因为这会导致慢性疲劳，日子一长，便容易患忧郁症。⑦吃过午饭，宜散步或逛街以松弛身心。⑧扩大生活圈子，多交工作以外的朋友，还可扩大见闻，促进人际关系，培养兴趣和嗜好，纾缓工作上的压力。

4. 患疲劳综合征 在现代快节奏的工作生活中，患疲劳症者日益增多，而且病症复杂，治疗也困难。国外一些专家认为这是第二种艾滋病，可见其危害性之大。在多数发达国家中，许多人由于生活高度紧张而出现了神经功能紊乱，记忆力减退。过度的疲劳感使人觉得死期已经临近。他们的智力功能大大减退，有的都不能看电视，最坏的情况甚至连熟人都不认识了，连最简单的线条也画不出来。这种病在美国被称作“慢性疲劳综合征”，患者多达200万～500万。在英国、加拿大，被称为“肌痛脑脊髓炎”，在日本，由于迎击来自外部病毒的天然杀伤细胞(NK)的能力非常差，因而被称作“低NK细胞综合征”。美国医学专家发现这种病例中有免疫系统“衰竭”的迹象，治疗艾滋病的试验性药物对这种病例有一定的疗效。

这种综合征的症状为：低热、怕冷、淋巴结肿胀、嗓子肿痛、肌肉痛、关节痛等，看上去像患感冒一样的合并症状。此外，美国防疫中心认为还有以下几种症状，如体力下降、非常疲劳、头痛、神经错乱、记忆力丧失、视觉障阻及睡眠障碍等。其治疗方法目前还很少，应提及的是，药物不能治疲倦，维生素和镇静药毫无用处，安眠药和酒精会产生不良反应，用咖啡提神只能暂时奏效，喝多了会引起不良后果。因为对这种病的研究才刚刚开始，虽然还不清楚患这种病的确切原因，但可以认为，它与艾滋病一样，是一种逆病毒的免疫异常而造成的，也可以称为“第二种艾滋病初期的症状”。如果这种症状

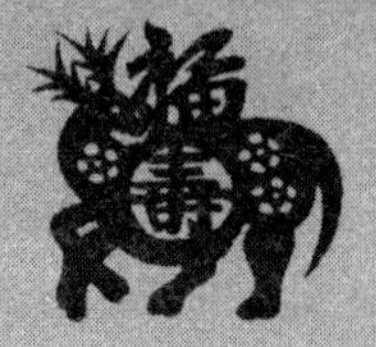

继续发展，不仅体力会下降，智力也会衰退半数，日常生活也将难以自理。但是，与艾滋病截然不同的是，患这种病不会死亡。因病例不同，有些病人在没有治疗的情况下可痊愈。

疲劳综合征的主要症状和特征表现在情感领域。病人不但情绪紊乱，而且有恐慌感。除此之外，他们头发脱落，指纹消失。某些病人在几个月以后所有病症又自然消失了。而在多数情况下，病人情绪波动，夜间多汗，有的淋巴肿胀，有的关节疼痛。医学专家们认为，达尔文患的正是这种综合征。日本公众卫生研究所所长哲理博士列举 27 种过劳症状和因素如下：①经常感到疲倦，忘性大。②酒量突然下降，即使饮酒也不感到有滋味。③突然感到衰老。④肩部和颈部发木发僵。⑤因为疲劳和苦闷失眠。⑥有一点小事也烦躁和生气。⑦经常头痛和胸闷。⑧发生高血压、糖尿病，心电图测试结果不正常。⑨体重突然变化，出现“将军肚”。⑩几乎每天晚上聚餐饮酒。⑪一天喝 5 杯以上咖啡。⑫经常不吃早饭或吃饭时间不固定。⑬喜欢吃油炸食品。⑭一天吸烟 30 支以上。⑮晚 10 时也不回家或者 12 时以后回家。⑯上下班单程时间占 2 小时以上。⑰最近几年运动也不流汗。⑱自我感觉身体良好而不看病。⑲一天工作 10 小时以上。⑳星期天也上班。㉑经常出差，每周只在家住两三天。㉒夜班多，工作时间不规则。㉓最近有工作调动或工种变化。㉔升职或者工作量增大。㉕最近以来加班时间突然增加。㉖人际关系突然变坏。㉗最近工作失误或者与同事发生不和。

引起疲劳综合征的原因很多，但主要的原因是：现代生活的快节奏及日趋激烈的竞争，使心理压力和体力劳动长期处于超负荷状态，工作时间的延长，夜生活的增多及长期睡眠不足和繁重的家务，使身心进一步透支。此外，过度紧张还会患家务疲劳综合征、母亲疲劳综合征、学习疲劳综合征等。

(1) 家务疲劳综合征：居家过日子，每天少不了有家务劳动。尤其孩子多，生性又爱干净、勤快，家务活就更多了。如搓洗衣服、煮饭、炒菜、拖地、缝纫衣裤等，时间长了，由于局部肌肉始终处于紧张状态，人就会感到十分疲劳。另外，这种疲劳程度不仅与家务活

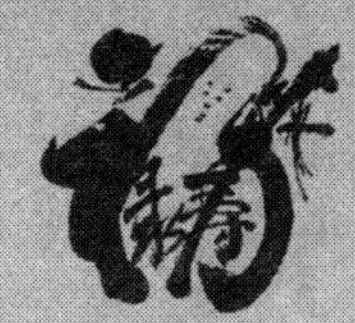

多少有关，而且与其单调性也有关。科学研究证明，一个机械地重复单调乏味的同一动作会得一种“单调综合病症”。生理学家还发现，长期从事单调的家务劳动还会在心理上产生厌烦，逐步使人注意力不集中，并产生埋怨的情绪（如爱唠叨等），这就容易引起疲劳综合征。

（2）母亲疲劳综合征：现代母亲更容易患疲劳症，一方面，从前几代同堂，老人家可以分担照顾孩子，现代多是核心家庭，母亲往往要独立照顾孩子。另一方面，从前妇女较少出外工作，多是留在家中料理家务；如今很多妇女需要出外工作，但在家中仍肩负相夫教子的责任，再加上现代的儿童似乎较早熟，在管教方面也特别吃力，难怪不少母亲感到压力重重。同时，母亲望子成龙的心理非常普遍，很多母亲都希望自己的孩子在学业方面有优良的成绩，所以不断用各种方法去督促孩子的功课，但结果孩子的成绩却未如理想，或是时好时坏。于是，母亲们就会自问是否自己未尽全力，或是孩子太懒惰。其次是否称职的心理，传统的中国社会男主外，女主内。今日的香港，虽然在职的母亲增多，可惜女主内的观念似乎仍未改变，妇女除了日间上班外，下班后仍要料理家中的大小事务，所以压力也特别重。

（3）学习疲劳综合征：现代竞争很激烈，家长对孩子要求也很高，从而加重了青少年的学习负担。人体的各种生理活动，包括学习、劳动、娱乐都有一定限度，超过限度就会产生疲劳。对于青春发育期的青少年来说，“阳气”旺盛，而“韧性”不足，尤应注意避免过度疲劳。从 11、12 岁到 17、18 岁属于青春发育期，是从儿童到成年人的过渡阶段。此阶段青少年的最大特点是身体、心理和智力每天都在发展变化，可塑性很大。譬如在体质上，大多数青少年都可以发育得健美强壮，而一部分则可能衰弱多病。所以，青少年要有科学的学习时间，建立良好的学习生活习惯。初中学生每天学习时间不应超过 8 小时，高中学生不超过 9 小时。尤其高考时更不能拼命，要利用课间或课余时间，积极参加体育锻炼，每天不少于 1 小时。否则学习时间过长、学业过重，就会产生疲劳反应，出现头痛、头昏、

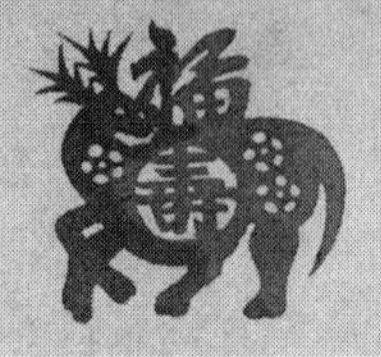

失眠、食欲不振、记忆力减退、全身疲劳及消极的心理现象。长此下去,可危及身心健康。不但学习上不去,而且影响身体的发育成长。

5.“过劳死” 长期精神紧张,工作担子重,各方面压力大,容易“过劳死”,日本医学专家指出:“疲劳过度的人是追逐死亡。”“过劳死”是一种未老先衰、猝然死亡的生命现象。日本“过劳死”预防协会向社会公布了“过劳死”的危险信号:①“将军肚”早现。30～50岁的人,大腹便便,是成熟的标志,也是高血脂、脂肪肝、高血压、冠心病的伴侣。②脱发、斑秃、早秃。这是工作压力大、精神紧张所致。③频频去洗手间、精神紧张所致。30～40岁,排泄次数超过正常人,说明消化系统和泌尿系统开始衰退。④性功能下降。中年人过早地出现腰酸腿痛,性欲减退或男子阳痿、女子过早闭经,都是身体整体衰退的第一信号。⑤记忆力减退。开始忘记熟人的名字。⑥心算能力越来越差。⑦做事经常后悔、易怒、烦躁、悲观,难以控制自己的情绪。⑧注意力不集中,集中精力的能力越来越差。⑨睡觉时间越来越短,醒来也不解乏。⑩经常头痛、耳鸣、目眩,检查也没有结果。

具有上述2项或以下者,则为“黄灯”警告期,目前尚无需担心。具有上述3～5项者,则为一次“红灯”预报期,说明已经具备“过劳死”的征兆。6项以上者,为二次“红灯”危险期,可确定为“疲劳综合征”——“过劳死”的预备军。

另外,有上述表现者,且属于以下情形的几种人更应警惕“过劳死”:①有钱的人,特别是其中只知消费不知保养的人。②有事业心的人,特别是称得上“工作狂”的人。③有遗传早亡血统又自以为身体健康的人。④夜班多,工作时间不规则的人。⑤长时间睡眠不足,自我期望值高,并且容易紧张者。⑥几乎没有休闲活动与嗜好的人。

七、戒不吃早餐

我国有句俗话:“人是铁,饭是钢,一顿不吃饿得慌。”可见少吃

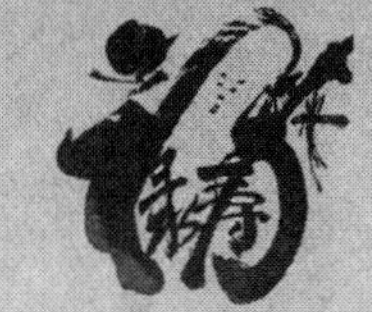

一顿是不行的。西欧也有句俗话:"早餐是国王,午餐是王子,晚餐是贫民。"说明早餐更为重要。可是现在许多人不吃早餐的现象越来越严重,这对人体的营养和健康,会有很大的害处。

目前,不仅上班族的中青年不吃早餐的很多,而上中小学的孩子不吃早餐的现象也十分普遍。在我国青少年中,每天吃早餐的人仅占一半(约 57.1%)。调查发现,4 成北京的学生认为吃不吃早餐根本无所谓,为了控制体重而不吃早餐的学生达到了 23.2%。不吃早餐的结果是,上午上课时会感到肚子咕咕叫、注意力不集中、头昏、心慌。

不吃早餐不仅影响学习,也影响智力发育。不论是老人、孩子,还是中青年人,不吃早餐都危害身心健康。

1. 不吃早餐引发多种疾病 由于营养摄取不均衡或不足,违反人体运行时对营养的需求,打乱生物种,可引起人体多种疾病的产生。

(1)造成精神不振:人的精力取决于人体活动能量的多少。能量的产生主要靠糖分,其次是靠脂肪氧化,只有当血中有适量的糖,身体的组织细胞才能获得所需的能量。早晨若处于空腹状态,不吃或少吃早餐,会使血糖不断下降,造成思维混乱、反应迟钝、精神不振,甚至会出现低血糖休克。科学家将早餐比作启动大脑的开关非常确切。

(2)导致肥胖:新陈代谢活动在一天的各个时间内不同。一般来说,从早晨 6 时起新陈代谢开始旺盛,8~11 时达到高峰。因此,吃好、吃饱早餐则大可不必担心肥胖。反之,不吃早餐,到中餐的时候已经相当饥饿,此时吃得也多,吃下去的食物最易被吸收,因此也最容易形成皮下脂肪。

(3)易患胆结石:专家调查发现,胆石症患者中有 97%以上的人不吃或很少吃早餐。研究证实,早晨正常进食,有利于胆囊中胆汁的排出;反之,即易使胆汁中的胆固醇析出而产生结石。

(4)诱发胃炎:人们常说"饿得前心贴着后脊梁",如果经常不吃早餐,胃则收缩得很小,等中午饱餐一顿,来个早晨损失中午补,势必使胃急剧膨胀，长此以往，极易损伤胃黏膜，诱发胃炎，甚至胃溃疡。

(5)增加心脏病发病率：加拿大医生曾对38人进行了调查研究，发现这些人睡眠一夜后如不吃早餐，血小板即容易黏聚在一起，再加上经过一夜汗液及尿液的排泄，水分失去很多，血液黏稠度大，流往心脏的血液量不足，此时易引发心绞痛，甚至缺血性中风。早餐干稀搭配可及时补充体内水分，起到稀释血液、增加血流量的作用，从而避免了心脏发病。

2. 孩子不吃早餐的危害 美国营养学专家研究发现，没吃好早餐的小孩不但成绩差，心理健康也往往受到影响。研究表明，不吃早餐和早餐营养质量不好的学生迟到、缺课、考试不及格的多，并且上课容易出现精力不集中、疲劳；而吃早餐和早餐吃得好的学生则精力充沛、思考积极、学习效果好，他们的逻辑、创造性思维能力和身体耐力明显比不吃早餐的学生好。

日本有关专家通过调查发现，经常不吃早餐的幼儿大多有便秘现象，把他们与吃早餐的孩子相比，显然每天吃早餐的孩子排便次数要多。专家认为，不吃早餐将会使孩子食物的摄取量下降，由此导致所必需的膳食纤维摄取量不足。如果不积极地去改变这种习惯，今后有可能会长期发生便秘。

目前，大、中、小学生中不吃早饭者占四分之一以上，这是因为晚上功课多、电视节目晚，睡得晚，起得也晚，所以免早餐成了常规，这对青少年学生来说是十分有害的，因为青少年一天的活动以脑力劳动为主，脑细胞需要大量的氧和糖。人的大脑重量不到体重的1/40，但耗氧量却占全身氧量的四分之一，脑细胞需要的能量也特别多，而且大脑只能利用血糖来供能。一般情况下，人到早晨，血糖较低，没有早餐的补充，就只能动用肝糖原或肌糖原。这时，人容易疲乏思睡、呵欠不停、无精打采、精神不集中和记忆力低下，如果脑细胞经常处于这种低血糖状态，将受到不可挽回的损伤。

3. 吃好早餐 年轻女性因为上班，起床又晚，往往来不及弄早餐。有些则是基于爱美怕胖，而干脆不吃早餐。其实为了美丽而不

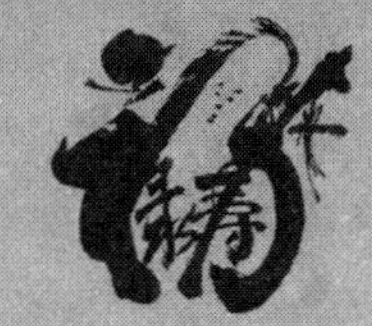

吃早餐，结果可能适得其反。因为，不吃早餐不但伤肠胃，而且容易“衰老”。从医学观点来看，不吃早餐，会使皮肤变得干燥、易皱、提早老化，而且早餐与前一天晚餐时间相距太长，胃壁很容易受腐蚀，而造成溃疡。如果想减肥的女性，宁可选择不吃晚餐，早餐绝对省不得。你知道相扑运动员为什么都很胖吗？原来他们一早起来就练功，练功结束后才开始吃早饭，实际已近午餐。如此长期形成一天两餐，吃饭次数减少，空腹时间变长，每餐的饭量自然增多，处于饥饿状态的胃肠消化吸收能力必须提高，吃进去的食物几乎全被吸收利用。相扑运动员就是利用这种方法来增加体重的。如果有人想用不吃早饭的办法减肥，那将适得其反。

不少人为了减肥不吃早点，少睡觉，多活动……但往往收效甚微。其根源就在于不知道早餐要吃好，晚餐要吃少。有人曾做过一个十分有趣的试验：两组人进食同样的食品，一组是在早晨7时进食；另一组则在晚上18时进食。两组人一天就吃这一餐。结果表明，早晨进食的人，体重逐渐下降；晚上进食的人，体重不断增加，而且不论男女结果都一样。一般情况下，人们是上午工作量比较大，人体消耗热量比较多；而晚餐后一般活动量较小，消耗的热量自然也很少。因此，早餐要摄取足量的蛋白质食品，要吃得好；午饭要供给以碳水化合物（如米饭、馒头、粥）为主的足量食物，吃得饱；而晚餐则宜吃清淡、少油腻的饮食，而且要吃得少，以七成饱为宜。早餐缺乏蛋白质会导致一天中精力不足，所以早餐不仅仅是吃碳水化合物，还应吃点肉。

一日三餐的正确分配应是：早餐占全日餐量的30%～40%，午餐占40%～50%，晚餐占20%～30%。晚餐的食品所含热量不超过全天所需的30%为宜。如能在午、晚餐中，多吃一些含维生素C和粗纤维的蔬菜，既能帮助消化，防治便秘，又能供给人体所需的微量元素，防止动脉硬化，改善微循环，可谓一举多得的科学进餐法。

八、戒懒散少动

生命在于运动，运动是强身益寿的重要手段，但是，很多人却不以为然，出于人的惰性或其他原因，就是不爱动，养成了一种不爱运动的坏习惯。

世界卫生组织指出，人们缺乏运动的情况愈来愈严重。在发达国家中，超过50%以上的成年人几乎不运动。在发展中国家的一些大城市里，由于人口稠密、交通拥挤、空气质量差等因素，加上缺乏公园和体育设施等，人们运动更少。世界卫生组织最近发表的一份报告显示，全球每年有200多万人因工作紧张、生活节奏快和缺少运动而死亡。这份报告预测，到2020年，因“长期生活习惯”导致的疾病，即非传染类疾病，将占到全球疾病总数的70%，这其中包括心血管病、2型糖尿病及肥胖症等。肠癌、乳腺癌、高血压、骨质疏松症、情绪低落和焦虑等疾病的发生率亦将大幅增加。不爱运动是其中的重要原因。

1.“懒”生病 英国有一句谚语：“没有一个长寿者是懒汉。”这句话是颇有道理的。很多人不爱运动，就是沾染了一个“懒”字。懒于起床，懒于体育锻炼，懒于与人交往，懒于学习，懒于做家务，满足于整天坐在家中看电视、听收音机，甚至一有空就躺到床上。事实上，一个人一旦沾上一个“懒”字，很多慢性疾病就会向他袭来，当然也就难以实现健康长寿。万物都在运动中生长发展，“用进废退”是生命现象的一条普遍规律。人体各器官组织的衰退，一方面与年龄的老化有关，另一方面与运动少或不当有关，前者是自然规律，后者是人为造成的未老先衰或未老先夭。国外曾有人做过实验，将同年龄的幼鼠分成两组，把实验组的幼鼠关进狭窄的笼子里，使其被迫停止运动，而让对照组的幼鼠自由运动。两组幼鼠的饲料和其他条件都相同。经过120天后进行X线照相，观察其骨骼系统的变化，结果发现实验组幼鼠的骨结构模糊，骨密度减低，皮质变薄，骨质疏松，这说明骨组织内的化学成分明显减少，因为骨骼中的矿物质减少40%左右时，才能在X线照片上看到这些改变。这种改变不仅发生在四肢和躯干，而且波及下颌骨和牙齿。

一些学者对人也进行了这类似的试验，让10名自愿尝试者卧床120天，除允许分阶段的在床上翻身外，不做任何活动，吃饭、洗

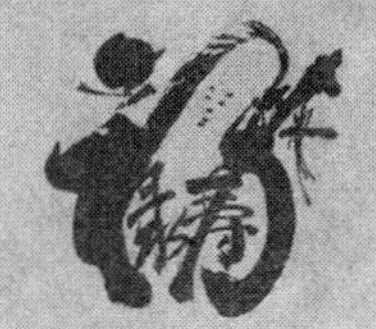

澡、排便等都必须保持平卧姿势。当受试者卧床3天之后就觉得头痛、头晕和全身不适。卧床28天后，如患重病，受试者出现烦躁不安、失眠多梦、头昏脑涨、虚弱多汗。卧床1个月之后，大脑的功能遭受严重损害，受试者几乎整天昏昏欲睡，极度衰弱，很容易疲劳，记忆力明显减退，兴奋性和反应能力显著下降。同时受试者的水盐代谢，脂肪代谢和蛋白质代谢严重紊乱，血液中胆固醇含量升高，大量钙从尿中丢失。卧床120天后，对他们进行直立试验，由卧姿势突然站起来，这时由于重力作用和血液重新分配的功能紊乱，致使大量血液聚集到下肢，造成大脑供血不足，所以全体受试者都出现头晕、恶心、呕吐、面色苍白、全身出汗等反应，有4名受试者当场晕倒在地，短时间失去知觉。

由此可见，久坐工作的人可懒不得，应经常参加力所能及的劳动和适度的体育锻炼，以提高心肺和肠胃功能，促进新陈代谢，增强全身肌肉、关节、韧带的血液循环和活动量，让各脏器和组织“动静结合”，才能增进健康，延年益寿。

人如果终日闲坐，四肢不动，整个机体得不到应有的活动，会导致血脉不畅，肌肉逐渐萎缩，内脏器官也会加速退行性改变，使衰老来得更快。如果一个人饱食终日，无所事事，百无聊赖，不仅思想空虚，而且时间一久，会产生一种失落感，这些感觉会使人精神萎靡不振，情绪抑郁，甚至导致机体各器官的生理功能紊乱。这就是四肢不勤、不爱劳务、不爱运动的结果。

吃得多动得少，久坐不动，四肢不勤，除了易患肥胖症外，还会引发以下疾患：①血液循环流通差。久坐者，血液循环减慢，使身体内静脉回流受阻，直肠肛管静脉容易出现扩张，血液瘀积后，致使静脉曲张，并可能患痔疮，发生肛门疼痛、流血，甚至便血等现象，长此则会导致贫血。②颈椎问题麻烦大。久坐少动者的骨连接处无法产生黏液而变得干燥，继而引发关节炎和脊椎病。久坐不动不仅会引起颈椎僵硬，影响颈椎动脉对头部的供血量减少，还能使人体的正常生理弯曲被破坏，失去体态完美感，而出现弓背或骨质增生。③心、脑血管藏隐患。久坐少动者，人体对心脏工作量的需求随之减少，由此可引起血液循环减慢，心脏功能减退，易患动脉硬化、高血压、冠心病等心血管疾病。④消化系统紊乱。久坐不动者每日正常摄入的食物，聚积于胃肠，使胃肠负荷加重，蠕动减弱，长此以往，可致胃及十二指肠球部溃疡穿孔及出血等慢性难愈顽疾。

医学专家建议，凡需要久坐的人，不要连续超过 8 小时，每隔 2 小时应进行一次约 10 分钟的活动，或自由走动，或做操等，提早预防发生以上疾病。

2. "勤"益寿 大凡世上百岁寿星，都有一条共同的经验，勤快，人勤益寿。勤于劳作，勤于家务，勤于运动，是防病治病、健身益寿的良药。

人体的衰老，主要是人的肌体发生了 3 个方面的退行性改变：一是细胞数量逐渐减少，二是组织弹性减退，三是钙的分布异常。体育锻炼是预防和延缓人体衰老的有效途径。经常参加体育锻炼，可以增强心脏的功能，预防心血管系统的早衰和病变；也可改善肺脏的功能，增大肺活量，防止肺功能未老先衰；还能防止肌肉的萎缩，保持关节的灵活性和韧带的弹性。心脏病是当前导致人类死亡的主要疾病之一。科学研究表明，经常参加体育运动者的血中高密度脂蛋白胆固醇的含量明显高于不运动的人，而高密度脂蛋白胆固醇具有保护心脏、防止心肌梗死的功效。俗话说"劳动治百病"，适度劳动自然也是抗病健身的一大法宝。尤其是工作压力大，久坐办公室，事业心强的知识分子、中青年人、企业家更需要参加运动，参加劳作。所以说久坐"待毙"。

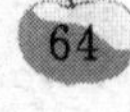

(1)知识分子不仅动脑，还要动腿动手：体育锻炼对知识分子具有重要价值，与知识分子特殊的劳动方式和生活方式有直接关系。长期从事脑力劳动，缺乏体育运动的知识分子，他们各个系统，尤其是心血管、呼吸系统的功能比较低下，抵抗力很弱，容易患冠心病、高血压、动脉硬化、慢性支气管炎、肺炎和哮喘等疾病。

人们知道，知识分子的劳动方式，其特殊性在于劳动器官主要依靠的是大脑，而不像体力劳动那样是四肢与筋肉。正因为如此，脑力劳动才在如下两大方面对知识分子健康状况具有不良影响。

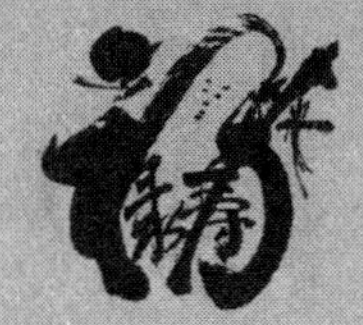

一是大脑神经系统的高度紧张状态。神经紧张是诱发各类疾病的主要条件，如流行病学研究表明，多数恶性肿瘤患者在发病前都有过精神创伤和精神紧张，精神紧张可引起人体内分泌系统、免疫系统的功能改变，从而诱发疾病。正如著名医学家塞里1979年所说：“如果激素（尤其促肾上腺皮质激素）在频繁的持续的高度激活状态下，就会形成重要的生癌武器而对人体进行攻击。而激素的释放都与大脑的紧张有关。”我国知识分子的健康状况所以不佳，恶性肿瘤所以如此严重，与其严重的精神紧张确有某种联系。有人调查发现，脑力劳动者比体力劳动者更易患心血管疾病，发病率在1倍以上。

二是严重的体力活动不足。由于知识分子付出的劳动是脑力而不是体力，于是肢体活动不足便成了一个明显的职业特点。这个职业特点对人类长期进化中所形成的各种稳定的生理功能有着严重破坏。体力活动不足等于人为地改变着人类天然的动物属性，使人体产生许多不适应，各类疾病便会大量出现。体力活动不足必然身体素质不佳。这也是诱发多种疾病的重要条件。因此，知识分子的日常生活中必须输入体育活动这样的内容，才能有助于改变这种状况。

体育的娱乐性，可使知识分子紧张的大脑得到良好的放松，减轻因“紧张状态”而可能诱发的各类疾病，体育的这种心理疗效是其他方式所难以替代的。紧张的头脑，一旦进入体育状态，环境改变注意力转移便会出现“忘我”的境界。

体育的锻炼性，则能很好地弥补知识分子的体力活动不足，从而维护人体正常的生理功能和增强体质。这对于知识分子的卫生保健并不是可有可无的东西，而是一种有着维护正常人体身心状态和修复生活方式的巨大作用。然而，不少知识分子还认识不到体育锻炼的这种作用，迷信的只有药和营养，这是不全面的。因此，对知识分子的卫生保健工作，应该从如何预防疾病、增进健康角度出发，多数要在政策和措施方面安排一些体育内容，而不是一味体检和治病。这样做，既省钱又能提高身体素质。我的一位朋友，长期坐办

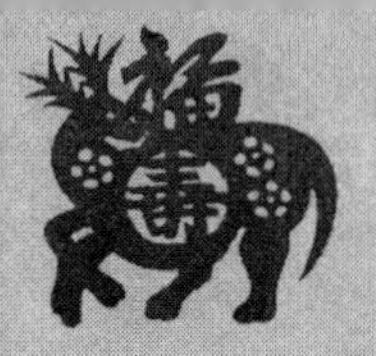

公室编稿编书，小有著绩，但由于坚持“晨练”和“晚练”，坚持做家务，做饭炒菜，洗衣叠被，虽已年过花甲，但身体很好，20多年没有看过病，上过医院。正如他在一首诗中写道：“改稿编书二十年，没进医院没求仙，不是炼丹自有术，只因心静善锻炼。”可见动静结合，确实是从事脑力劳动的知识分子祛病强身的良药。

(2)中年人更需运动：中年是大有作为的年华，是建功立业的最佳年龄，更需要有强健的体魄和充沛的精力。但是，由于岁月的推移，体内各器官系统的功能也趋降低的态势。另外，人到中年以后，养育儿女，频添的家务劳动和肩负的工作重任，很容易打乱有规律的生活方式，更不要说坚持体育锻炼了，加上习性上也由好动转为喜静，于是由于缺乏运动而逐渐引起了体型的变化，发胖、大腹便便，有些人则消瘦、面部皱纹悄然而生……渐渐失去健美的光彩，体质逐步减弱，随着健康状态的每况愈下，许多疾病乘虚而入。毋庸置疑，中年人要保持健美的身体，不管工作忙碌或家务繁重，每天都应该抽出一定的时间，因地制宜地从事一些体育活动，如跑步、体操、打球是最简单可取的方式。

俗话说，“人老先从腿上老”，衰老从腿开始。通过跑步，把腿练好，会使中年人的全身器官功能都好起来。在美国曾经发生过中年人跑步问题的激烈争论。争论的结果，大多数人认为，中年人跑步是最完美的运动之一。长期坚持跑步，可以增强心脏功能，提高生理功能，增强抗病能力，延缓衰老时间。

但是，任何一件好事，如果运用不得法，也可能成为坏事。跑步也不例外，人到中年才开始跑步，应先慢后快，或跑跑走走，把心跳控制在每分钟不超过110～120次。饭后不要跑步，因为饭后跑步易引起腹痛。跑步最好在每天清晨，选择绿化比较好的林荫道或公园为宜，这样可以获得充足的新鲜氧气，加速新陈代谢。据科学家研究，一个人每天得到8倍氧气的供给，可以延缓衰老和预防癌症。自然运动要根据自己的身体，选择不同的运动方式，因人而异，因时而异。可以散步，也可以打太极拳，跳交际舞，可以晨练，也可以晚练。有人主张晚练更好。我的一个朋友喜欢晚练，并写诗道：“星光

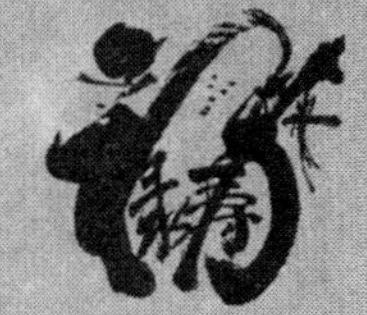

月色透树梢，树下晚练乐逍遥。一天废气全排尽，家事烦恼也都抛。”

因此，中年人因工作压力大，家事烦恼多，往往造成心理疲劳和身体疲劳，更需要通过运动去恢复，去调节。

九、戒沉迷电脑

现代社会已经被电脑统治着，不但机关、学校电脑比比皆是，而且电脑已进入平常百姓家，大人玩电脑，孩子也玩电脑，上网收信息，玩游戏，打文件，都以电脑为伴。电脑已成现代生活不可缺少之物。殊不知玩电脑过度，形成习惯，会对人的身心健康产生很大危害。长时间处于电脑前可能造成脑癌、血栓、白血病等多种疾病，这已是人们公认的致病途径。

1. 引起血栓症　专家提醒，长时间与电脑为伴，要当心“电脑血栓症”招来麻烦。

据报道，新西兰惠灵顿医学研究中心的里查德·比斯利博士在研究一个突然猝死的32岁男子的死因后发现，该男子长时间与电脑打交道，平均每天要在电脑前工作18个小时，长期缺乏运动使他的血液很容易凝结，最终血凝块聚集到肺部而致命。这种“电脑血栓症”实际上就是医学上的静脉血栓症。

血管中的血液循环往复，长流不息，保证了人的生命活力。血液不流动了，就凝固起来，成为血栓。电脑操作人员由于久坐，缺乏运动，再加上下肢离心脏较远，很容易使腿部血液流回心脏不畅而产生凝结，成为血栓。再加上电脑操作者多处于空调环境中，如不注意及时补充水分，就会发生脱水的现象，血液黏稠度就会增高，大大增加了血栓形成的危险。

“电脑血栓症”与所谓的“经济舱综合征”相似，早期症状是自发性腿肚子痛、肿胀、局部发热、行走痛，甚至造成不能行走。如得不到及时治疗，可引起下肢静脉闭塞和静脉瓣膜的破坏，深度静脉栓塞可致凝块聚集到肺部而诱发肺栓塞，严重者可危及生命。所以，

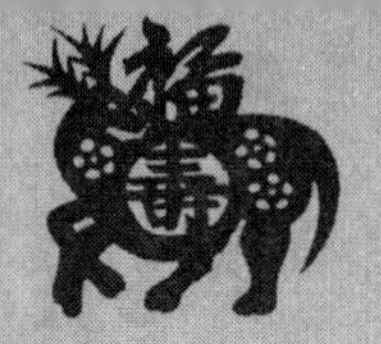

人们在电脑前办公的时候，最好每隔一段时间就站起来走一走，多喝水，多做小腿和足部的伸展运动，这样就可有效的预防这种疾病。

2. 引发“干眼症” 眼睛是人体对电磁辐射的敏感器官，过高电磁辐射会对视觉系统造成影响。一个人聚精会神在电脑屏幕前连续工作5小时，强烈辐射线对人体造成的伤害，相当于一天生命的损失。在屏幕前加装任何所谓的防辐射网，作用并不大。疯狂地上网玩游戏容易导致视力疲劳和视力下降的“干眼症”，有关专家提醒学生，切不可过度上网玩游戏，伤害眼睛。

“干眼症”的全名叫“眼睛干燥综合征”，是指由于眼泪的减少或泪腺功能下降，导致眼睛表面出现微小伤痕的一种症状。调查结果显示，经常使用电脑的人中，经诊断有31.2%的人患有“干眼症”。大学生每次放假回校、过完周末后“干眼症”发病率最高达40%。

专家指出，现代大学生长期使用电脑，一待就是几个小时，眨眼频率降到每10秒钟甚至20多秒钟一次，而正常人是每五六秒钟眨眼一次。在此期间，因注意力高度集中，可引起血管神经调节紊乱，眼睛泪液分泌量不足，以至于无法保持眼睛表面的湿润，造成“干眼症”，严重的甚至会损伤角膜。另外，长期在室内环境下工作的人，由于眼球水分蒸发过快，容易造成眼睛缺氧，泪腺分泌就会减少，冲洗眼内异物的能力也随之减弱，从而易导致结膜炎的发生，患上干眼症。

注意眼睛“保湿”是最好的预防方法。要注意用眼习惯，定时休息，每隔1小时就要休息5～10分钟，尽量抽空远眺放松。在电脑或其他有辐射荧屏前连续工作的时间不宜过长，超过2小时的应离开荧屏一段时间，让眼睛适当放松。人在看近物时，眼睛是向内、向下看的，所以在休息时，尽量让眼睛向左上方和右上方看。人在休息时，也要活动颈部和肩部肌肉，因为颈部肌肉僵直紊乱会影响视力，当然也可以使用一些湿润眼睛的眼药水。最后，大学生要学会调整饮食结构，多补充维生素A、维生素D，多吃胡萝卜、水果、海产品等。

3. 引发信息焦虑症 由于要从电脑上收取信息，现代城市上班

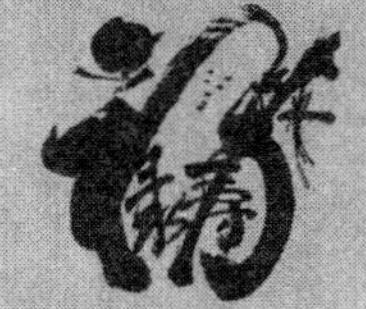

族，网络成了每天清晨的“早餐”，在临睡前也非看不可，每天要查看电子信箱无数次，生怕漏掉信息，这样会不知不觉地患上“信息焦虑综合征”。

在当今信息爆炸的时代，每天都诞生接近天文数字的新讯息，而人脑的“存贮仓库”有限，还没有腾挪出足够“空间”接纳如此大量的信息，但许多人为了在公共竞争中立于不败之地，不断强迫自己更新知识信息储备，因而会受到信息焦虑症的困扰。“信息焦虑综合征”患者大多学历都很高，工作压力很大，一些人形容自己在“风头浪尖”上过活，他们认为自己必须随时更新最新信息，加以消化利用，对自己甚至亲友提出严苛的要求。

上海市心理咨询中心的杜亚松博士（主任医师）和华东师范大学心理学系叶斌教授认为，这种自我强迫和紧张“信息焦虑综合征”虽没有任何病理变化，但会突然出现恶心、呕吐、焦躁、神经衰弱等症状，人也充满无奈、衰竭感，女性还会有停经、闭经和痛经等妇科疾病。25～40 岁之间的媒体工作者、信息员、网站管理人员等多发此症。

高科技和电子技术发展越来越快，不紧追就要落伍，如对此处理不当，就易患上“电脑恐惧症”，特别是 35～50 岁，工作表现良好的男士更易与此“症”结缘。一旦患上该症，便意味着“男性更年期”的到来。患有该症的男士有下列特征：一是年龄一般在 40 岁左右；二是变得心情沮丧，失眠，并开始酗酒和吸烟；三是发胖，脱发，性能力减退；四是像年轻人一样注重穿着打扮；五是经常上酒吧舞厅，与年轻女子搞婚外情。解决这一问题，首先要给他们一个宽松和谐的工作环境，其次他们自身要善于自我调节。此外，妻子的体贴、安慰也很重要。

4. 导致儿童智力残缺　最新调查显示，我国每年出生的 2 000 万个儿童中，有 35 万为缺陷儿，专家认为，电磁辐射也是影响因素之一。世界卫生组织认为，电脑、电视机、移动电话的电磁辐射对胎儿有不良影响。

5. 引发生殖病　表现为男子精子质量降低，孕妇发生流产和胎

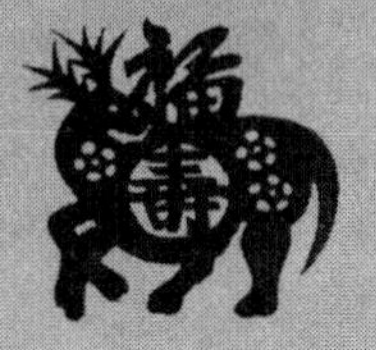

儿畸形等。有关人员研究指出，孕妇每周使用20小时以上计算机、电脑，其流产率增加80%。

十、戒放纵性欲

性生活是组织家庭的感情支柱，性生活美满与否，不仅关系到家庭幸福，也关系到健康长寿。性生活不当，放纵性欲，不讲性文明，不仅得不到幸福，反而带来难以治愈的祸害，如艾滋病、性病、不育症等，从而严重摧残人的健康，甚至造成家破人亡。

1. 染上艾滋病 艾滋病是一种难以治愈、死亡率很高的世界性传染病，传染方式很多，但不讲性文明、放纵性欲、不安全性交是艾滋病传染的主要原因，有实验证明，占四分之三左右。美国科学家在非洲完成一项调查表明，艾滋病病毒感染者在感染初期和死亡前，最容易通过性行为将病毒传给他人。研究发现，艾滋病病毒感染者在其感染的最初5个月，平均每千次性行为中有8.2次可能将病毒传染给性伴侣；在此后的1～2年中，传染几率降为1.5%，而在艾滋病病毒感染者死亡前15个月，其将病毒传染给性伴侣的可能性又急剧回升到4.5%。美国目前大约有90万名艾滋病病毒感染者，其中约30万名感染者与性生活有关。据资料介绍，目前世界上染上艾滋病的人数高达4 940万人，我国染上艾滋病的人数近100万，死亡近10万。

一位传染病专家警告说，随着艾滋病在亚洲地区深入传播，印度、中国和柬埔寨已濒临艾滋病“灾难性”爆发的边缘。到2010年底，仅在中国、印度、俄罗斯、埃塞俄比亚和尼日利亚五国，艾滋病病毒携带者总数就可能上升至8 000万人。这是一个多么惊人而悲惨的数字，可见放纵性欲，不讲性文明的祸害之大。

2. 引发性病 性病是一种社会性极强的传染病，如梅毒、淋病等。主要是通过性生活传染，而放纵性欲，乱搞男女关系是主要传染渠道。近年来，在性病防治方面有一种令人不安的现象，一方面性病患者逐年增加，且增长速度较快，另一方面很多人对此仍表现

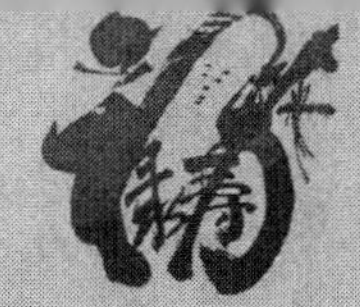

得很冷漠，没有引起足够的重视，造成性病蔓延之势。

放纵性欲，除引发性病外，还会伤害身心健康。性交过度的人，不仅会出现精神萎靡不振，头晕眼花、全身倦怠、食欲不振等症状，日久还会引起神经衰弱及身体衰弱；而且性交次数过度还可能引起射精过早、射精过晚、射精困难或阳痿、遗精等性功能障碍，特别是以往身体不好或患过慢性疾病（如结核病、肝肾疾病等）的人，会因房事过度而促使旧病复发或恶化。新婚期间，性的要求比较迫切，性交次数也较多些。但蜜月后大多数夫妻性交次数会逐渐减少，每周3～4次，然后大致维持每周1～2次，再逐渐到每1～2周1次，壮年的健康夫妻，每周有1～2次性生活不能算为过度，但身体较差的人，则间隔时间必须延长。

“合房有术”是古人房事养生的一个重要准则。这里所说的“术”，就是说男女同房必要待到双方情欲萌动，火候成熟，方可交接，这样才有益健康。传统观念还十分注重“入房有禁”，比如合房时的“三伤、五伤、醉以入房、远行疲乏入房及异常气候入房”等，这都是必须注意而力加避免的。

3. 引起微量元素缺乏 微量元素在人体含量较少，却参与人体各种生理功能，故有“生命元素”之称。房事过度，易把一些微量元素过多排出，如锌缺乏症。锌是人体必需的微量元素之一，全身中的总量为1.5～2.5克。精液中每毫升含锌0.015～0.6毫克。锌的生理功能十分重要，缺锌将引起厌食、生长停滞、精神抑郁、脂肪吸收障碍、脱发、皮肤损害、免疫力降低等。一个易被人们忽视的造成缺锌的因素是过度排精。一次射液中一般含有1～1.7毫克锌，差不多需吃人200～300克的肉才能补偿。因此，若手淫或房事过度，又不能及时补充锌，就势必造成身体缺锌。中医学认为：“夫精者，身之本也。”这里所指的精，既包括脏腑之精，又包括生殖之精，既是从事生命活动的物质基础，又具有生长发育、繁衍后代的作用。所以，古人历来主张节房事是防病和延年益寿的一个不可缺少的方面。这样说并非夸大其词。

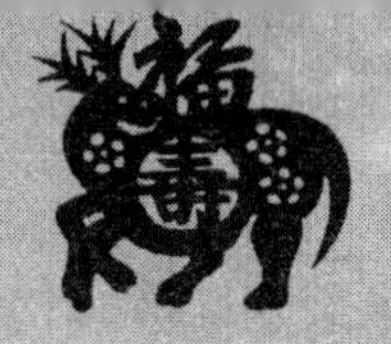

第四章 认清和消除不良生活习惯是祛病健身的关键

一、认清和消除日常生活的不良习惯

有人说，日常生活的坏习惯多如牛毛，一点不假，大大小小的生活坏习惯，随处可见，大到穿街越栏，冒生命危险，小到吐一口唾沫，惹人讨嫌。有的不起眼，不被重视；有的虽刺眼，但很难改正，习以为常；有的是染上的，有的是遗传的；但是，人的生活坏习惯，不管是大是小，是新生的，还是旧有的，都有程度不同的危害，都是健康的隐患。现将日常生活比较明显的坏习惯列举如下。

（一）饮食坏习惯

1. 吃请 吃请有传统性，也有突发性。过去逢年过节，我国民间有对亲朋好友的吃请习惯，这对增进友谊、交流感情、增进身心健康是有益之举。但是，改革开放后，由于市场经济的发展和双轨制的存在，一股请吃风弥漫着城乡，而且越来越严重。有两句斥城镇时下流行的吃喝风道："吃坏肠胃害自己，挥霍公款民受穷。"大吃大喝，不仅有害于民生，有害于国政，而且有害于自身健康。当然，有的是被迫而为之。我的一个战友在某中等城市当银行行长，他一个月就有 20 天被请吃，他说："酒肉穿肠过，政策就放宽，不吃白不吃。"吃请回去感到胃难受，但第二天又不得不去吃请。自然高血压、心脏病就染上身了。这是在改革开放的形势下，出现的不良生活方式和习惯。有人曰之为"口福"，其实是一种"公害"。

由于时下请得越来越玄乎，吃得越来越昂贵，其危害不但败坏了社会风气，而且对个人身心健康有百害而无一利。从食膳结构和营养学来看，吃请的都是高精尖的菜肴，即所谓山珍海味、鱼翅熊

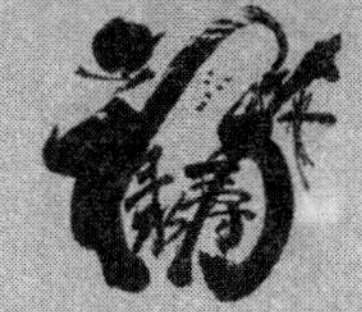

掌、精米精面。吃的都是高蛋白、高脂肪、高热量、高价格的，而对大众的青菜、萝卜、薯类、豆类等粗食不屑一顾。殊不知，高价的并不一定是高营养，如鱼翅所含的蛋白质中缺少色氨酸，其营养价值还不如大豆。实际上，“三高”膳食已是发达国家中多种富贵病如心血管病、糖尿病等的罪魁祸首。求精厌粗的另一后果是大大减少了纤维素的摄入量。欧美国家每人平均摄入的纤维素量为非洲农民的六分之一，其结肠癌的发病率则为非洲农民的10倍，这说明大量存在于蔬菜、薯类、豆类等粗食中的纤维素，对防止结肠癌有重要作用。至于过分精细的加工烹调，虽可使人获得感官上的满足，却因此而丢失了大量营养素，特别是B族维生素，维生素C，结果也是得不偿失。正因为如此，有人提出当前应更加重视“食不厌粗”，是颇有见地的。

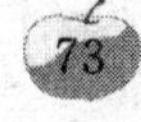

花天酒地的吃请不是“口福”，而是“口祸”，很多病都是吃出来的，有一首诗这样写道：“人生馋嘴是天性，岂知病从口福生，鸟为食亡古有训，人死于食世无箴。”真是可悲，既吃坏了风气，也吃坏了身体，可以说是社会一大“公害”，是一种不良的饮食坏习惯。

2. 偏食 偏食是针对杂食而言的。所谓偏食，就是每个人根据自己的口味，只吃某些食物，不吃另一些食物，或者只吃精食，不吃粗食，儿童的偏食比一些成年人明显，如有的孩子不爱吃肉，不爱喝牛奶，或者不爱吃饭。而成年人总是劝导儿童要吃这些东西，以使身体获得全面的营养。不论儿童偏食或成年人偏食，虽偏食表现不同，但都是有害的。

营养学家认为，人体需要多种营养素，其中包括蛋白质、脂肪、碳水化合物、矿物质、维生素和水，它们各有不同的功能。这些营养素来源于各种各样的食物，如果长期偏食或食物过于单一，就会患某一种或几种营养缺乏症，从而影响人体健康。所以，必须预防和及早纠正偏食的不良习惯。例如，有的人只吃肉不吃蔬菜，长期下去，常可发生维生素及矿物质缺乏。如维生素C缺乏可引起坏血病、鼻出血、齿龈出血等现象；铁元素缺乏，可患缺铁性贫血；维生素D及钙缺乏可患佝偻病等。有的人只吃主食，不吃肉、蛋及其他辅食，因而可造成蛋白质缺乏，导致生长障碍，抵抗力下降等；有的人只吃一种或几种蔬菜，其他品种拒食，因而得不到全面的营养素；还有的人只吃甜食如蛋糕、巧克力、甜饮料等，而不按时进餐，以致胃口不好，消化功能紊乱，产生厌食、偏食，其危害之大，举不胜举。

我国饮食指南中有这样几句歌诀是不无道理的，即"食物多样化，宜杂不宜偏；三餐讲平衡，精粗搭配全；脂肪勿过量，少糖莫贪甜；常吃绿叶菜，适当少用盐"。人们每天要通过各种食物，从外界摄入几十种营养素。由于不同食物所含营养素的构成、含量各异，因此所吃食物的品种越多、越杂，就越能起到营养互补的作用。如我国饮食习惯中的"杂合面、腊八粥、八宝饭、大杂烩、什锦、杂拌、拼盘"等，都是杂食的典范。

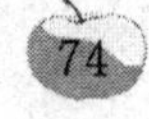

3. 嗜盐过量 盐既是重要的生活资料，又是重要的生产资料。盐在人的生命中起着非常重要的作用。美国纽约约翰·劳勒博士指出，充分地摄取食盐有可能拯救更多的生命。食盐进入人体即可分解成钠和氯离子。氯化物保持细胞内外水的平衡，在消化过程中起一定作用，并且同钠合作保持血液的酸碱平衡，这对生命至关重要；钠帮助控制血溶量及血压，对于心脏和肌肉的收缩是非常必要的。如果人体内几乎没有食盐，那么随之而来的将是肌肉痉挛、恶心、抵抗力降低，甚至死亡。

食盐摄入过量也会影响身体健康，引发各种疾病。大量资料表明，食用过咸的食物，会使钠离子在体内过剩，增加循环血流量和钠在血液中的潴留，引起血管收缩，致使血压升高，造成脑血管障碍。所以，医学专家认为，为防止高血压和中风等病症，老年人应严格控制盐的摄取量，况且，少食咸食，还可相应少饮水，这在一定程度上可以减轻心脏和肾脏等器官的负担。爱吃咸食也是身体超重的原因。人体内有许多水分，有些在血液中，有些在细胞里，还有些在结缔组织里。水的量被小心地调节着，而控制其平衡的重要因素之一是盐水。盐水的吸收量必须恰到好处。吃太多的盐，就需食用相应比例的水，这些水除少量排泄外，其他会同盐水积聚起来，使身体的一些相关组织随之胀大，体重增加。正常人每天所需的盐水约1

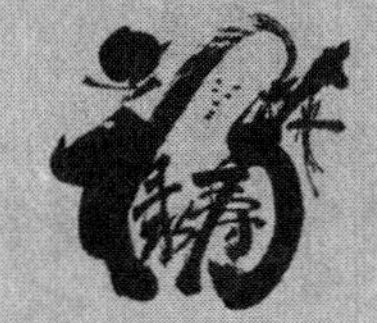

克，大多数新鲜食物本身就有盐水。因而，普通人口味清淡也不会影响盐的摄取量。肥胖者若想减肥或不想再发胖，除了少吃动物蛋白，多运动外，不妨在口味保持清淡上也下些工夫。

我国成人每人每日吃多少盐有益于健康呢？一般摄入量以6克为宜，结合国内饮食习惯，每日摄入盐量不应超过10克。高盐低钾的摄入是我国膳食结构中的重要缺陷。我国心脑血管的患病率北方地区明显高于南方地区，其中北方人摄盐比南方多也是原因之一。

过去认为，盐的主要罪过是引起高血压。现在研究人员还认为高盐食谱与老年骨质脆弱有关。骨质疏松易引起股、腕和脊椎骨骨折，因为它与钙、维生素D、蛋白质代谢有关，如高盐食谱，会加快钙的流失，最终使骨头变得细小脆弱。所以，老年人更不能嗜盐。按老年人的生理需要，每天应摄入2～3克为好。如果吃盐过量，体内盐饱和，还会影响人的新陈代谢。心血管病人的心脏会因此加重负担；体液滞留时间长，对肾脏有害，高血压病人会因此而使血压升高。有资料介绍，日本人吃盐最多，平均每人每天摄入40克，非洲人最少，每天只有2克。所以，日本心血管系统疾病发病率高于非洲人。我国健康人摄入盐量每天在5～7.5克之间，加上北方人习惯吃的咸菜、大酱的盐分在内，总数高达15克，明显高于标准数，如不适当控制是会损害健康的。

日本一研究小组对4万人的跟踪调查表明，每天吃鱼卵、腌制品、咸鱼类食品的人与基本不吃这些食品的人相比，前者患胃癌的比例男性是后者的3倍、女性是后者的2.5倍。吃太咸的食品易患胃癌这一点在日本已经广为人知，但得出证明数据这还是第一次。

世界卫生组织心血管预防专家蒙迪斯女士在报告会上说，高血压是人类健康的10大杀手之一，每年因此而死亡的人数高达700万。而因为过量摄入食盐导致高血压疾病的危害已越来越被人们所认识，但即使人们在家里做菜时少放盐，结果还是吃盐太多，原因是他们从商店买回来的食品本身含盐量就极高。据统计，目前发达国家在城市的上班族中，绝大多数人因为工作繁忙，很难吃到健康

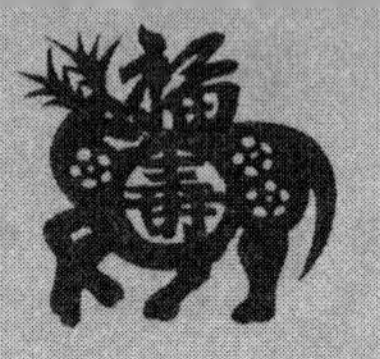

的食品，他们从食品店和超市买回来的面包和其他半成品食品普遍都含盐量过高。此外，人们在饭店就餐时会感到菜都偏咸，这主要是因为放盐的多少，与饮食业的利益息息相关。经调查，如果菜肴偏咸，顾客会喝更多的饮料，使饮品生产商受惠。另外，盐分增加，也会使食物含水更多，使食品变重，降低食品的成本。

世界卫生组织认为，要降低高血压的发病率，除了鼓励少吃肥腻的食物、多吃蔬菜水果外，最有效的方法就是推行“全民减盐”运动，

4. 嗜糖过量 专家认为，嗜糖比嗜烟更可怕。随着物质生活的丰富和提高，膳食中额外摄取高糖的情况(特别是白糖)在我国已相当普遍，特别是幼儿和儿童更为严重。

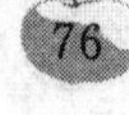

研究表明，食糖过多会导致体内维生素 B_1 的酶——脱羧辅酶分解为二氧化碳和水，继之把它们排出体外。而体内的维生素 B_1 一旦缺乏，则影响乳酸和丙酮酸等代谢产物的分解，这些物质若在体内蓄积，尤其是在脑组织中蓄积过多，则会干扰大脑高级中枢功能，严重的可使人产生精神障碍。儿童长期摄入过量的高糖食物，其危害更是不可低估。近年来研究发现，过量食糖除引起儿童情绪改变之外，还会殃及视力。儿童体内的血糖升高后，使得有关渗透压降低，可累及眼球内的房水代谢，引起晶状体改变，进而可造成弱视或近视。一个人长期过量食糖，即使他一直注意食用低脂肪、低胆固醇和高纤维素食物，血液胆固醇增加亦是不可避免的。科学家还证实，动脉粥样硬化、冠心病与过量食糖有关。一个人在膳食中每天食糖若超过 110 克，发生心肌梗死的危险要比每天吃糖少于 60 克的人高 5 倍以上。据对 20 个国家的糖消耗量与乳腺癌发病率关系的调查，发现耗糖量多的国家中，妇女患乳腺癌者亦多。专家们认为，女性的乳房组织能高度吸收利用胰岛素，长期摄入高糖饮食，可使血中胰岛素始终处于较高水平，使早期乳腺癌细胞生长有了适宜条件，加大了患乳腺癌的几率。

美、英、日等国科学家的研究表明，各国人口死亡率曲线与该国的糖耗量成正比关系。世界卫生组织在调查了 23 个国家人口的各

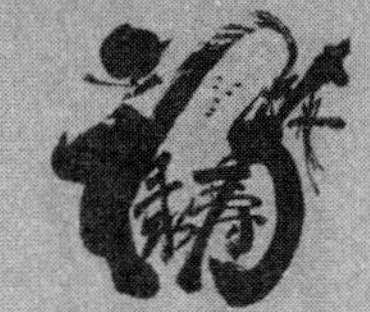

种死因后指出，嗜糖比嗜烟更可怕，长期摄取高糖食物的人，平均寿命比正常饮食者缩短20年左右。过量食糖会导致人体内环境失调和抵抗力降低，有碍脑细胞代谢，会引起神经过敏，神经衰弱，导致精神病。过食白糖或甜食，不仅会发生脑水肿、眼畸形、龋齿、骨疏松、肝脏移位，而且极易导致血脂过多，脑动脉硬化，乃至脑血管性痴呆。

在正常情况下，粮食中的糖质已足够肌体代谢的需要，若从改换口味或作为某些烹调技术的需要，对于活动量小、劳动强度低的健康人，每日糖量不宜超过5～10克；活动量大、劳动强度较高的人，每日糖量以不超过20克为宜。对于幼儿或儿童，切忌养成吃甜食、饮白糖水或糖果不离手的习惯，以防嗜甜成瘾，妨害健康。

世界卫生组织曾调查了23个国家人口的死亡原因，得出结论：嗜糖之害，甚于吸烟，长期食用含糖量高的食物会使人的寿命明显缩短，并提出"戒糖"的口号。但是，近年来中国人对糖的消耗量居高不下，吃糖的危害还没有被更多的人认识到。几乎所有甜味食品中，都含有大量用白糖或糖浆做成的甜味剂。所以，对于一些喜欢吃甜点、饼干、零食、饮料的孩子和年轻女性来说，每天摄入100克以上的白糖是一件很普遍的事情。但是，营养学家们推荐的每日摄入白糖总量为30～40克，即不要超过每日摄入总碳水化合物的10%。

30～40克的白糖是什么概念呢？在人们常吃的甜食中，一大勺果酱含糖约15克，1罐可乐含糖约37克，3小块巧克力含糖约9克，1只蛋卷冰激凌含糖约10克，几块饼干含糖约10克……如果不加注意的话，30～40克糖的数量限制非常容易突破。

吃甜食多了，人就会因摄入能量太多而产生饱腹感，影响对其他富含蛋白质、维生素、矿物质和膳食纤维食品的摄入。长此以往，会导致营养缺乏、发育障碍、肥胖等疾病。

另一方面，白糖在体内的代谢需要消耗多种维生素和矿物质。因此，经常吃糖会造成维生素缺乏、缺钙、缺钾等营养问题。日本营养学家认为，儿童吃甜食过多是造成骨折率上升的重要原因；美国

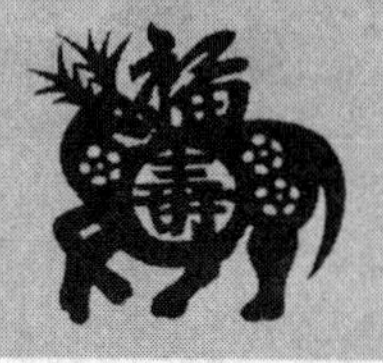

营养学家也指出，爱吃甜食的孩子骨折率较高。营养调查还发现，尽管吃糖可能并不直接导致糖尿病，但长期大量食用甜食会使胰岛素分泌过多、糖类和脂肪代谢紊乱，引起人体内环境失调，促进多种慢性疾病，如脑血管疾病、糖尿病、龋齿、近视、佝偻病的发生。多吃甜食还会使人的体液趋向酸性，不利于血液循环，并减弱免疫系统的防御功能。

贪恋甜食还可能造成生理和心理上的依赖。医学实验证明，从某种意义上来说，含有大量白糖的甜食对大脑的作用和毒品有异曲同工之效。如果让动物习惯性地摄入甜食，就会刺激它们大脑中阿片类物质的产生，令它们感到快乐。一旦停止甜食供应，它们就会感到痛苦、烦躁不安、大脑中的化学物质失去平衡。这种现象与毒品上瘾的反应非常类似。可见嗜糖的危害性。

5. 爱吃油腻食物 有的人口味重，爱吃油炸食物，如油条、炸油饼、煎饼等，炒菜油也放的多，炒好盛起来，还要点上油，增加色、香、味。尤其是改革开放后，物质丰富了，生活富裕了，平常百姓家吃油也多了。这是一种很有害的饮食习惯。据一项统计资料，我国人民畜肉类及油脂消费过多。世界卫生组织推荐的脂肪供能比的上限是30%，据调查，2002年我国城市居民每人每天吃油脂消费量由1992年的37克增加到44克，加之动物性食物消费增加，脂肪供能比达到35%，超过世界卫生组织推荐上限；10年来，农村居民每天油脂及动物性食物消费量增幅超过城市，脂肪供能比也接近了30%的上限，因此值得警惕。

中国人爱吃猪肉，而猪肉中的饱和脂肪酸的比例远远高于禽肉。中国人炒菜爱放油，尤其是植物油，而植物油的热量非常高，100克植物油热量高达899千卡，而100克猪肉的热量才395千卡。中国营养学会推荐的每人每天植物油的摄入量只是25克，而目前城乡居民的摄入量是41克，而调查显示，北京市居民每天的植物油摄入量则高达83克。有人认为："中国菜的油太大，尤其是菜炒好后还要加一勺明油，似乎不这样菜就不香。其实这与科学饮食是相悖的，我们要大力提倡清淡少油的饮食。"食油过多是不利于健康的

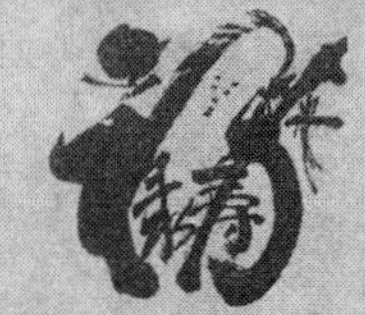

坏习惯。不合理的膳食结构，已经成了各种慢性病的罪魁祸首。高能量、高脂肪的日常饮食和体力活动少与超重、肥胖、糖尿病、血脂异常的发生有着密切相关。在我国突出的问题是，与膳食营养和生活方式密切相关的慢性病的患病率迅速上升。如高血压患病率较大幅度升高，成人高血压患病率为 18.8%，估计全国现患人数为 1.6 亿，比 1991 年增加 7000 多万；糖尿病患病率增加，成人糖尿病患病率为 2.6%，估计全国糖尿病现患人数 2000 多万；血脂异常患病率高，成人血脂异常患病率为 18.6%，估计全国血脂异常现患人数 1.6 亿，值得注意的是，中年人与老年人患病率相近；超重和肥胖患病率呈现明显上升趋势，估计我国现有超重和肥胖人数分别为 2 亿和 6 000 多万。这其中，爱吃油腻食物，吃油过多也是一条重要原因。

6. 常吃上色食品 市场上常常有很多彩色食品和饮料，对孩子很有吸引力，长辈为了适应孩子的心理，也喜欢买给孩子尝新。可是常吃上色食品，对孩子的发育和健康危害不浅。合成色素是以煤焦油为原料制成的，有时在提取与合成过程中，还可能掺入杂质如砷、汞、铅、苯胺等。有的摊贩零售有色姜、刀豆、瓜干等零食，这些红红绿绿的颜色，大多不是国家允许添加的食用色素，某些甚至是有毒的染料；有些虽属食用色素，但使用量大大超过安全剂量，也对人体健康构成了威胁。英国苏塞克斯大学的科学家埃里克·米尔斯，对食品添加剂作了专门研究。他说："添加剂中任何一种的个别影响是小的，但把它们的影响加在一起就可能很大了"。前苏联学者用以煤焦油为原料制成的合成色素做长期动物毒性实验发现，在给 0.8%～1.6%剂量的 50 只大鼠中就有 11 只出现癌症。

"彩衣"食品所用的色素，大多是人工合成色素，有着不同程度的毒性，对人体健康有害。一是干扰正常代谢功能，当这些人工合成色素进入体内后，会消耗体内的解毒物质，加重肝脏及胃肠道的负担，干扰体内正常的代谢反应，从而使脂肪、蛋白质、维生素等代谢过程受到影响，出现食欲不振、消化不良、腹痛、腹泻、营养不良和多种过敏症，如皮疹、荨麻疹、哮喘、鼻炎等。另外，儿童在成长期间

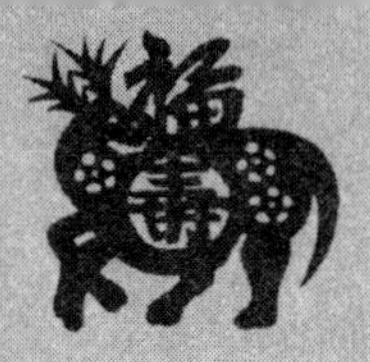

依赖彩色食品将养成不好的营养习惯，影响儿童的生长发育。二是导致慢性中毒，儿童肝脏的解毒功能和肾脏的排泄功能都不够健全，较成人弱。因此，如果长期食入着色食品，就会把色素慢慢积蓄起来，导致慢性中毒。有些医学家指出，不少孩子平时任性，脾气暴躁，常出现过激行为，除了社会因素和家庭管教因素外，多吃染色食品是一个不容忽视的因素。三是影响神经功能，儿童正处于生长发育期，体内器官功能比较脆弱，神经系统发育尚不健全，对化学物质尤为敏感，若过多过久地进食色素浓的食品，会影响儿童神经系统的冲动传导，以致容易引起好动、情绪不稳定、注意力不集中、自制力差、行为怪僻、食欲减退等症状。

7. 盲目进补保健食品 如今保健食品广告满天飞，充塞大大小小的市场，一些离退休老人和体弱的孩子食之多矣，如补钙、补铁，有些人甚至把保健品当饭吃，以补品代替早餐，甚至代替中、晚餐。有些年轻白领为了保持好身材，而有些老人是因为子女亲友送的补品太多，怕坏了，只好当饭吃。这对人体健康是很不利的。加强营养应从调节饮食入手，切勿养成滥用营养品和盲目进补的坏习惯。

保健品吃多了不仅不能强壮身体，而且会补出病来。例如，进补高钙食品多了，也有害。钙是一种人体必需的元素，它参与骨质的代谢和心肌、血管、气道、胃肠道平滑肌及骨骼肌的收缩与舒张。但是，加多少钙才适合呢，许多人并不了解，有的人甚至认为钙加得越多越好。其实不然，营养素都有一个安全摄入范围，膳食中的钙摄入也有一个安全范围。一般而言，每天1 000～1 500毫克的钙摄入量是最适宜的，若每天的钙摄入量超过2 000毫克，人体就可能产生某些不良反应，诸如骨软化症、肾衰竭、软组织钙化、易兴奋、头痛等病症，严重者可危及生命。所以说，高钙饮食也有不良反应。

再如，贫血应补铁，但铁补多了也有害。一份对护士健康研究的分析报告称，体内铁贮存高的女性患2型糖尿病的危险增大。有一项研究指出，补铁过量，易致婴儿猝死。科研人员对猝死的婴儿进行尸检发现，其肝脏内的含铁浓度比正常婴儿高2～3倍。对于婴儿来说，如果铁摄入过多，就会影响小肠对其他微量元素（如锌和

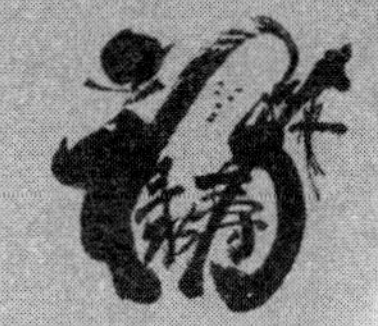

镁)的吸收,引起缺锌症及缺镁症,降低婴儿的免疫功能,容易遭受致病菌感染。同时,还会引起体内维生素E缺乏,致体内氧化剂和抗氧化剂的机制失调,使毛细血管膜遭到广泛的破坏,引起婴儿猝死。有鉴于此,专家建议消费者不要滥用婴儿添加含铁强化食品。因为铁过多吸收以后,会通过血液循环到达心、肝、肺、胰腺等重要器官,并沉积于这些器官中,引起严重的后果。

由此可见,无论老年人、小孩,还是中青年人,都不能滥用保健品、营养品。老年人更不能滥补微量元素。不要受市场上保健品的诱惑。微量元素如锌、铜、碘、硒、镍、钴、铬等是人体生理功能所必需的,如长期摄入不足或短缺可导致细胞结构和生理功能异常。因此,要保持一定生理功能,微量元素不可或缺。但是,每种微量元素其生理所需浓度与中毒剂量之间的间距很窄,适量摄入有利于维持内环境稳定和平衡,当超量时就有可能引起中毒。特别是近年研究人员发现,有些微量元素在体内过多,不仅能诱发某些疾病,同时还可能成为癌的诱发因素,必须引起老年人高度重视,要想健康长寿,最重要是把三餐吃好,即使需要进补,也要适度。

8. 晚餐过晚过好 现代城市居民和上班族,晚餐比较讲究,且吃得过晚过好。一来是生活好了,二来是大人上班,小孩上学,只有到晚上才能在一起吃饭,自然要吃点好的。殊不知,晚餐过晚过好,却有害人体健康,是一种不好的生活习惯。俗话说:“早饭要好、午饭要饱、晚饭要少”。晚饭如果吃得过好过饱,会吃出多种疾病。晚餐吃得晚,吃过就睡觉,吃下去的食物既难消化,又难代谢,久而久之,便使人发胖。中老年人容易发胖,虽然有生理性和病理性等多种复杂原因,但与一日三餐分配不合理,晚餐质好量多有一定关系。试验表明,每天早上摄入2 000卡热量的食物,对体重影响不大;而晚餐摄入同样的食物,体重就会明显的增加。这是因为人体各种生理功能、代谢变化都有一定的生理节奏。基础代谢下午高于上午,迷走神经的兴奋也是晚上略高于白天。迷走神经的兴奋可促使胰腺分泌旺盛,各种消化酶含量增高,使消化吸收的能力加强。晚餐酒足饭饱,血糖和血中氨基酸、脂肪酸浓度增高,促使胰岛素大量分泌;而晚上活动又少,能量消耗低,多余的热量在胰岛素的作用下,大量合成脂肪,逐渐使人发胖。

还有一种情况,有些上班族由于加班加点是再正常不过的事了。不少人经常忙到晚上九、十点,然后呼朋唤友到餐馆大吃一顿,回到家倒下就睡。殊不知,打乱了正常的饮食规律会给肠胃增加很多负担,如果经常在很晚时暴饮暴食,更容易引发多种疾病。正常人胃的排空时间为4~6小时。如果中午12时进餐,那最迟在下午6时左右,胃已排空。再过1~2个小时,肠道内的消化吸收就会停下来,血糖浓度会降低,摄食中枢会发出进餐信号,使人产生饥饿感。如果这时人们还没有补充食物的话,机体只好动用肝糖原储备,维护有效的血糖浓度,以满足大脑等生命器官的基本需要。等到上班族忙完工作,来到餐馆,往往已经忍饥挨饿了2个小时。面对一桌的美味佳肴,他们觉得应该好好犒劳一下,难免会暴饮暴食,有时为了庆祝工作完成,还会喝个酩酊大醉。回到家后,很多人一边打着饱嗝一边就上床睡觉了。长此以往,溃疡病、胰腺炎、胆囊炎、高脂血症等疾病会接踵而来。晚下班,并不代表一定要晚吃饭。上班族最迟在晚上8时左右应该吃晚饭,可以抽出半个小时的时间,就近吃顿便饭。这样一方面能及时补充营养,可以有更充沛的精力去工作;另一方面,工作了一整天也可以趁此机会到外面呼吸新鲜空气,放松一下,以免患上晚餐过晚过饱症。

9. 进食过快 老年人和小孩进食过快,有害健康,也是一种不好的饮食习惯。老年人进食过快,不仅不易消化,而且会发生意外,有医院介绍,一位老年人就是因为进食过快,被吞下的食物噎死了。试验证明小孩子进食过快,容易发胖。

据德国特里尔大学的科研人员对80名10~11岁的儿童进行了试验,让这些孩子吃3种酸奶。科研人员让孩子们对每一种酸奶进行评价,至于数量,想吃多少就吃多少。通过观察,科研人员发现肥胖儿童的进食速度明显高于其他儿童,而进食数量也大得惊人,他们的母亲在场时更是如此。这些肥胖儿童的母亲经常催促他们快吃,长此以往,孩子们就形成了快食的习惯。科研人员指出,肥胖

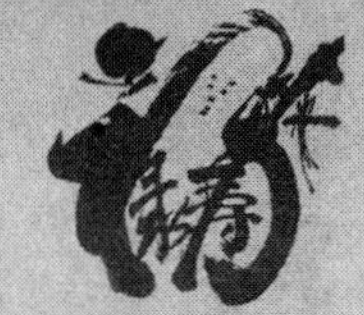

儿童进食速度快虽然有基因遗传方面的原因,但关键是父母们如何教育自己的孩子并规范他们的行为。他们建议,父母自己应该以身作则,有意识地为孩子们树立一个规矩进食的好榜样,而决不要催促孩子们快吃多吃。

10. 狂吃野味 有些中青年人以狂吃野味为“口福”为荣耀。一时间各种野生动物的大餐充斥城镇饭馆。吃出了一场2003年“非典”大灾难,虽然死人不多,但却震惊世界,值得深思。其实野生动物营养价值并不高,可是,近年来,贩卖、滥食野生动物却成风。据“非典”时期全国16个省会城市和5个地级市的调查显示,49.8%的餐厅、15.4%的副食商场和41%的集贸市场经营野生动物肉食物;被调查的消费者中46.2%的人曾吃过。

狂食野生动物,是近年来滋生的一种不良的十分有害饮食习惯。中国商会、中国消协要求在各种场合发布消费警示,提示消费者食用野味危害生命、有害健康。同时要组织专家学者清理以野生动物为原料的各种菜单食谱,今后“名菜、名吃”不得列人“野味珍肴”,倡导消费者科学消费。倡议还要求各地商会组织当地农贸批发市场、餐饮饭店制定严格的行规行约,把野味从招牌、广告、菜单和经营范围中清除,对犯规违禁者予以曝光。餐饮企业不购进、不储存、不制作、不销售野生动物。

专家们认为,人类的传染病与野生动物有很大关系。近代主要的传染病,如天花、流行性感冒、肺结核、疟疾、麻疹、霍乱等,其病原体基本上都来自它们。除了“非典”以外,艾滋病和登革热、出血热也来自于野生动物。

造成疾病传染的主要有灵长类动物、啮齿类动物、兔形目动物、有蹄类动物、鸟类等,它们可能传播给人的疾病共有100多种。因此,从传染病学角度看,食用野生动物会对人类健康构成大威胁,应引起人们的高度警觉。

11. 过多喝饮料 有的人不爱喝茶、开水,而喜欢喝饮料,一喝就是一二瓶才过瘾。尤其是夏季喝冷饮更多。可是饮料喝多了,对人体健康也有害。例如,那些泛着许多气泡的苏打饮料可能会损伤人的牙齿。美国马里兰大学牙科学院的研究人员最近进行的一项深入研究，他们将健康牙齿浸泡在不同的饮料中达 2 周，以此来比较包括苏打饮料在内的 16 种饮用品对牙齿珐琅层的伤害程度。结果科研人员发现，在苏打饮料中，非可乐型的饮料对牙齿破坏程度更大，最具杀伤力的是一种叫“激浪”的饮料。令人意想不到的是，低糖类可乐对珐琅层的溶解程度达到 8%，而含糖的普通可乐则是 6%，雪碧和低糖雪碧分别是 3.93%和 3.65%。此外，可乐会导致骨质疏松，可口可乐中含有磷酸、咖啡因和精制糖等成分，均有增加钙流失的效应。也有人研究证实，少女的骨折率与可乐饮用量有很强的相关性，大量饮用者比不饮者的骨折风险高出 5 倍。

有专家指出，可乐饮料还能催胖和杀死精子。美国波士顿儿童医院研究者对 548 名年龄在 11～12 岁的孩子进行了长达 2 年的跟踪调查，结果发现，每个孩子平均每天喝 1 听软饮料，肥胖的发生率就会增加 60%。这与他们吃多少东西，看多长时间电视或做多少运动均没有关系。

所谓软饮料，就是不含酒精的饮料。北京协和医院的史轶繁教授说，喝饮料可导致肥胖，早就该引起大家的重视。作为肥胖者的“大国”，我们往往只注重“节食减肥”，但对于含糖分和热量都很高的饮料还没有足够的防范意识，如“可乐”类和其他碳酸饮料，对肥胖的作用绝对不低于固体食物，可以在不知不觉中导致人发胖。史教授说，“可乐”就是很强的“催肥”剂，1 听“可乐”所含的热量，需要步行 40 分钟才能完全消耗掉。目前，我国都市人群中正在悄然形成一个“可乐族”，他们少喝或不喝白开水，只喝“可乐”。这一人群也同样是肥胖的高发区。对他们来说，“可乐”类饮料的过多摄入，可以使节食的减肥疗效化为泡影。

还有资料表明，经常饮用可口可乐，可能会对男子的生殖能力产生影响，可口可乐会杀死精子。美国哈佛大学医学院的专家对 3 种不同配方的可口可乐对精子的杀伤作用做了一项实验，专家们把活动的精子混入不同配方的可口可乐中，过 1 分钟后观察发现，这些不同的可口可乐对精子呈现不同的杀伤状态：新型配方可口可乐

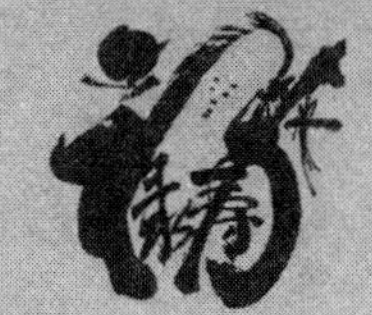

中的精子有58%死去；古典型配方可口可乐中90%的精子停止活动；而减肥型可口可乐中的精子则无一存活。为什么可口可乐对精子有如此大的杀伤作用？由于可口可乐公司对其生产过程和配方保密，所以目前尚无法知晓。不管怎样，至少那些新婚后想生孩子的男性，还是慎喝可口可乐为妙。

12. 贪食作料 在家庭做菜中，往往离不开作料，如味精、花椒、八角、桂皮等，目的是为了增添菜食的香气和滋味，吃起来爽口。有的人为了贪口味，过多地使用作料，不仅不能增加食物营养，反而对人体有害。最近一项研究表明，吃太多的谷氨酸钠（味精）有可能让人失明。

日本弘前大学研究人员发现，如果在日常饮食中给大鼠添加大量的味精，结果大鼠的视力会下降，视网膜也会变薄。此前已经有研究发现，直接将这种物质注入大鼠的眼睛会引起神经损伤。但此次的研究首次证明，即使吃的食物中含有味精也会对眼睛造成损伤。尽管研究人员表示，味精用量少一点应该没什么问题，但多少量是临界线依然是个未知数。如果你是属于"味精迷"，你的视网膜受到损伤的可能性就会增加。尽管实验中的食物里味精的含量非常高，而我们饮食中味精的用量比较少，但天天如此，这么吃上几十年，也有可能产生同样的结果。

人工调味剂有致癌的作用，天然调味剂也不安全。如用咖喱粉制成的天然姜黄素，其安全性远不如合成的姜黄素。从橙子、柠檬中提取的a-柠檬萜也可能是一种活性辅助致癌物。我国有数千年传统的"调味三香"，如花椒自古就被认为其有"小毒"，桂皮、八角中也含有少量的黄樟素等可诱发肿瘤的化学成分。

曾广泛用于无酒精饮料中和啤酒的添加剂黄樟素香料及单宁酸、环已氨酸钠等，均可诱发肝癌、食管癌等。甜味剂甘素和糖精也有致癌之嫌。美国在一些添加了糖精的饮料上标明"含有弱致癌物糖精"。世界卫生组织规定：每人每日每千克体重糖精摄入量不能超过5毫克；然而，目前市场上滥用糖精现象比较严重，如糖精代替白糖生产糕点、饮料，将糖精加入豆浆、牛奶等。作为牛奶酸化剂的

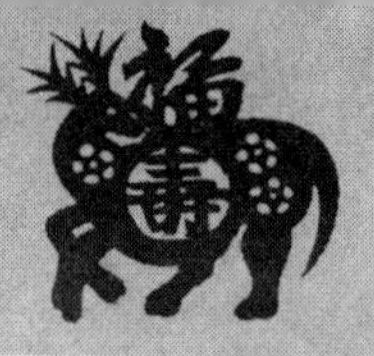

花楸酸、淀粉变性剂的琥珀酐、面包防硬剂的聚氧化乙烯乙醇硬脂酸等，在动物实验中都具有致癌活性。所以，家庭调味作料可用，但尽量少用。

13. 常吃零食 吃零食历来被人们当做一种坏习惯而遭到非议。其理由是，多吃零食会影响到正餐的摄入，导致总热量和营养素摄入不足；多吃零食使消化道工作过度，影响消化液正常分泌，造成吸收和营养障碍。因此，零食过多会引起营养不良和维生素、微量元素缺乏症。有人喜欢吃高糖、高脂肪零食，正餐又食欲旺盛，很容易引起肥胖症，为心血管疾病埋下隐患。基于上述原因，医生常告诫家长要教导孩子少吃零食。因为人体何时都受生物钟控制，人类的一日三餐是在早、中、晚进行的。经过研究证明，在这 3 个时间段，人的消化酶特别活跃，好像一座钟在人体内昼夜有规律地交替控制和管理摄食活动。至于食量多少，则由脑视丘下部的饱食和摄食中枢来控制人体血液中的血糖值。摄食中枢促使人体摄入食物。当摄取食物达到需要量时，饱食中枢即下令停止。人脑的能源供应只能是葡萄糖，每天需要 10～145 克，如果以糖类为例，每餐饭肝脏为脑最多只能提供 50 克左右的葡萄糖，正好与大脑的消耗量相吻合，故一日三餐势在必行。两餐间隔时间过长，就发生“能源不足”现象。正常情况下，每 100 毫升血中糖为 80～120 毫克，如降到 70 毫克，就有饥饿和疲乏的感觉，此时不得不动用体内的脂肪和蛋白质。如经常如此，就会降低体力和脑力，甚至导致身体抵抗力减弱，容易患病。从食物嚼碎后吞进腹内，到粪便排泄的时间大体是固定的。固体食物在胃中停留 4 小时后达小肠，4～15 小时后达大肠。因此一日三餐隔 4～5 小时，从消化过程中来看也是合理的。另外，前苏联研究人员作过观察：一日二餐者蛋白质消化只有 75%，一日三餐者可提高到 85%，一日 5～6 餐者食欲明显降低，吃零食会更低。医学专家认为，三餐的营养分配为 3∶4∶3 较为合理，俗话说：“早餐吃好，午餐吃饱，晚餐吃少”是合乎科学的。如果将三餐并为二餐就有可能加重胃的负担，使消化液分泌供不应求，引起消化不良或胃扩张等疾病。而连续长期进食，会使人未老先衰，还可诱发

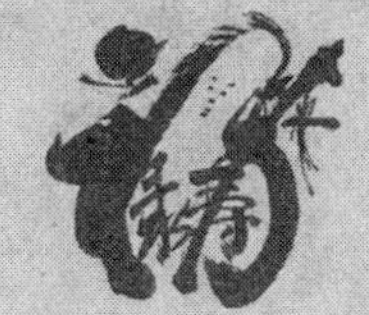

胆石症、胆囊炎、糖尿病、消化功能失调等疾病，对身体健康是不利的。所以说，常吃零食是一种有害健康的坏习惯。

14. 打包剩饭菜 剩饭打包，是近些年来上班族常吃馆子而滋生出来的一种不好的饮食习惯。从节约的观点来看，这确实是美德。但以饮食卫生来说却不是好事，容易发生食物变质而导致疾病感染，危害人体的健康。

最近，为了保证饮食卫生安全，澳大利亚新南威尔士州食品卫生管理局通知悉尼的所有餐饮场所，可以不向食客提供餐后打包服务，若因此被投诉，不以怠慢顾客论处。卫生官员称，此举是为了防止因食用变质食物而导致疾病传播。

新南威尔士州食品卫生管理局对 2012 年 5～6 月间报上来的 149 起食物中毒事件进行了分析调查，发现其中 50％以上是由于食用了存放过久又加热不足的打包菜点所致。通知指出，虽然打包避免食物的浪费，但如果消费者对打包回家的食品处理不当，会给健康带来严重损害，因此特别建议餐馆不要提供打包服务，将食物中毒风险减至最低。

卫生官员说，如果非要打包，热食温度应保持在 60℃以上，冷食应保持在 5℃以下。需要放入冰箱的食物，保存温度应在 5℃以下，而且要尽快食用。再次食用前，一定要经过 75℃彻底加热。

新南威尔士州食品卫生管理局还对 5 年来因食物不洁导致疾病甚至死亡的个案进行了分析，发现 95％都是由于食品被细菌污染所致。这次号召餐馆"吃不了也别让顾客兜着走"，实际上是该局杜绝食品不洁导致中毒的一系列举措之一。由此可见打包剩饭菜，对健康确有危险，办法是饭菜要少点、少剩、不打包为好，养成饮食卫生好习惯。

15. 进食太少 贪食习惯不好，少食习惯也不利于健康，美国生理学会主办的《临床内分泌与代谢》电子杂志新近刊登了一项研究报告指出，控制饥饿的激素同时也对生殖系统起着重要作用。当吃得太少时，女性的生殖功能会被饥饿激素所抑制。过去的科学研究已证实，女性的月经与体重跟体内的脂肪含量有关。当身体内的脂

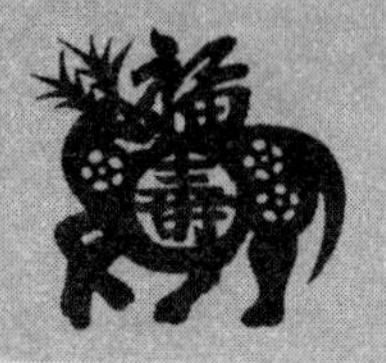

肪组织达到体重的17%时，女性出现月经；当脂肪组织增加到体重的22%时，才能维持正常规律的月经。当体重低于标准的5%～10%，月经周期发生变化并进而影响生育；体重低于标准15%时，会进一步引起闭经和全身代谢紊乱。少食对女性很有害。据资料介绍，某中学有位16岁的女学生，是班干部，学习成绩优秀。她唯恐长胖，竟节食起来。每天吃两餐，每餐只吃1碗饭。几个月后，她确实瘦了，但学习成绩明显下降，班干部工作也难以胜任。而且厌食，甚至见饭就恶心。其面色失去了原来的红润，说话有气无力，连走路也东摇西晃，整日精神不振。一个好端端的姑娘竟变成了神经性厌食症患者。人体需要多种营养物质，若为了减肥而节食，必将使体内营养不足。过度节食的人，不但会容貌憔悴，形体枯瘦，皮肤干燥起皱，还可出现贫血、低血压、低体温、畏寒、闭经等病症，主要有如下几种。

(1)胃下垂：经常出现食欲不振、胀气、胀痛，这很可能是胃下垂的征兆。

(2)脱发：头发的主要成分是一种被称为鱼朊的蛋白质和锌、铁、铜等微量元素。对身体过瘦的人来说，体内脂肪和蛋白质均供应不足，因此头发频繁脱落，发色也逐渐失去光泽。

(3)子宫脱垂：没有了足够脂肪的保护，子宫容易从正常位置沿阴道下降，子宫颈下垂，甚至脱出于阴道口外，严重的还可能导致宫颈口感染，甚至宫颈炎。

(4)骨质疏松：美国最近对3 683名女性的调查研究发现，体瘦的女性髋骨骨折发生率比标准体重的女性高1倍以上。这是由于过瘦的人，其体内雌激素水平不足，影响钙与骨的结合，无法维持正常的骨密度，因此容易出现骨质疏松、发生骨折。

(5)贫血：营养摄取不均衡使得铁、叶酸、维生素 B_{12} 等造血物质本身就摄入不足；由于吃得少，基础代谢率也比常人要低，因此肠胃运动较慢、胃酸分泌较少，影响营养物质吸收，这些都是造成贫血的主要原因。

(6)记忆衰退：大脑工作的主要动力来源于脂肪，它们刺激大

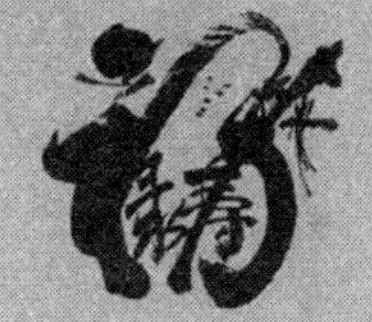

脑，加速大脑处理信息的能力，增强短期与长期记忆。吃得过少，体内脂肪摄入量和存贮量不足，机体营养匮乏，这种营养缺乏使脑细胞受损严重，将直接影响记忆力，于是变得越来越健忘了。

面对众多疾病的潜在威胁，医生提醒广大瘦身女性，要提早注意自身健康，不要舍本逐末，追求一时的美丽。

16. 不按时吃饭 不按时吃饭，饮食不规律，是一种不好的习惯，可引起人体多种疾病，如骨质疏松、神经衰弱等。美国爱荷华大学的阿诺德·安徒生博士和他的同事进行了一项调查表明，在美国大约有六分之一的男性有饮食不规律的不良习惯。遗憾的是，很多男性，甚至包括许多医生在内，都对饮食不规律的严重后果缺乏足够认识。研究结果表明，饮食不规律的男性骨骼密度，远远低于规律饮食的人。而且，当男性的饮食不规律时，其骨头的伤害程度甚至比女性更严重。对那些已发生骨质疏松的男性来说，饮食不规律是罪魁祸首。研究人员建议男性掌握科学的饮食规律：①注意饮食规律。科学饮食规律即定时、定量进食，不要吃零食。②科学地分配三餐热量，早餐一定要吃。③注意饮食均衡。合理膳食是健康的第一基石，不合理、不科学的饮食营养结构常会导致肥胖的发生。④饮食与运动相结合。进食与体力活动要平衡，保持适宜体重。

17. 常喝过热开水和浓茶 水是生命之源，人可一日不吃饭，不可一日不喝水，但水也不能喝得过多，特别是过热开水和浓茶水不可多喝。

经常饮用过热开水，会使口腔、食管和胃黏膜产生烫伤而致充血，久而久之可导致炎症。长期下去可引起黏膜的变质，发生癌症。专家们认为，喝温开水和凉开水有益于健康。温开水是新鲜开水凉到 20℃～25℃的“白开水”，它具有某些活性生物，是许多高级饮料无法比拟的。美国生理学博士约翰发现，温开水比较容易透过细胞膜，促进新陈代谢，增加血液中血红蛋白含量，因而有利于改善体能的免疫功能。习惯喝温开水的人，体内脱氢酶活性较高，消除肌肉的乳酸积累较快，所以不易疲劳，喝凉开水或用凉开水洗浴，能使皮肤保持足够的水分而显得柔软、细腻，有光泽并富有弹性。凉开水

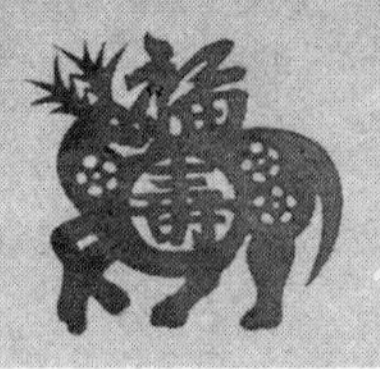

实际上是一种含空气很少的“去气水”。研究表明，开水自然冷却至20℃～25℃时，溶解在其中的气体比煮沸前少二分之一，水的性质也发生了相应的变化，内聚力增大，分子间更加紧密，表面张力加强等。这些性质与生物细胞内的水十分接近，有很大的“亲和性”，从而使得凉开水易渗透到皮肤内。还能使皮下脂肪呈“半液态”，使皮肤显得柔嫩。

现在人们的工作压力和强度较大，加班熬夜成了家常便饭，很多人习惯饮用浓茶以提神，但浓茶的摄入也会导致铁的吸收不良，最终造成缺铁性贫血。现代医学研究发现，茶叶中的鞣酸会与三价铁形成不溶性沉淀，从而影响铁在人体内的吸收。特别是餐后喝茶，会使食物中的铁因不易吸收而排出体外，引起贫血。有饮茶习惯的人，要喝浓淡适宜的茶水，不要过于贪浓，女性尤其要少饮浓茶。

18. 食品长存于冰箱 电冰箱内放熟食，有的一放两三天，有的拿出来就吃，这种习惯很有危害，往往造成食物中毒，即使生食也不能放长了。有的电冰箱内生熟食物放在一起，感染中毒可能性更大。

常听人说，有了电冰箱食品不爱坏，多买点儿放着，随吃随取很方便。鉴于这种思想，许多家庭把冰箱塞得满满的，甚至有的食品放置了几个月才拿出来食用。应该说，这种做法对饮食卫生是十分不利的。的确，电冰箱内温度较低，贮存的食品不易坏。但是，不易坏并不等于就不坏，因为电冰箱不是真空，仍有致病菌在活动。以冷冻室存放的猪、鸡、鱼等动物性食品为例，其中一般都含有可导致食物中毒的活性酶，冷冻室－16℃的低温也不能使它死亡。这就为食品缓慢分解变质提供了条件。

在日常生活中，食品不可避免地会被微生物污染。微生物按其对温度的敏感程度，可分三大类，即嗜热菌、嗜温菌和嗜冷菌，在冰箱冷藏室的0℃～5℃的条件下，前两类细菌基本达到了抑制状态，但在0℃～5℃时嗜冷菌仍然可以缓慢生长，有的甚至在－6℃～－10℃仍能存活、繁殖。微生物的生长意味着食品仍进行着腐败作

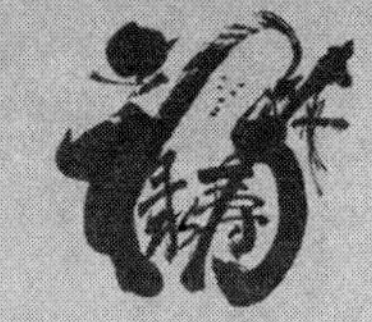

用。近年来,发现一种叫耶尔森菌的食物,就会引起中毒,危及健康。

由上可以看出,电冰箱不是保险箱,其中所放的食品不宜长时间保存,一般来说,冷冻室中的食品不要超过3个月,冷藏室中的食品不要超过3天。另外,还要注意经常检查冰箱中食品质量,如有变质的应及时清理。

19. 煎炸油反复使用 有些家庭爱吃油炸食物,而且出于节俭,常把煎炸食物剩下的油反复使用,这样不但无法从食用油中摄取应有的养分,还会损害健康。

长时间反复加热,会使油的黏度增加,脂肪本身的化学结构也会发生变化,影响人体的吸收,致使营养价值降低,其热能的利用率只有一般油脂的三分之一左右。而且,油脂中的其他营养成分,特别是脂溶性维生素A、维生素D等都被破坏,如维生素E经280℃油炸,可损失90%,许多脂肪酸也遭破坏。更有害的是,经反复煎炸的食油,可使油脂的脂肪酸聚合,产生很多脂肪聚合物,如丙烯醛之类的有毒物质。据国外化学实验证明,炸食物的剩油如果多次反复使用,并暴露在空气中,就会分解变质,产生甘油酯二聚物等12种有毒的非挥发性物质。经动物实验,发现此种物质可使动物生长停滞、肝脏大、肝功能和生育功能发生障碍,甚至有致癌作用。因此,煎炸油反复使用,特别是油脂变黏时,就不能再用了。因此,煎炸食品时应该注意:①尽量使油温不要过高,也不宜用急火炸食品,一般油温在280℃以下为宜。②油炸食品时切勿放油过多,一旦放多,剩下的食油也不宜与新鲜食油混合多次反复用。尤其是油脂显著变稠,切忌再用。③如果有条件的话,煎炸油最好选择不易变质的棕榈油、椰子油等。

此外,贮存时间较长的老油不可食用,因为在老油中,部分有机物焦化后还会成为致癌物质,食用老油炸出来的食品,会造成胃黏膜慢性损伤,甚至引起食物中毒。世界卫生组织已把油炸食物定为十大垃圾食物之首,也就是有害的劣质食物,切不宜多吃。

20. 富而狂食 改革开放和党的富民政策,使一部分人先富起来，他们成了“大款”，坐上“洋车”，吃上“洋食”，服着“洋药”。可是在他们豪华的“包装”下，有人却患着各种各样“挥霍病、富裕病”，既有性病、吸毒、酗酒、外伤等，又有脑血管病及其他各种脏器疾症。

北京友谊医院有这样一病人。他30多岁、浙江人，在王府井大街卖服装。来看急诊的时候，人已经不行了，脸色苍白，手脚冰凉，剧烈的腹痛使他陷入昏迷状态，被哭哭啼啼的妻子和神情紧张的伙计们抬进来。据说他长期饮食不节，或者大吃大喝，或者长时间不吃饭。发病那天由于饿了，就猛吃一顿大鱼大肉，还有一斤饺子，又喝了大量啤酒。于是得了足以致命的急性出血坏死性胰腺炎。家人说他有几十万元钱，花多少钱治病都行，只要能保住他的性命。

还有一个做服装生意的个体老板，有了钱，开始酗酒，连半夜起来上厕所也要喝几口。妻子劝阻无效，只好偷偷往酒瓶里对水。有一天家里来了客人，妻子拿出一瓶没有对水的“二锅头”。结果客人没喝多少，酒瓶却被丈夫抢走，一瓶“二锅头”下肚，引发急性酒精中毒，医院抢救了28小时，还是死亡。

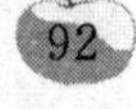

在安贞医院重症监护病房，住院的多是上了年纪的老年心脏病人。最近却住进了一个年仅30多岁就突发急性心肌梗死的病人。他也是个体老板。长期吸烟、嗜酒，饮食也高盐、高脂肪；夜生活多、精神紧张……诸多原因导致心血管病集于一身。

一部分先富裕起来的人，为什么也先病了起来？原因就在于富而狂食，这可是一种致命的坏习惯。正如古人说的“纵口欲而百病生”。

（二）起居坏习惯

1. 爱睡懒觉 睡懒觉是一种不良的生活习惯，是一种惰性和散漫的表现。有些人早晨赖床不起，有空就想躺一会儿，认为这是一种“享受”。殊不知，赖床睡懒觉不仅不能得“福”，而且会招来疾病之灾。

俗话说：“抠成的疮，睡成的病。”睡眠过多，身体各种功能呆滞、久之必致病。美国心脏病学会研究员韩明发现，每晚睡眠10小时

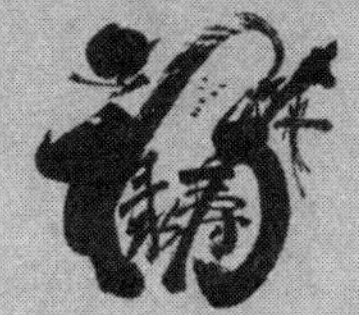

的人比仅睡7小时的人，因心脏病死亡的比例高1倍，因中风而死亡的比例则高出3.5倍，这说明睡得太多并不好。因为睡眠时血液循环缓慢，增加心脏和脑内血凝块的危险，睡眠太久还可能是动脉硬化的征兆。

赖床睡得太久，会使人漫无边际地胡思乱想，起床后，头沉甸甸的，什么事也干不下去。这是因为赖床也需要用脑，而消耗大量的氧，以致脑组织出现了暂时性的“营养不良”。如果平日生活较规律，逢节假日贪睡，就可能扰乱体内生物钟的时序，使脑垂体分泌的激素水平出现异常波动，结果白天激素水平上不去，夜间激素水平下不来，使大脑兴奋与抑制失调，造成夜不能寐，而白天却心绪不宁，疲惫不堪。一般来说，经过一个晚上，到清晨7时左右腹中基本消化完头天的晚餐。此刻，大脑会发出“饥饿信息”，这时如赖床不起，势必打乱胃肠功能的规律，久而久之，胃肠黏膜遭损，很容易诱发胃炎、溃疡病及消化不良等病症。

医学专家认为，人们大可不必计较睡了多长时间，关键在于睡眠的质量。每天保持有规律的起居，注意保持适合自己的睡眠模式，才是维持健康的根本所在。尤其是青年人，睡眠具有较大的伸缩性，即使因故耽误了睡眠时间，也可以通过熟睡，用睡眠的质来弥补量的不足。

有的人说，“最幸福的就是躺在床上的时刻”，特别是个别女性，对此更是乐此不疲，她们坚信“多睡觉是美容的法宝”。的确，正常的睡眠可以改善血液循环，加快皮肤细胞的新陈代谢，延缓皮肤的衰老，但前提是睡眠不可过多。

中医有“久卧伤气”之说，指出了“卧”不可过度，过度就会给身体带来伤害。躺得太久难免会使气血运行迟缓、血液循环不畅，随之而来的是面色晦暗。日久，还会气血不足，导致脏腑功能受损，出现头昏无力、精神萎靡、食欲减退、动则气喘等症。

除了年轻人应该养成不赖床的好习惯以外，老年朋友和部分慢性病患者也应纠正一些错误的疾病调养观，不宜长期“恋床”。对于病人，医生、家人或亲戚朋友总是叮嘱患者要注意休息，但休息并不

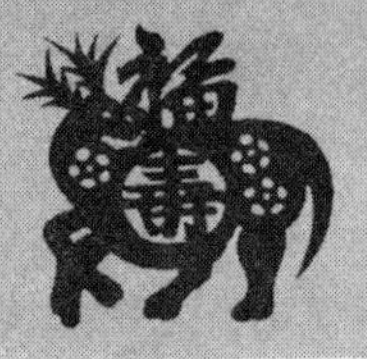

等于躺着或睡觉。病情危重或疾病本身导致活动受限时，卧床休息有助于疾病康复，但并非所有疾病都需要卧床休息。长期卧床，全身骨骼缺乏运动刺激，会加速骨基质和矿物质的分解和丢失，不但不利于骨质疏松的控制，反而会使病情加重。因此，骨质疏松者应积极参加锻炼，选择力所能及的运动方式。慢性心脑血管疾病、呼吸系统疾病的患者也不宜长期卧床，否则对患者的康复是有害无益的。

人们不要长时间躺在床上、一味地追求睡眠时间，而应该以提高睡眠质量为主；青年人也要形成按时起床的好习惯；应积极参加各种体育锻炼；还有专家指出，每天在床上躺着的时间不要超过 10 个小时，7 个小时的睡眠最长寿。

2. 午睡过长过多 午睡有益于身心健康，但时间过长，也不利于健康。只有上午特别劳累，或头天夜晚睡得不好的情况下，午间才应好好睡一会儿，否则以不睡为好，可以坐在沙发上稍事休息。一些人有午睡习惯，认为可帮助补充精力，也可提高工作效率。无所事事的老人，空闲太多，因此最爱睡午觉了。但午睡切勿过长过多。

关于午睡，美国哥伦比亚大学生物有机化学博士黄顶立却提出了叫人“震惊”的意外答案。他根据以色列哈达沙大学医院的调查报指出，经常午睡反而会增加老人的死亡率。这份报告刊登在 1999 年 7 月 26 日的一份内科医学档案期刊上。该调查针对居住在耶路撒冷的 455 名 70 岁老人进行研究，其中有午睡习惯者占 60.7%。有午睡习惯的男比女多，前者有 68%，后者约 51%；而有午睡习惯的心肌梗死病史者，又比无心肌梗死病史者多，各有 78%和 58%。在 6 年的研究调查期，共有 75 人死亡，其中有午睡习惯者的死亡率为 20%。进一步调查，去除多项生活形态、危险因子、疾病等干扰因素后，有午睡习惯的平均死亡率相对风险较高，约为没有午睡习惯者的 1.1 倍。

英国科学家断言，超过 7.5 小时的睡眠纯粹是过量，“就像暴饮暴食吃得过多一样”。据分析，少眠出现熟睡的比例较高，这种睡眠

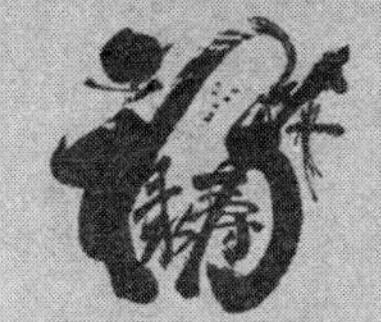

时间可能很短，但足以维持人体正常功能的运转；与之相反，多眠者较多出现浅眠和中途觉醒而形成质量低下的睡眠。因此，科学家们认为，睡眠时间长短是次要的，关键在于睡眠质量。所以，午睡过多或时间长会影响夜晚睡眠质量，对身体反而有害。

同时午睡不当也致病。许多人午睡时习惯“趴睡”或是拿胳膊当枕头，这样可能导致手臂桡神经压伤，长此以往，还可能演变成慢性神经系统疾病；“趴睡”还可能使眼睛压迫充血，造成眼压升高，身体部分肌肉得不到充分休息。此外，午睡时间应控制在30～60分钟；吃饱午饭不要立即午睡，这样会增加胃的负担，影响胃肠消化。建议午饭后最好活动30分钟左右再入睡，同时不要因贪凉而直接对着电风扇或空调口午睡，避免引起感冒及关节炎。

3. 不爱开窗通风 现代上班族，早上起床，匆匆忙忙地出门，常常忽略开窗通风，一天关门闭室，污浊空气出不去，新鲜空气进不来，晚上回家又怕风吹，仍然关门闭室。家里空气“老化”，对人体健康很不利。众所周知，现代居室内空气污染比较历害，如室内装修材料释放的甲醛，家具上的油漆，厨房的油烟，都散发出有害有毒物质，目前造成室内空气污染的主要有4种有害气体。

一是甲醛。甲醛主要来自人造木板。甲醛可以致癌，也可能导致胎儿畸形。如新买的家具往往会有一股刺鼻辣眼的气味，这就是甲醛。密度板中的甲醛毒气有时3～5年都不会消退。

二是苯系物，如苯、甲苯和二甲苯。它存在于油漆、胶及各种内墙涂料中。由于苯属芳香烃类，人一时不易警觉其毒性。但如果在散发着苯气味的密封房间里，人可能在短时间内就会出现头晕、胸闷、恶心、呕吐等症状，若不及时脱离现场，便会导致死亡。另外，苯也可致癌，引发血液病等，已经被世界卫生组织确定为致癌物质。

三是氨气。室内氨气主要来源于混凝土防冻剂，会在房屋建成后释放出大量氨气。氨对人本的危害主要是对呼吸道、眼结膜及皮肤的损害，出现流泪、头痛等症状。

四是氡。氡存在于建筑水泥、矿渣砖、装饰石材及土壤中。氡会导致肺癌，是除吸烟外的第二大致肺癌因素。国外对氡的放射性

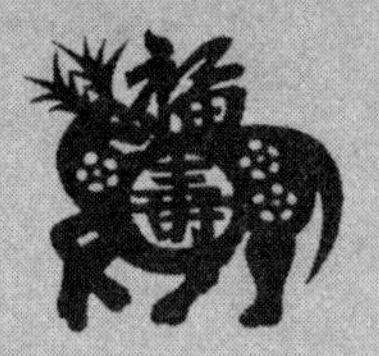

危害一直十分重视。

专家指出，室内空气污染损害，会有以下10种表现：①每在清晨起床时，感到憋闷、恶心，甚至头晕目眩。②家里人经常患感冒。③虽然不吸烟，也很少接触吸烟环境，但是却经常感到嗓子不舒服，有异物感，呼吸不畅。④家有小孩子常咳嗽、打喷嚏、免疫力下降。⑤家人常有皮肤过敏等病症，且是群发性。⑥家人共患一种疾病，而离开这个环境后，症状明显变化或好转。⑦新婚夫妇长期不孕又查不出结果。⑧孕妇在正常怀孕情况下发现胎儿畸形。⑨迁入新家或房屋新装修后，室内植物不易成活，叶子容易发黄、枯萎，特别是一些生命力强的植物也难以正常生长。⑩新装修的居室或家具有刺眼、刺鼻性异味或搬入新居后，宠物莫名其妙地死去，而且邻居家也如此。有数据表明，人一生中有70%～90%的时间在各种不同的室内环境中度过，其中有68%的疾病是由室内空气污染引起。据中国室内装饰协会室内环境监测中心公布的数据，我国每年由室内空气污染引起的呼吸道疾病，22%为慢性肺炎，15%为气管炎、支气管炎和肺癌。世界卫生组织在《2002年世界卫生报告》中还特别提醒大家，要注意居室装饰使用含有害物质的材料会对儿童、妇女和老年人带来严重影响。改善居室空气污染状况，自然要采取综合措施，但室内每天开窗通气是首要之举，是少生病增健康的必要条件，也是营造“健康住宅”的重要条件。每天至少要开2～3次窗户，调换新鲜空气，排出有害气体，为了家人，为了自己，为了健康，应养成这样的好习惯。

4. 居室乱养花 有的人习惯养花，不仅在门外阳台上养，而且在室内也养，养花是一种调节情趣，活跃气氛的雅举。但是，居室内养花过多，过多地排放二氧化碳、香型花过多、香味过浓，使室内空气含氧量降低，影响人体健康。例如，室内就不适宜养如下种类的花。

(1)兰花：它的香气会令人过度兴奋，而引起失眠。

(2)紫荆花：它的花粉如与人接触过久，会诱发哮喘症或咳嗽症状加重。

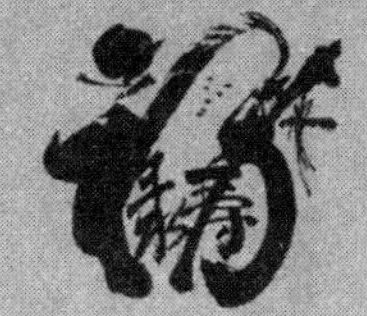

(3)含羞草:它所含的羞草碱是一种毒性很强的有机物,过多接触会使毛发脱落。

(4)月季花:它所散发的浓郁香味,会使一些人产生胸闷不适、憋气与呼吸困难。

(5)百合花:它的香味也会使人的中枢神经过度兴奋而引起失眠。

(6)夜来香:它在晚上会散发出大量刺激嗅觉的微粒,闻之过久,会使高血压和心脏病患者感到头晕目眩,郁闷不适,甚至病情加重。

(7)夹竹桃:它可以分泌出一种乳白色液体,接触时间一长,会使人中毒,引起昏昏欲睡、智力下降等症状。

(8)松柏:松柏类树木的芳香气味对肠胃有刺激作用,不仅影响食欲,而且会使孕妇感到心烦意乱,恶心呕吐,头晕目眩。

(9)洋绣球花:它所散发的微粒,如与人接触,会使人的皮肤过敏而引发瘙痒症。

(10)郁金香 :它的花朵含有一种毒碱,接触过久,会加快毛发脱落。

(11)黄花杜鹃:它的花朵含有一种毒素,一旦误食,轻者会引起中毒,重者会引起休克,严重危害身体健康。

5. 忽视睡眠 现代家庭忽视睡眠的现象比较严重,也是一种坏的生活习惯。其原因自然是多方面的,如晚餐过晚,看电视、玩电脑、夜生活、家庭卡拉 OK 等,还有工作和学习压力大,使睡眠严重不足,且质量差。尤其青少年睡眠不足的现象也很严重。

根据中国青少年研究中心的调查,我国大约有三分之一的中学生正在遭受睡眠不足的伤害。据医院反映,近年来,看睡眠门诊的青少年日益增多,以高中生最为多见,门诊收治的年龄最小的病人只有 14 岁。他们反映最多的情况竟然是失眠。大家知道,人的前半生睡不醒,后半生睡不着,为什么现在应该“睡不醒”的中学生竟然也“睡不着”了呢?其原因自然是多方面的。严重的睡眠不足,会导致学生出现头晕、头痛、心慌、心悸等症状,使他们食欲下降、抵抗力减退，这对处在生长发育期的青少年极为不利。睡眠不足还会带来烦闷、抑郁、紧张、焦虑等一系列心理问题，甚至使学生的记忆力减退、注意力不集中，严重影响学习成绩。

美国芝加哥大学的研究人员在研究中发现，人如果一段 时间睡眠不足，身体会出现衰老症状，严重者会患上心脏病、糖尿病等疾病。

睡眠是人生活中一种自然现象。按中国的作息制度和习惯，一个人一天大致分三大块：工作劳动 8 小时，休息（含家务劳动，社交娱乐活动）8 小时，睡眠 8 小时，所以人的生命三分之一是在睡眠中度过的。睡眠对人来说非常重要，睡眠的好坏是人的身体健康的重要标志之一，睡眠不足可以引起各种严重后果。美国《时代》周刊文章指出，睡眠不足已成当今美国最普遍的健康和社会问题。尽管研究人员今天仍未拿出令人信服的证据，表明睡眠不足可能直接引起疾病，但睡眠不足会使人精神状态不佳和办事能力严重下降。康奈尔大学的学者波拉克说："那些得不到足够睡眠的人不能进行思考，他们不能作出适当的判断、无法保持长时间的注意集中。"美国癌症协会最近调查表明，每晚平均睡 7～8 小时，寿命最长，睡 3～4 小时，死亡率是前者的 2 倍，睡眠不足的人常常出现皮肤表面微血管循环瘀滞现象，使皮肤变得颜色晦暗或显得苍白。当皮肤微血管得不到充足血液时，皮肤细胞组织的新陈代谢迅速衰老。另外，睡眠不足，直接影响内分泌，这对皮肤也有很大影响。睡眠不足还会加深皮肤皱纹。

睡眠不足影响人的记忆力、注意力，而且影响人的智力。尤其影响孩子智力发展和发育成长。据国外一项科学研究证明，孩子的睡眠与他们的智力发展有极密切的关系，这项报告评估了一些 7～8 岁小学生的学习成绩和他们每天睡眠时间长短的关系，发现那些每天睡觉少于 8 小时的学童，有 61％的人跟不上功课，39％的人勉强达到成绩的平均程度，而他们之中没有一位是名列前茅的。那些睡觉10 小时左右的孩子，只有 13％的人跟不上功课，有 76％的人成绩达中等程度，而有 11％的学童功课优良。这项研究同时发现，睡

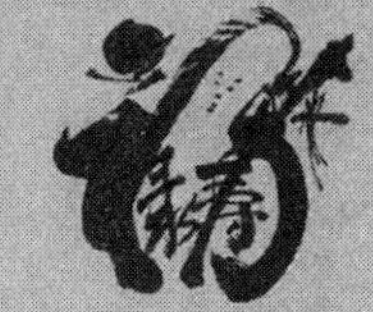

觉少的孩子经常会出现语言障碍,如口吃,比正常儿童矮小和呆笨。睡得好,还可促使儿童长得高。儿童在睡熟时比醒着时的生长速度快3倍。这是因为大脑底部的脑下垂体,在睡眠时能分泌较多的生长素。生长素有促进骨骼、肌内、结缔组织和内脏增长的作用。青春期以前的儿童,只有睡眠时才分泌生长素,醒着时并不分泌。睡眠对儿童脑的发育,脑功能的恢复,记忆力的增强和巩固,都有良好作用。因此,儿童需要足够的睡眠。要消除各种影响睡眠的因素,如不能"以玩代睡",为孩子充足睡眠创造良好的环境。

6. 躺着看书 很多青少年都喜欢躺着看书,以为这样比较舒适,其实这是一种不良的习惯,经常躺在床上看书的人,容易造成近视眼和不同程度的神经衰弱。

躺在床上看书的人,一般都会有这样的感觉,眼睛很容易疲劳,而两只眼睛疲劳程度又有很大差别。这是什么道理呢?仰卧在床上,两手捧着书的人大都是侧卧,头斜着,只伸一只手拿着书本,放在眼睛的斜上方来看。这样,两只眼睛都是斜视,而两只眼睛和书本的距离又不一样,所以就容易感到疲劳,尤其是下方的一只眼睛疲劳的程度更厉害一些,躺着看书,一般书本距离眼睛都较近,下方的眼睛还受到压迫,长期这样看书,眼球就会发生变化,形成近视,而且两只眼睛近视的度数也不同。

一个人躺在床上,肌肉放松,大脑的活动逐渐降低,中枢神经渐渐进入抑制状态,呼吸和心跳减慢,就容易昏昏入睡。躺在床上看书的人,看了一阵以后,手中的书本不知不觉地往旁边一扔,就会酣然入睡。这是一种生理状态。可是躺在床上看书,必须用大脑,随着书中的情节和问题引起复杂的情绪变化,还要进行一些思考活动,这样就会使大脑神经中枢兴奋起来。这种兴奋和"躺下"所产生的自然生理抑制状态相抵触,不但会使记忆力、思考力减退,而且会使神经活动发生紊乱。久而久之,就会引起夜间失眠、睡不熟等一系列神经衰弱的症状。

7. 夏日贪凉 夏日天气炎热,一般人都愿意贪凉,表现为:①饭后游泳降温。本来吃饭后人体大量出汗,全身上下皮肤表面毛细血

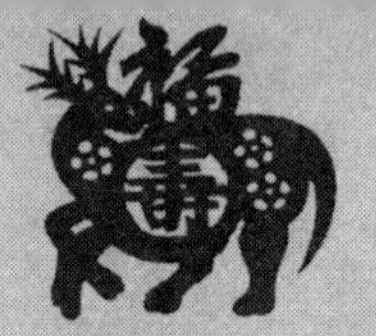

管及毛孔扩张,以利散热。此时若跳进水里游泳,全身皮肤大面积接触冷水,就因体温骤变和冷刺激而极易受凉患病,甚至会发生抽筋等意外。饭后游泳,体内的血液不得不优先供应运动器官使消化器官的供血量大大减少,消化液的分泌受到抑制,直接影响消化和吸收。另外,水对腹部的压力亦会影响胃肠的正常蠕动,妨碍食物与胃液、肠液等消化液的充分混合,久之会导致胃肠道疾病。②冷饮解暑。大量吃冷饮不仅会降低食欲,稀释消化液,影响消化功能,而且会使胃肠蠕动减弱,抑制消化液的分泌,造成消化不良。同时会降低胃肠的抵抗力,诱发消化道疾病。③风扇伴眠。风扇对着人体不断吹风时,由于流动空气的传导和对流作用,身体吹到的一面体表热量迅速散失,皮肤血管和汗腺随之收缩,吹不到的那面皮肤温度仍然较高,表皮血管及汗腺仍是舒张的,因体温中枢来不及调节,就会引起机体生理功能紊乱,出现头昏头痛、乏力懒散、腰酸背痛、鼻塞流涕等症状。有人睡觉时吹风还会引起关节酸痛和落枕。另外,电风扇的"回旋风"对耳膜也会产生有害影响。④凉水冲脚。炎热的夏日,热浪袭人,许多爱穿轻便凉鞋、拖鞋的人,喜欢用凉水冲洗双脚,冲完后全身自觉凉快许多,殊不知经常用凉水冲脚会有损于自己的健康。据医学专家研究证实,人的脚部是血管分支的最远端末梢部位,极易受凉。如果夏天经常用凉水冲脚,使脚进一步受凉遇寒,引起各种疾病。同时,因脚底的汗腺较为发达,突然用凉水冲脚,会使毛孔骤然关闭阻塞,时间长后会引起排汗功能障碍。另外,脚上的感觉神经末梢受凉水刺激后,会使血管剧烈收缩,日久会导致血管舒张功能失调,诱发肢端动脉痉挛、红斑性肢痛、关节炎和风湿病等。夏日贪凉还有其他一些不良习惯,都不利于人体健康,应加以纠正。

8. 淋浴过长 据英国《新科学家》周刊报道,长时间的热水淋浴有害健康。淋浴及盆浴(危害程度较小)受到水中的有毒化学物质影响的程度比饮水更大。淋浴时化学物质从中挥发出来并被人体吸收,这些化学物质还能扩散到整个房屋,再被其他人吸入。

匹兹堡大学的水化学教授朱利安·安德尔曼在会议上说:"我

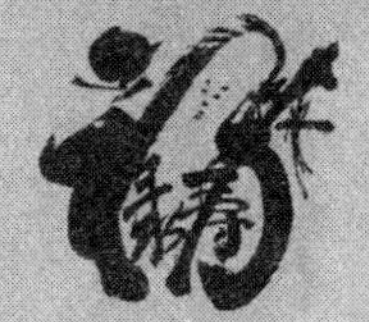

告诉我的朋友们淋浴时要快，水要凉。”安德尔曼和他的同事们在一间盆浴室和一间淋浴室，以测量这两种洗澡方式供给水中一般含有的化学物质(二氯乙烯和三氯甲烷)的挥发量。在淋浴室，50%的三氯甲烷和80%的二氯乙烯变成蒸气。盆浴室中这两种化学物质的蒸发量大约为淋浴室的一半。造成这种差别的部分原因是淋浴水滴所形成的热表面积要比盆浴室多。

秋天从保护皮肤来讲，人们不宜洗澡过多，即便是秋季刚刚到来、气温不是很低的时候，一天最多洗一次澡或两天一次为好。否则皮肤的保护层被破坏后，皮肤更易感染细菌。中医建议：①不要过度清洁皮肤，两天一澡为宜。②秋天多风，皮肤干燥的人更要选择油性护肤品。③切忌不要用过热的水洗澡。如果洗澡用较热的水，会让肌肤变得更干燥，出现发红，甚至脱皮的现象，这样不利于适应气候的变化。

9. 父母带小孩同床睡 孩子与父母同床睡，在我国是很常见的，有些在上小学的孩子还与父母同床睡觉。理由是“暖和，好照顾”，其实这是一种不良的溺爱孩子习惯。这种现象在欧美国家是不可想象的。在那里，很小的孩子就与父母分床分房间睡觉了。而这样做，确实是有道理的。

首先，让孩子单独睡，有利于培养孩子从小独立的意识，在感情上不过分依赖长辈和他人，为他以后形成一种自主自立，自强不息的性格打下基础。

其二，孩子渐渐大了，与父母同床睡觉，大人以为孩子睡熟了，其实不一定睡着，夫妻做爱的情景让孩子耳闻目睹，这对孩子的心理健康很有妨碍，有的孩子可能缘此而早熟学坏。也由于孩子的认识水平的限制，他会认为父母很“可耻”，从而降低家长威信，影响家庭教育的效果。

其三，一定要等孩子睡熟后夫妻才敢亲热，这会减少正常的睡眠时间。再说，偷偷进行性生活时，心理上处于戒备状态，也会影响性生活的和谐和美满。

至于少数女性出于某种不正确的性认识，以孩子作为“档箭

牌”，只把感情倾注在孩子身上，完全忽视了丈夫的要求，让母爱与性爱这原可相互促进的两种感情冲突起来，那就会导致夫妻的不和睦，这种情形应当改变。

10. 傍晚议家事 在日常生活中，每个家庭总免不了有些问题需要家人之间互相商计。有的人爱在傍晚时间议家事，这可不是一个好习惯。有关专家认为，假如希望讨论获得满意的结果，不致引起冲突摩擦，那么，对于提出问题的时间选择，就必须加以留意。一日之中，最不适宜进行问题讨论的时间，是下午 5～7 时，也就是下班后的傍晚时间。而最适宜的时间，则是晚上 8 时左右，因为下午 5～7 时这一段时间，是一日之中最“危险”的时间，在此期间讨论问题，极容易发生冲突，原因是这时家庭成员经一天工作学习后，都很疲劳困倦，身心状态均处于最低潮，除了由困倦而导致注意力无法集中之外，心情多处于焦躁、紧张，大家都无法心平气和，稍一不慎，便会无法自制地各走极端，弄得大家都不愉快。到了晚上 8 时左右，饱餐后的松弛状态，使各人对事物的反映灵敏度回复，心情也较开朗，此时进行问题讨论，不但获得成功的机会较多，而且出现摩擦的情况亦会较少。

很多做妻子的，往往在丈夫下班的入门之际，便向他叨唠不休，把各种琐碎的家务事问题向他倾诉或要求处理解决，这是最不明智的做法，通常都会令丈夫感到厌烦。其实，每个家庭都应该把下午 5～7 时这一段时间，定为“松弛时间”，避免讨论任何严肃的问题，家庭成员中谈话题材，应该偏向轻松愉快。能够这样做，家庭生活的气氛，或许会较融洽快乐。

晚上睡觉前更不宜讨论家事，讨论多了，引起争吵或引起兴奋和苦恼，就会影响睡眠，一夜睡不好，不仅影响人的精神状态，影响食欲，而且也影响工作学习。在睡觉前议论家事的人，应引起警觉。

11. 急入新居 在家庭装修工程完工后，许多消费者都希望尽快喜迁新居，但据室内环境检测部门检测，刚装修好的居室内空气污染严重，有碍身体健康，因此急入新居的习惯也不好。在新居入住前应注意通风排污和入住的时间选择。家庭装修过程中需要使

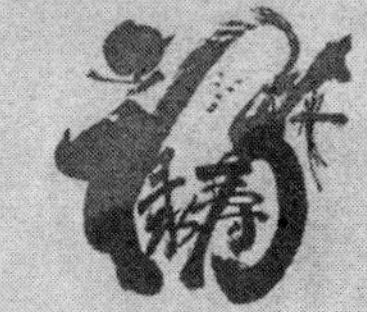

用各类装饰材料，如板材、石材或油漆、黏结剂等，特别是化学合成材料中所含有害物质在室内挥发后形成刺鼻气味，一些残留在板材或未参与反应的甲醛会逐渐释放造成室内空气污染。除胶黏剂释放甲醛外，含有甲醛成分的装饰材料也会向室内散发有害气体。如预制板、涂料、墙布、墙纸、化纤地毯、泡沫塑料及油漆等。

影响室内空气中甲醛浓度的高低主要因素是：室内空气温度、相对湿度，室内通风量（即室内空气与室外新鲜空气换气次数），以及室内建材的装载度（即每立方米室内空间甲醛释放的表面积）等。刚装修的新房浓度都很大，对人的身心非常有害。装修好的居室应尽量通风散味，做好空气净化工作，一般需要 5～10 天，亦可根据室内空气质量情况适当延长。若室内使用含有苯、甲醛及酚等物质的涂料时，通风凉置时间需要 1 个月左右，但涂刷乳胶漆的居室不宜过久晾置，否则装饰面易出现细微裂。总之，刚装修的新房一定不能急着搬入，否则对家人的身心健康有害。

12. 喜装有色玻璃 一些居民在家居装修中将原有的无色平板玻璃换上蓝色、绿色、茶色等有色玻璃，这种装饰和喜好也是有害的。

有色玻璃属于特种玻璃类，称为吸热玻璃，通常能阻挡 50%左右的阳光辐射，如 6 毫米厚的蓝色玻璃只能透过 50%的太阳辐射，茶色、古铜色吸热玻璃仅能透过 20%的太阳光。因此，吸热玻璃适用于既需采光又需隔热的房间。但是，在城市住宅楼群中，能起杀菌、消毒、除味作用的阳光，却被这些有色的热玻璃挡掉了一半，这是得不偿失的选择。

此外，还有些住户居室内装有纱窗，其透光率仅为 70%，与无色透明的普通的玻璃组合，总透光率达 61%左右，正好适宜，若再配上有色吸热玻璃，其透光率仅有 35%，势必影响室内光照。

有些住户甚至将阳台也用有色吸热玻璃封闭起来，众所周知，阳台是与大自然对话的极好场所，有益于老年人和婴儿健康，如果长期生活在蓝灰、茶色等弱光环境中，室内视线质量必然降低，容易使人身心疲惫，对健康也会产生不良的后果。

13. 躺着洗头 不知什么时候在我国城市理发店里盛行着一种躺着洗头的风气，这也是一种有害于人体健康的不良习惯。神经内科专家指出，躺着洗头时间过长容易造成脑部缺血，甚至还会引起昏迷、瘫痪等危重病症。顾客躺着洗头，也许能感觉到暂时的舒适，可这种姿势使头部所处的位置比身体低，顾客就要将头用力往后仰，这样就压迫了颈部血管，造成脑部供血的不通畅，容易导致昏迷、血栓等。

这种姿势洗头对30岁以上的上班族来说更加危险，因为现代人工作压力大，颈椎病的发病率已经达到了16%，而这一比例在30岁以上的白领中更高。仰卧洗头的时间过长，会对后颈部的动脉造成压迫，影响血液的正常流动，导致大脑供血不足。

如果被洗头者原本患有颈椎病，这种姿势就让本已不通畅的动脉更加堵塞，脑部细胞得不到血液的滋养，不仅加重原有的颈椎病，而且还会出现头晕、恶心等症状，严重者还会当场昏厥，甚至形成血栓，引发中风或半身不遂等。

因此，喜欢躺着洗头的人应根据自身健康状况有节制进行，切莫将其当成一种日常保健的方法。有心脏病或得过中风的人，去洗头前一定要三思，间隔的时间应该长一些；脖子有外伤者最好不要采取这种洗头方式。

14. 光膀子睡觉 有的人一年四季光膀子睡觉，尤其夏季天热，更喜光膀子睡觉，这种习惯容易受凉，还会引发腹痛、腹泻。因为人体大部分皮肤虽然会随着外界温度的变化而不断变化，以保持身体恒温，但腹部和胸部的皮肤温度几乎固定不变，如果没有任何遮盖物，下半夜温度下降后，就容易受凉，进而腹痛、腹泻。如果在光着上身睡觉的同时还开空调或吹电扇、睡凉席，甚至是睡地板，身体更加容易受到伤害。皮肤直接接触凉席或地板后，体内的寒热均衡迅速被打破，血管收缩导致供血减少，很容易引发胃肠道神经功能紊乱、肠蠕动加快，从而损伤胃肠道黏膜，引起习惯性腹泻。这种腹泻与细菌性腹泻相比，还会有疼痛和无力的感觉，严重的还会感到胸闷、气急。如果本身患有胃炎，还会出现便血的现象，危及健康。如

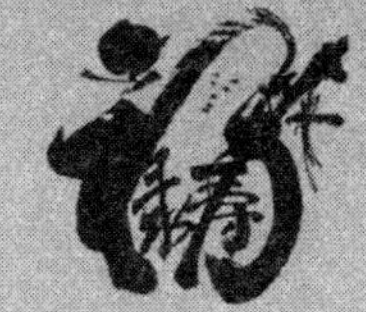

果睡在地面砖或水磨石地板上，砖石板阴冷潮湿，有较强的渗透性和聚湿性，易使人受寒、受潮，关节和肌肉组织的免疫功能降低，气血运行不畅，淋巴循环发生障碍，会诱发关节炎、坐骨神经痛等风湿性疾病。

尤其老年人更不能光膀子睡觉，更要护好肩。因为，人上了年纪气血都有不同程度的瘀滞，即使酷暑天，肩部不慎受凉就可以出现酸痛、活动不便等症状。中医学认为，这是暑热、风寒侵袭的结果。

护肩的方法比较易行：一是暑天，为防肩关节受凉，入睡前坚持做到用毛巾被把肩头盖好；二是平时尽量穿带护肩的汗衫、T 恤之类上衣；三是科学合理使用电扇、空调，提倡摇扇纳凉。

15. 枕头过高过久 俗话说“高枕无忧”，其实枕头枕得过高并不是好事，尤其是老年人和有慢性病的人更不能在睡觉时把枕头垫得高高的。如血脂过高的人，因其血液流动速度比正常人慢，在睡眠时更慢。如果再把头颈垫高，那么血液流向头部将减慢而且也减少，这就容易发生缺血性脑中风。枕头也不能过低，以适中为好。

枕头枕久不换也不好，易生细菌和尘螨而引起哮喘病。北京就有一个治哮喘病的小故事。一名哮喘病患者就是因为换了个枕头，纠缠了他 10 多年的病在几天之间就好利索了。这位患者多年来备受哮喘困扰，时轻时重，中药、西药吃了一大堆，就是好不了。一次朝阳医院呼吸科童主任仔细询问了他的饮食起居的情况后，童主任得知他十几年来一直没有换过枕头，于是，建议他回去换个枕头。为什么换个枕头就治好了哮喘？他解释说，这个患者十几年未换过枕头，上面肯定聚集了许多细菌和尘螨，换枕头的目的是为了避开过敏原。除了遗传、基因、特异性体质等内源性因素外，因过敏因素引起哮喘占到大多数。童主任指出，哮喘患者应首先防止嗅觉过敏，否则即便是吃药，也只能缓解症状，对从根本上治疗该病无济于事，枕头换了，过敏原消除了，这位病人的哮喘病也好了，可见长期不换或不翻新枕头的习惯危害甚大。

16. 冬季盖被过厚重 一些人冬季为了防寒保暖，把被子盖得

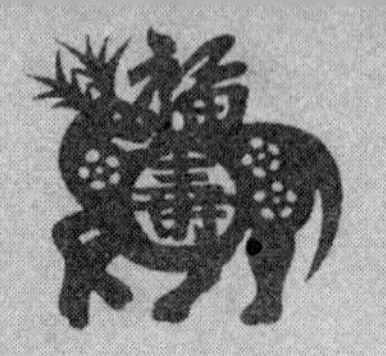

厚厚的，又重又沉。专家指出，这样不仅影响呼吸，而且会使全身血液运行受阻，容易导致脑血流障碍和缺氧，使脑静脉压和脑压增高。一般认为，冬季选择 2 500～3 000 克重的被为宜，如果盖上去还觉得冷，可以加上一条薄薄的毛毯。可是，在生活中我们发现许多人一到冬季便盖上 3 500～4 000 克重的棉被，实不可取。如果患有肺气肿、心脏病的老年人，胸部受到重压，不但噩梦频繁，还会导致病情突然加重，发生急性缺氧窒息或心绞痛。被窝里的热度太高，儿童容易踢被子，老人起夜时温差过大，都容易感冒着凉。再说，夜间盖上厚棉被，人体散热增加，毛孔大开，而冬季的早晨气温很低，起床后，容易感受风寒的袭击，这也是冬季发生感冒的原因之一。冬季还可选择羽绒被、羊毛被等轻软、保暖性好的新型被褥。总之，冬季睡觉不宜过于贪暖。

17. 蒙头睡觉 一些人用被子蒙着头睡觉，说是怕光或怕噪音吵。不管是什么原因，蒙头睡觉不是好习惯。因为人在睡眠中也是需要呼吸的。当仰卧时，厚重的棉被捂着头，可影响人的呼吸活动，减少肺的呼吸量。对儿童来说，会影响其正常的生长和发育。对大人来讲，由于呼吸不畅，常常会作噩梦，影响睡眠的质量。此外，呼出的废气积在被子里，很不卫生，对人体十分有害。有些老年人冬季喜欢捂头睡觉，以为这样可以暖和些。医生认为，这样的睡觉方式，会因被窝内的氧气含量减少，二氧化碳等废气逐渐增加，而影响了正常的呼吸运动，甚至造成窒息或诱发心脑血管病。

还有趴着睡的习惯也不好。这种俯卧位的睡眠方式不但容易压迫内脏、使呼吸不畅，对生殖系统也有一定影响。尤其对年轻人来说，危害更大。首先，长期趴着睡会压迫阴囊，刺激阴茎，容易造成频繁遗精。频繁遗精会导致头晕、背痛、疲乏无力、注意力不集中，严重的还会影响正常工作和生活。年轻人本来就对阴茎刺激反应敏感，更不要采取这种睡姿。还有，频繁遗精的人也要当心这种睡姿加重病情。

另外，阴囊是男人的“小冰箱”，它需要保持一个恒定温度，才有利于精子的生成。趴着睡会使阴囊温度升高，又不容易及时散热，

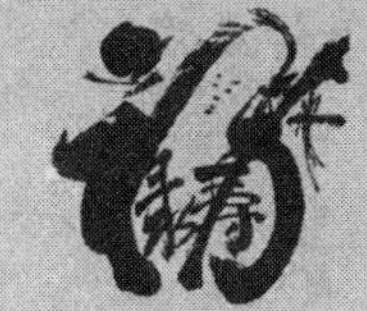

所以对精子生长也有一定影响。尚未生育的年轻人尤其要当心。采取什么样的睡姿比较好呢？一般来说，原则是不压迫内脏器官，有利于休息。

18. 亮灯睡觉 有些年轻的妈妈为了夜间给孩子喂奶、换尿布时方便，往往将卧室里的灯通宵开着，这对宝宝的健康是不利的。

医学研究表明，婴儿在通宵开灯的环境中睡觉，可导致睡眠不良和睡眠时间缩短。进而影响其生长发育的速度。这是因为，婴儿的神经系统尚处于发育阶段，适应环境变化的调节功能差，卧室内整夜亮着灯，不符合昼明夜暗的自然规律，会影响宝宝正常的新陈代谢，影响其生长发育。以视力发育为例，据国外学者报告，常在开着小灯的房间睡觉的孩子有30%成了近视眼，而常在灯火通明的房间睡觉的孩子近视眼的发生率则高在55%。同时亮灯睡觉也影响大人的睡眠质量，不利于健康。

19. 不爱梳头 有的人由于赖、工作忙、早起晚睡，都不爱梳头，头发又乱又脏，既不卫生又不利于健康。这也是一种不好的习惯。梳头有益头部血液循环，促进健康。据报道，王某从15岁开始出现白头发，40岁时白发范围就占了三分之一。一位医生建议他每日梳头500遍，并辅以简单的药物治疗。结果10个月后王某的白头发基本消除，困扰他多年的头皮屑过多问题也大大减少了。

中医经络学说认为，头部拥有大量的穴位，梳头能有效刺激头部穴部，具有鼓舞正气、疏通经络、活血化瘀等作用。因此，我国古代养生家很早就主张“发宜多梳”，隋代巢元方在《诸病源候论》中记载：“千过梳头头不白。”《圣济总录》中有云“梳欲得多，多则去风，多过一千，少不下数百。”可见多梳头不仅具有护发美发的作用，而且还具有防病治病及祛邪的功效。

现代医学研究者发现，勤梳头能够疏通血脉，刺激头皮末梢神经和头部穴位，改善头部的血液循环，保证头发具有足够的营养供应，从而使得头发光滑明亮，发根牢固，并能有效地预防脱发和早生白发。此外，经常梳头还具有解除疲劳、缓解头痛、健脑提神、促进睡眠、降低血压、振奋阳气及预防感冒和脑血管病发生的作用。

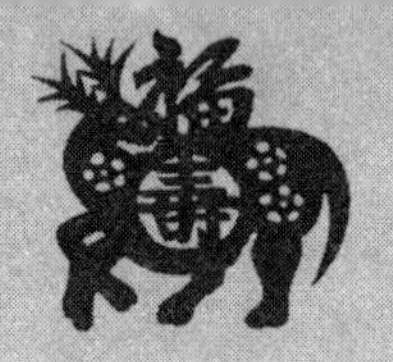

梳头一般可选在清晨、午睡后及晚上睡觉前为佳。但也不必拘泥，其他空余时间也可进行。根据制造材料的不同，梳子可分为木梳、林竹梳、牛角梳等。仅木梳一类，又有黄杨、楠木、枣木、桃木等木梳，以黄杨木梳为佳。梳子的选择，通常以梳身光洁、把握舒适、梳齿圆润光洁、不拉头发、不伤头皮且不带静电者为佳。一般不选用塑料梳，因为塑料梳易与头发摩擦生电，日久反而易损伤头发。若遇工作时、课间或出差未带梳子，也可用手指代替梳子梳理头发。

20. 爱憋尿 爱憋尿也是一种有害健康的坏习惯，日常生活中憋尿的事屡见不鲜。有的人看电影、听报告，因顾面子或入了迷，尿憋着也不起身上厕所；有的人夜间睡得香尿憋得慌，也不愿起床；有的人坐火车，由于火车厢内人满为患，行走极为不便，为了减少上厕所带来的麻烦，有尿尽量憋着，不去上厕所，尤其是女性爱干净，更不愿意上火车上的厕所。但是，这样会给人体健康带来极大的隐患。

无论什么情况下憋尿都不好，因为膀胱长时间过度充盈，会使膀胱括约肌松弛，肌张力变小，形成尿潴留，膀胱括约肌松弛又可进而发展成充盈性尿失禁。而且，女性尿道较短，憋尿更易造成上行性尿路细菌感染，严重的甚至可能造成肾盂肾炎。因此，憋尿不是一个好习惯。

（三）言行坏习惯

1. 不爱社交 有些人把自己关在自家的小天地里，不爱与人交往，少言寡语，有事爱憋在心里，有话无人说，有气无处泄，不仅自我孤独，而且时间长了就会憋出病来，如患忧郁症、孤独症，严重的影响身心健康。社交，不仅是官场商场的需要，也是中老年人健身的需要。俗话说“人到中年，活得最累”，工作累，负担重，受气多，心理复杂，如果没有地方去发泄，自然会憋出病来。中年人是社会和家庭的顶梁柱，如今竞争日益激烈，更多的冲击迎面而来。许多中年人会程度不同地变得沉默寡言、离群索居起来，不喜欢和人打交道。殊不知，缺少了心灵宣泄的机会，缺少了与人交流的次数，便容易导

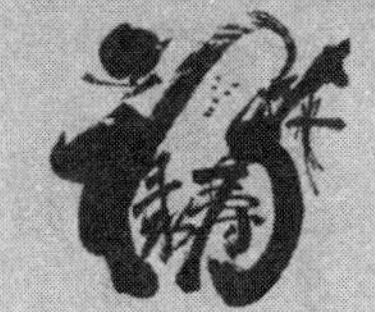

致精神上的老化。与人多说话、多交流思想，很多想不开的事也想开了。同时，多说话对口腔和咽喉多作刺激，能促进脑部血液供应，增加大脑氧气的供应量。所谓“沉默值千金，君子不闲谈”应该改一改，多说话、多交友、多约会，对大脑功能也极有益处。

人到中年又是青年向老年的过渡时期，衰老迹象开始出现，应当多与人进行交谈，切忌寡言少语。多与人交谈也不失为预防精神老化的良方。中年人处于老年人和孩子之间，存在年龄和时代造成的心理差距，需要多交流、多了解、相互信任、相互尊重，以营造融洽的家庭气氛。老年人退下来后，失落感很强，加之各种慢性病缠身，更需要与人交往，调节情绪，交流治病强身的经验。改变不爱社交的习惯，是中老年人延年益寿的一剂良药。

2. 出言粗俗 文明用语、礼貌待人，是社会主义精神文明建设的要求，可是有人却出言粗俗，不干不净，出口就是“去你的、放屁、滚蛋”。常见在公共场所，如农贸市场、车站等，由于出言不逊，引起对方反感，互相争吵不休，甚至动手打骂，造成人体残伤。这种不良的言行习惯，既扰乱社会秩序，也伤害了自己。

还有不少家庭也是习惯出口就骂，有的女同志骂孩子、骂丈夫，脏话不堪入耳，如“蠢货、死猪、木脑壳”等，既伤害了丈夫、孩子，又引起家庭矛盾，甚至会造成严重后果。有一位母亲，就是因为孩子一次学习成绩不好，脏话骂个不休，造成孩子跳楼自杀，自己也因悲伤过度，患上了精神病，这就是出言不逊的恶果。社会需要文明用语。家庭是社会的细胞，为了下一代的健康成长，为了拥有祥和、温馨的家庭氛围，净化家庭用语多么重要，根除出言不干不净的坏习惯是社会和家庭共同的责任。

医学专家指出，如果一个人经常说脏话而且难以自控，有可能是神经系统出现了疾病。华盛顿大学从事行为和发展研究的儿科医师齐纳说，这类“粗口症”实际是神经长期失调导致的疾病，患者反社会倾向明显，跟社会主流观念背道而驰，脏话脱口而出。有的人还伴随着其他症状，如多动症、强迫症、焦虑、失眠、学习能力下降、情绪反复无常。研究表明，每 100 人里就会有 1 人患有此症，美

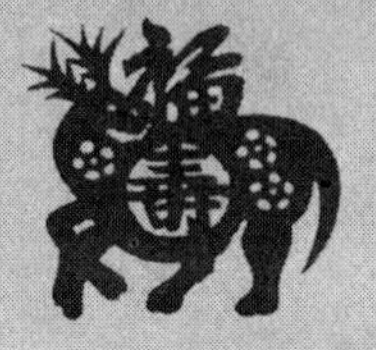

国有 75 万儿童患有此症，男孩患病人数是女孩的 4 倍。

对此病的治疗，传统上使用心理疗法中的认识调整和厌恶疗法。通过改善这种人对周围人和事的认识，获取社会支持，辅以缓解神经功能紊乱的药物，对情绪的发展有明显的控制作用。对于反社会倾向和秽语症、强迫症则需要针对性治疗，需要依靠社会、学校和家庭的帮助和教育，培养德育，尽量做到文明用语。

3. 偏听偏信 偏听偏信，大者误国，小者伤身，听信谗言，可以使君臣成为敌人，使朋友成为仇人，危害大矣。战国时代有这样一个故事。传说梁孝王听信宠臣羊胜一面之词，将自己才华出众的门客，辞赋家邹阳判刑下狱，并准备杀掉他。邹阳在狱中愤愤不平，对梁孝王偏信十分恼怒，于是便写了“偏听生奸，独任成乱”。梁王看了之后，才免他不死。由于梁孝王偏听偏信，差一点使邹阳遭了杀身之祸。历史上这样的故事很多。例如，秦二世胡亥宠信赵高，因而发生“指鹿为马”那样的怪事，以及阎乐（秦二世时的咸阳令）逼死秦二世于望夷宫的惨剧。再一个是汉元帝时期皇后王氏偏听偏信专权跋扈，终于被王莽篡夺了汉朝王位。这就是历史的教训。

4. 爱打孩子 父母爱打孩子，不仅影响孩子的身心健康，而且往往惹自己生气，是一种不好的行为习惯。有的父母打坏了孩子，懊悔几夜睡不着觉，更影响健康。父母爱打孩子的屁股，其实孩子的屁股打不得，不论轻重都有影响。用力较轻，虽然不会直接造成肌肉、肢体的损伤，但是疼痛的感觉会通过神经中枢的传导，使大脑受到刺激，精神上处于紧张、恐惧和压抑状态，会造成孩子智力发育迟缓，身高受到影响。若经常打孩子屁股，会使孩子产生不良性格，如孤独、胆怯等。打孩子的屁股还容易损伤他们的肾脏。儿童的身体组织比较柔软娇嫩，如果臀部遭受重力打击，造成臀部血管破裂，出现皮下瘀血。皮下瘀血和坏死的血液经机体吸收代谢后，必须通过肾脏从尿中排出，这不仅会增加肾脏的负担，而且受伤的肌肉还会分解出一种毒素。这种毒素不仅可以引起循环障碍，而且还会影响肾小管的吸收和排泄作用，有的还会出现肾功能异常，甚至发生以急性肾衰竭为特征的继发性外伤性休克。

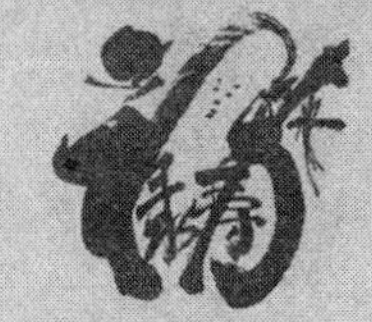

不仅屁股不能打，孩子的头面部、颈部、腹部、四肢也不能打。打耳光可能会使鼓膜震破致聋，而拳击面部可使鼻骨断裂、眼球出血或失明。倘若拍打、撞击脑部，特别是后脑勺，可以引起脑震荡甚至猝死。后脑勺是极为重要的生命中枢——延髓，剧烈震动后可发生气管窒息，两旁颈部动脉受压可引起心搏缓慢，导致脑供血骤减，甚至可以引起心跳骤停，发生猝死。右上腹内有肝脏和胆囊，左上腹内有脾脏，两侧腰部有肾脏，都是经不起撞击的，极易破裂造成出血。开始不易察觉，经过12～24小时就可出现头昏、乏力、面色苍白，出现失血性休克。四肢也不能猛击、猛拖，因为这样可造成骨折或关节脱臼。一次脱臼后，即使复位，以后也容易复发，会成为习惯性关节脱臼。

如此看来，孩子有了错误，应以教育为主，谆谆诱导，切不可养成打孩子的习惯。如真的过不去，就打几下手心或轻拍几下屁股，对孩子既可以达到惩罚目的，自己也消消气。

5. 盲目减肥 严峻的现实昭示人类，现代文明发展，物质生活越改善，城市活动空间越小，肥胖症的发病率就越高，继而成为困扰人类的世纪性顽症。

据世界卫生组织透露，由肥胖引发的人类心脑血管系统的发病和猝死已悄悄地跃居人类死亡的榜首，如今已有4亿颗心脏为肥胖症所累。地球上每死亡4个人，就有1个人是由肥胖诱发的病因所致。因此，医学界人士惊呼，肥胖症可能成为肆虐横行21世纪的世纪之病。祸水涌起，驱使着人类处处设防筑堤。

在我国，由于物质文化生活的提高，肥胖者也越来越多，有的人怕继续发胖，有的人为了身材的美，便想方设法减肥。其方法有加大运动量、节食、做养生功等。虽有一定效果，但难以巩固。尤其是反复减肥，不仅有害健康，而且使寿命缩短。据美国一项大规模的调查，证明减肥是不利于健康的，并且增大死亡率。美国波士顿哈佛大学的医生们详细地分析了自1962年以来一再接受医疗检查的11 703人死亡情况。结果表明，无论是体重增长，还是减肥，死于某种疾病的风险都有所增加，这使科学家们非常惊讶。体重变化越

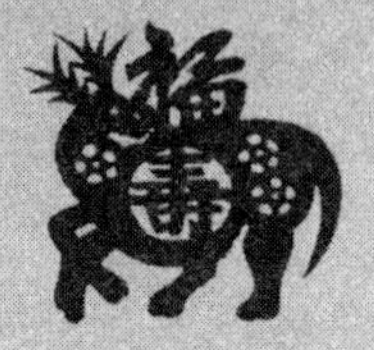

大,死亡的危险也就越大,尤其是因心血管疾病而导致死亡的。

节食减肥,忍饥挨饿不仅有害健康,而且可造成疾病。有些所谓的养生功减肥,实际是一种饥饿减肥的方式,它的最大弊端是使人体的自然免疫力降低,并导致人体胃肠功能失调,产生麻木抑制状态,虽然使人不知饥渴,有活力,但后果是最可怕的。人体的自然免疫力降低之后,短期无影响,但从长远效果来看,会增加意外的病症,特别是胃肠系统的疾病。科学家认为,人们肥胖不仅仅是贪吃贪睡造成的,而主要是人体内有一种肥胖的遗传基因。减肥有待对这种基因深入研究,采取基因疗法。

国外一些科学家在猪身上找到了造成肥胖的遗传基因。对猪进行的研究发现,导致过度肥胖的原因不仅仅是贪吃贪睡,还有遗传基因的生物学因素。研究人员找到了染色体上与猪肥胖有关的那个部位。他们推论,在人体相应的染色体也可能会找到与人体过度肥胖有关的基因。研究证实,不同品种的猪生长率和肥胖程度的不同,主要是决定于第四对染色体上某一个部位的若干基因。在过去的研究中,也在啮齿类的动物身上找到类似的染色体。专家认为,新的发现对研究人体肥胖的原因又进了一步。他们指出,人体的肥胖基因大概比猪或者是啮齿类动物更加复杂,可能是不同染色体上基因共同作用的结果。

肥胖是由现代优越生活而产生的,适当减肥对人体健康是有好处的。但是,有的人为了追求美而盲目减肥,则有害身体健康,甚至造成营养不良。生活中不乏因减轻体重而损坏了自己的健康,或使健康状况更糟的现象。这是由于对减肥缺少正确的认识,归纳起来,对减肥的误解有以下几种。

(1)以为凡是肥胖者都有资格减肥:肥胖的原因很多,既有遗传性肥胖,内分泌失调的病态性肥胖,也有营养过剩性肥胖,心理性肥胖。内分泌失调的病态性肥胖,应先治病,病除才有资格减肥。否则,一味节食,增加运动量,会加重病情。

(2)认为节食就是少吃东西:的确,对于营养过剩性肥胖者来说,减肥要控制食量,但主要是控制那些容易增加体重的食物,如糖

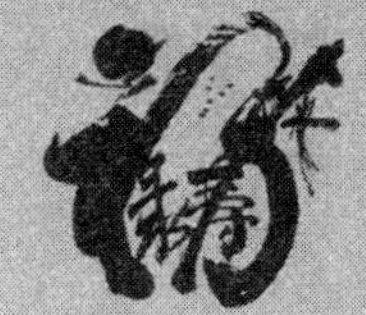

类的巧克力、牛油、果酱、蜜饯等；油脂类的馅饼、香肠、各种精制肉类等。而对于含纤维素多的蔬菜，如圆白菜、菜花、芹菜、莴苣、菠菜、胡萝卜、茄子、番茄等可放心的吃。还有蛋白质类的兔肉、动物肝、腰子、肚、心等。在一日三餐的分配上，早、中餐可吃多些，晚餐适量控制。不论何物，不论何时，以少吃为标准的节食会损害身体。

(3)以短期的剧烈运动达到减肥效果沾沾自喜：减肥应采取缓慢渐进的方式。因为恋爱、赶时髦，或抓紧假日时间急于求成，没有恒心，减掉的体重很快会恢复。只有稳定而渐进的减肥计划，减去的体重才会永久消失。

(4)减肥何须求医：这种看法是导致盲目减肥、得不偿失的缘由，因为医生会告诉你该不该减肥，怎样减肥，还会提醒你哪些减肥方法对你是危险的。

6. 久坐不动 随着生活水平的提高和工作条件的改善，给人们带来了越来越多的坐着工作的机会。一般认为，坐着比站着或躺着要舒适得多，于是百坐不厌，其实长时间坐而不动，那简直等于“坐以待毙”，是一种不良的生活习惯。曾报道有一位网迷，他从下午开始上网，直到第二天早晨才罢休，站起身来没走几步，突然摔倒，送医院抢救，诊断为右下肢深部静脉血栓形成，并引发肺栓塞。人们或迷恋上网，长时间久坐；或迷恋麻将桌，通宵久坐围城；或因年老体力衰退，精神衰弱，容易懒散，不愿活动，终日久坐。久坐，尤其是一种姿势的久坐，都对健康不利，甚至导致疾病发生。久坐可能会出现如下病症。

(1)心血管疾病：人体活动量减少是导致动脉硬化、高血脂、高血压的原因之一。久坐由于胸部得不到充分的扩张，会使胸廓狭窄，心肺的正常功能日益减慢，造成血管疾病的隐患，严重的还可导致动脉栓塞、心律失常、心绞痛。

(2)消化系统疾病：由于坐着时重量下压于脊椎骨底部，使腹部肌肉松弛，腹腔血液供应减少，胃肠蠕动减慢，平滑肌变得软弱，各种消化液的分泌也减少，可导致消化系统的功能减退，食欲不振，腹胀便秘，胃下垂等。

(3)运动系统疾病：由于骨与骨之间的黏液是依靠运动产生的，坐着时活动减少，黏液减量使骨骼易于磨损而导致病变。其次，坐着时由于血液循环减慢，又兼全身压力随而分布不均匀，对肌肉供氧不足，这样可引起肌肉僵硬、酸痛，甚至萎缩。因此，腰酸背痛便成为家常便饭。

(4)精神症状：正常人脑所消耗的氧占全身需要量的四分之一，脑力劳动者更高，经常久坐工作的人，由于头处于前屈位，颈部血管轻度屈曲或受压，会使流向脑部的血流受到限制。脑血流量的减少，会造成大脑氧和营养物质供应不足，时间长了就会引起人的精神压抑，终日无精打采，倦怠无力，出现头痛、头晕、失眠、脖子僵直、记忆力减退等神经症状。

(5)致癌：人体的免疫细胞是随着活动量的增加而增加的，久坐不动无疑可导致体内免疫功能下降，免疫细胞数量减少，易受形形色色的肿瘤细胞侵袭，而成为致癌原因之一，久坐使肠蠕动减退，粪便在肠道潴留，致癌因子过多过久接触肠黏膜，容易发生结肠癌。

(6)静脉曲张：久坐不动血液循环不良，静脉血流受阻，加之地心引力作用，血液瘀滞于下肢，可致下肢静脉曲张、下肢溃疡；瘀滞于直肠附近的静脉丛是形成痔疮的重要原因；瘀滞于盆腔可引起盆腔炎、白带过多、痛经等妇科疾病和前列腺疾病。

(7)疖肿：久坐使臀部肌肉受压，局部血液循环不畅，会使阴部蒸发散热不良，在皮肤清洁欠佳时，常会发生臀部疖肿、股癣，严重时还会发生脓肿、肛瘘。所以，长期坐着工作的人一定要加强室外运动。这对于防病健身有着重要意义。

(8)妇科病：很多 30 多岁长坐办公室的上班族女性，由于长期久坐，月经前及月经期常有剧烈疼痛，这是因为久坐加上缺乏正常运动，以致气血循环障碍；有些是因久坐导致经血逆流入输卵管、卵巢，引起下腹痛、腰痛，尤其有厉害的痛经，此即所谓巧克力囊肿，也是不孕原因之一。此外，气滞血瘀也易导致淋巴或血行性的栓塞，使输卵管不通；更有因久坐及体质上的关系，使子宫内膜组织因气滞血瘀而增生至子宫外，形成子宫内膜异位症，这些都是比较明显

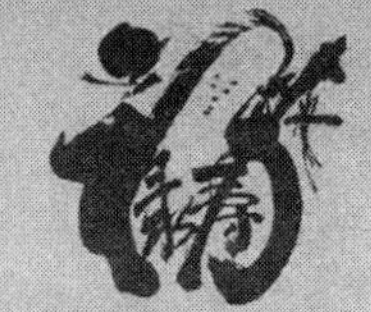

的不孕原因之一。

有的由于身子重、赖，爱坐不爱动；有的是由于工作所迫，不得不久坐。如果工作几乎都离不开“坐”，那么应接受医师建议，每40分钟后休息10分钟，做做伸展动作，或下班后散步、游泳、跳韵律舞等，都能有效改善因久坐造成的循环障碍。

7. 运动过于剧烈 生命在于运动，中老年人参加体育运动非常必要。但是，如果运动不讲科学，过于做剧烈的运动，对健康也不利。2004年北京国际“马拉松”比赛，有2位体质欠佳的大学生跑到中途就昏倒，抢救无效而猝死。不管出于什么动机，盲目剧烈运动，是一种不好的习惯。

据美国医学家的一次调查显示，偶尔运动者所吸入体内的氧气比长期坚持锻炼的人要多。随着呼吸频率加快，各种组织代谢加快、耗氧量骤增，容易破坏人体正常的新陈代谢，造成细胞的衰老而危害机体。对于那些不能长期坚持体育运动的中老年人来说，偶尔进行较剧烈的运动，将会加重生命器官的磨损，导致组织功能衰退，从而影响人的寿命。因此，中老年人运动一定要适度，要根据每个人的体质和过去的运动情况加强体育锻炼。此外，每天至少累积30分钟的活动量，如下公共汽车后快走15分钟回家，再做20分钟的其他温和体力活动。一些人认为，运动强度越大，健身效果越好，故选择一些超出自身承受能力的运动项目，这是错误的。超强运动不健身，还往往有损健康。这是因为超强度运动使得心脏收缩，心跳、和呼吸频率显著加快，耗氧量增加，血液中氧和能量减少，代谢产物增多。而新陈代谢离不开稳定的体内环境，超强运动往往扰乱人体内环境稳定，破坏人体固有的生理平衡，久之便会导致疾病发生。专家建议，每个人都要根据自身身体状况，选择适合的运动项目，并掌握好运动强度，以停止运动5分钟后，心跳、呼吸恢复正常，无疲惫之感为宜。

有的朋友自早晨4～5时开始锻炼，直至8～9时还不结束，甚至已感觉十分疲劳，仍不肯休息。他们相信“坚持到底，才能胜利”。其实，运动时间过长，往往会导致相反的结果。因为，运动达到一定程度后，就会发生效用递减现象，需要休息和复原。人们所期望的锻炼效果，如增加肌肉力量，改进心血管功能，也正是在积极的休息期间获得的。如果已感疲劳，还“轻伤不下火线”，不仅锻炼效果下降，还容易发生意外。

有的人带病锻炼，氧气和能量消耗过多，减少了脑、心、肺、肝、肾等组织器官的营养灌注，不利于康复。“卧床休息”常常是医生的叮嘱，道理就在于此。当然，疾病恢复到一定阶段，适当运动未尝不可，但需经医生同意，并在医生指导下进行。

锻炼需要有恒心，但不意味着“风雨无阻”。有人担心锻炼一旦中断，会前功尽弃，在风雨天、雾天等不良天气里亦不肯中断锻炼。须知，大风起时，尘土飞扬，锻炼会吸入过多的尘土，有害健康，飞扬的尘沙还容易迷伤眼睛。雨中运动，雨水浸湿衣衫，易受风寒，道路发滑，也容易摔倒跌伤。雾天运动更加有害，因为雾中含有大量的酚、苯浮尘等有害物质，吸入体内易导致气管炎、过敏性疾病、肺炎的发生。雾天气压低，运动时还易出现缺氧、头痛等不适。由此可见，运动不能过于剧烈，不能机械教条，应因人因时而异。

8. 老人压腿锻炼 如今老人运动方式很多，哪一种运动方式好，要根据自己年龄、身体健康状况和体质而定。专家指出，老年人有压腿锻炼习惯并不好。因为压腿不当造成肌肉损伤甚至骨折的老人不在少数。有关专家提醒老人，压腿是一项不科学的锻炼方式。

老年人腿部弹性差，比年轻人更容易受损伤，而且不易恢复。压腿还容易使老年人腿部关节变形，变得更加不灵活。另外，由于老年人骨质中钙质多，胶质少，骨头比较脆弱，易骨折。不少老年人本来腿脚不稳，压腿时单脚支撑，更易摔倒，造成骨折。老年人活动腿部肌肉，轻摆腿或慢跑即可。

9. 搓麻将成瘾 搓麻将作为一种娱乐活动，不可非议，但搓上了瘾，连夜转，甚至还赌输赢，那就是一种不良的坏习惯。对人体健康有害无益。

现在社会上玩麻将和扑克成风，几个人凑在一起，一玩就是 4～

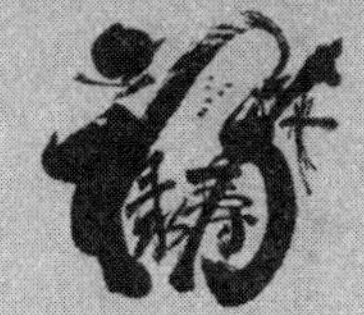

5个小时，有的甚至通宵达旦。白天工作一天，晚上再“加班”，人的精神和身体必然处于疲劳状态，时间一长容易导致一些疾病的产生。因机体长期处于疲劳状态，会引起神经功能和消化功能失调，出现神经衰弱，消化不良，甚至胃及十二指肠溃疡。此外，在玩麻将时身体长期坐位姿势不变，会发生腰背肌肉慢性劳损，引起腰背酸痛。高年龄者会加重颈椎及腰椎骨质增生。如玩者平时患有动脉硬化、高血压、冠心病时，往往由于玩时突然兴奋或懊恼，而引发脑出血、心绞痛、心肌梗死等。更可悲的是玩者大部分都吸烟，使得室内空气污染严重，因而易造成咽炎、鼻炎、支气管和肺炎疾病。

长期与麻将为伍，极易陷入疾病的泥潭。奉劝玩者，一定要有所节制。据《新民晚报》一消息说，2011年春节假日期间，南京至少有5～6个人死于搓麻将。位于南京城南的第一医院，除夕不几天共收治20多例脑出血患者，约13人是通宵打麻将造成的，其中的5～6个人发病后有经医院抢救无效死亡或在送医院途中就心跳停止。南京铁道医学院附院2月4日收治的一位年轻人，则是因为他连续几天打麻将后，极度疲劳，出门跌倒撞破了头，据他本人讲，打麻将赢来的钱不抵治病所需的费用。

据“五四”新文化运动的倡导者之一胡适先生考证：麻将是由明代一种叫“马吊”的纸牌演变而来的。当时，士大夫整日整夜地沉溺于打马吊，把正事都荒废了。明亡之后，清人吴伟业著有《绥寇纪略》，便认为明朝是亡于马吊。当然，这样下结论今日看来是有失偏颇的。胡适指出，从前的革新家说中国有三害：鸦片、八股和小脚，其实中国还有第四害，这就是麻将。据估计，当时全国每天至少有100万张麻将桌，若以每桌只打8圈，每圈半小时计，就要消耗400万小时，相当于损失16.7万天的光阴；金钱的输赢，精力的消磨，都还在外。对此，胡适痛心疾首地感叹道：“我们走遍世界，可曾看到哪一个长进的民族、文明的国家肯这样荒时废业的！”

胡适还讲过这样一个海外见闻：他留学异国时，发现麻将已经传到国外，成为西方社会各界时髦的一种游戏，“俱乐部是差不多桌桌都是麻将，书店里有许多研究麻将的小册子。中国留学生没有钱

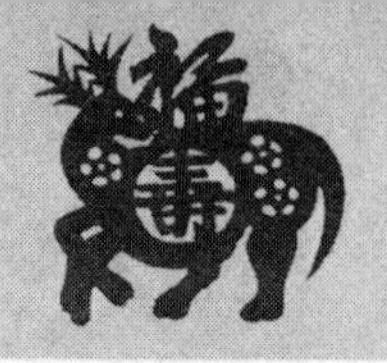

的可以靠教麻将挣钱吃饭。"可是到了 1927 年，当他重游上述各国时，又惊奇地发现，麻将在西洋已成为"架上的古玩"，很少有人问津。原因何在？胡适分析后下结论：但凡"勤劳奋斗"的民族是绝不会被"麻将军"征服的，麻将只能是爱闲爱荡、不珍惜光阴的民族的"专利品"。劝那些麻将成瘾的人应改一改坏习惯了。

10. 豪赌成癖 自古以来，赌博就是一种很坏的恶习。俗话说："十赌九烂，久赌成贼；十赌九病，久赌成疾"。

专家调查发现，赌博者的致命伤是他们的喜、怒、哀、乐等"七情"变化无常。首先是他们赢钱心切。但又怕输，输了不服，硬要扳回。这样一来，输赢二字持续在头脑中激烈斗争。二是一进赌场，既怕公安人员来抓，又怕老婆儿女来闹，思想上老是充满不安、焦虑和恐惧。三是赌输了债台高筑，倾家荡产，于是烦恼、愤怒，乃至铤而走险。四是一旦发了横财，就高兴、激动和狂喜。专家认为，情绪是生命的主观反映，还关系到人的生死存亡。激烈无常的情绪变化会打乱人体正常的免疫功能，削弱抗病能力，导致疾病。

另外，由于赌博者大都一坐就是几个小时甚至通宵达旦，易患颈椎疾病、痔疮、腰腿麻木疼痛；赌博者大多潜居斗室，加之人人吸烟消愁，造成室内空气严重污染，可诱发和加重感冒、气管炎、肺气肿、支气管哮喘及肺癌等呼吸道疾病；由于赌博者往往饮食无节，赢了钱花天酒地猛吃猛喝，输了钱满腹气恼、茶饭不思，很容易造成消化不良等肠胃疾病。

调查还发现，迷恋赌博的青少年往往行动刻板不灵，头昏脑涨，注意力不集中，记忆力明显减退。中年赌博者容易引起高血压、神经衰弱、胃溃疡，甚至诱发癌症。老年赌博者常可诱发中风、心绞痛、心肌梗死和猝死。赌博之害数之不尽，严重的甚至家破人亡，这样的恶习应遭全社会痛击。

11. 嘴中爱衔小物件 嘴里爱衔小东西，是一种不好的习惯，一不小心可能对人体造成大的伤害。据报道，江苏一位陈姓电工像往常一样，工作时将备用的 U 形电线加固钉衔在嘴里，没想到一不留神将 U 形钉吸进气管内。在当地医院拍胸部 X 光片显示，U 形加

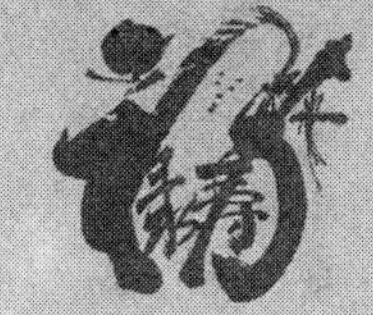

固钉位于左侧肺叶上端的气管内，钉尖朝上，钳取时极易卡在气管壁上，造成管壁损伤而引起气胸和大出血，需要开胸手术取出。最后，还是由医生巧妙取出，避免了开胸取钉的痛苦。

不少人图方便，干活习惯把钉子、螺丝帽之类的小物件衔在嘴上，也有的孩子爱把筷子、铅笔、硬币、小刀等衔在嘴中，也很危险，稍不慎，在吸气、说话时很容易把异物吸进气管。此外，这些小物件本身带有有毒物质和细菌，如铅笔的铅笔芯虽然是用石墨做的，但是，铅笔的外表涂有五颜六色的漆，这些漆含有有毒成分，所以长期咬铅笔有可能致体内某些有毒物质的水平过高，危害身体健康。此外，咬铅笔是一种不卫生的习惯。铅笔上的细菌很可能在咬铅笔时进入口内，使得病从口入。儿童的牙齿正处于生长时期，如常用牙齿咬铅笔，会影响颌骨的发育和引起牙齿的畸形，使牙齿排列不齐。这不但影响容貌，而且会使咀嚼功能下降，牙齿会出现松动。因此，中小学生应听从家长的劝告，养成做作业不咬铅笔的习惯。

12. 爱拔胡茬 有些中老年男子，有拔胡子茬儿的癖好，往往一有闲暇就拔。有时边看电视边拔，边读书看报边拔，边思考问题边拔，乐此不疲。这也是一种有害的坏习惯。因为经常拔胡子，导致皮下毛囊排列无序，长出的胡须方向不一，杂乱无章，有损自己的容貌。这样做既不雅观更不卫生。无休止地拔，势必损伤毛囊，给细菌以可乘之机，引起感染发炎，甚至酿成疮疖。稍有医学常识者都知道，人中附近，下巴周围，神经密布，稍有不慎，就有可能引发面部神经发炎，罹患面瘫，给健康带来祸害。

13. 爱咬指甲 常见一些小孩子爱咬指甲，也有的大人也常咬指甲，这是一种有害健康的坏习惯。因为指甲缝是容易使细菌滋生的场所，虫卵在指甲缝中可存活多天。孩子在咬指甲时，无疑会在不知不觉中把大量病菌带入口腔或牙齿感染，严重的还会引发消化道传染性疾病，或肠道寄生虫病。经常咬指甲还会使牙齿排列不整齐，如牙齿外暴、门牙缺角等，影响孩子的容貌。咬指甲还可能造成指甲畸形，破坏甲床，引发出血或感染，损伤甲板，使甲板缩短、周边不整齐、板面粗糙，失去原来的光泽，如果侵及甲沟，会造成甲沟炎。

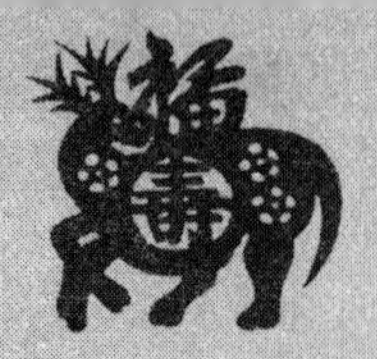

据报道，目前我国很多儿童体内含铅量过高，除了大气铅污染外，另一个原因是，儿童玩具、食品包装和学习用品等带颜色的塑料产品中铅含量较高，孩子在玩这些玩具时，手上就会沾染铅，咬指甲时就会把铅吃进体内。

专家称，孩子爱咬指甲有时反映一种心理情绪，如紧张、抑郁、沮丧、自卑、敌对等情绪状态，其根源可能是受关注不够或缺乏安全感。而有些孩子由于咬指甲经常受到老师和家长的批评、训斥，反过来又会产生紧张、焦虑的情绪，成为继发性精神刺激因素。纠正孩子咬指甲的毛病需要一个过程，年龄越小越好纠正，所以家长一旦发现孩子有咬指甲的毛病，要尽早矫治。

14. 爱跷二郎腿 常坐办公室，习惯跷二郎腿觉得很自在，可一旦养成习惯也有害。有报纸介绍，某位王女士经常腰部不适，后来发展到疼痛不止，到多家医院检查咨询，没有发现什么异常现象。医生针对王女士的腰痛部位，开了一些口服药和外用药，并嘱咐她在家休息一段时间，但一直没见好转。她到医院挂了专家号就诊，专家仔细询问了王女士的工作和生活情况后，认为王女士久治不愈、原因不明的腰痛，都是跷二郎腿惹的祸。

医学专家介绍说，腰痛是久坐上班族女性的最常见的一种疾病，由于她们在上班时喜欢跷二郎腿办公，极易造成腰椎与胸椎压力分布不均，从而引起原因不明的腰痛。此外，跷着二郎腿互相挤压，还会妨碍腿部血液循环，久而久之，就造成了腿部静脉曲张，严重者会造成腿部血液回流不畅、青筋暴突、溃疡、静脉炎、出血和其他疾病。

有关医学专家告诫广大坐班族女性朋友，每天上班时要改变自己不良的行为习惯，双脚平放地面办公最好，以保持全身血液流畅。同时，要隔一段时间放下手头工作，活动活动腰部和腿部。

15. 过分逗笑 俗话说“暴喜伤心”，无论是大人还是小孩，都不要过分大笑，否则就会笑出神经方面的疾病，这样的事例自古就有。如《儒林外史》中写的范进就是中举后，由大喜狂乐而发疯了。

人们常常看到有些人爱逗婴儿笑，而且没休没止，这也是很有

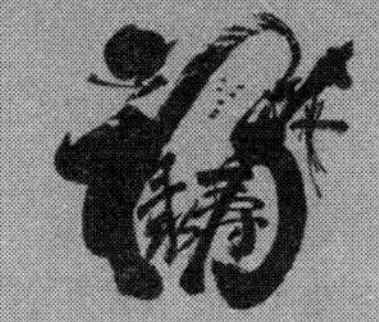

害的习惯。婴儿适当地笑，可以增进健康，但如果过分大笑，则有损婴儿的健康。所以，父母、亲戚在逗笑婴儿时应注意分寸和尺度。婴儿过分大笑会产生以下症状：①使胸腹腔内压增高，有碍胸腹内器官活动。②易造成暂时性缺氧。③进食、吸吮、洗浴时逗笑，容易将食物、水汁吸入气管。④会引起痴笑、口吃等不良习惯。⑤大笑会引起大脑长时间兴奋，有碍大脑正常发育。⑥过分地笑会引起下颌关节脱臼。

16. 不拘小节 不拘小节，对己对人都有害，污染环境，损害健康。例如，乱扔纸屑，乱抛果皮，随地吐痰等。人们常见的还有因不拘小节，造成邻里关系不和。例如，有的人从楼上向下乱扔果皮纸屑，“天女散花”；有的在阳台上浇花、倒脏水，“冷雨敲窗”；有的打牌搓麻将，呼三吆四，通宵达旦；有的在楼上敲打，刺耳揪心等，如此种种，引得四邻不安，最后导致邻里不和，关系紧张，严重者甚至对簿公堂，既损害和气，又损害健康。

常言道：“远亲不如近邻。”楼上楼下左邻右舍，抬头不见低头见。只有和睦相处，互相关照，社会才会和谐，文明才会进步。可见小节不小，此种不良行为习惯不改也十分有害。

17. 学习无恒心 现在有些青年人，爱动不爱学，一学习就打瞌睡，有的不求甚解，浅尝则止；有的弃学从商，怕刻苦用脑。殊不知，学习难在经常，贵在刻苦，成在恒心。在学习的道路上，没有坦途，亦无捷径，要想真正学到一些东西，掌握一点知识，成就一番学问，没有“刺股悬梁”“凿壁偷光”之苦功，“滴水穿石”“锲而不舍”之毅力是不行的。古往今来，凡是学有成就，有些作为的人，无不是求知、求学路上艰苦跋涉、不懈努力的苦行僧。康乾盛世的开创者康熙，一生好学，不仅学通古今，而且还刻苦钻研欧几里德的几何学等西方自然科学。他贵为天子，仍感到“为君者一身处九重之内，所知岂能尽事，时常看书，知古人事，靡可以寡过”；为毛泽东所“独服”的曾国藩，每天读史书 10 页，至死没能中断。所以，学习之道在于恒，有恒心者，学竟成，恒心在于自觉。学习是一种灌输，更是一种觉悟，一种修养，一种境界，一种追求。有了求知若渴的精神和不断完善

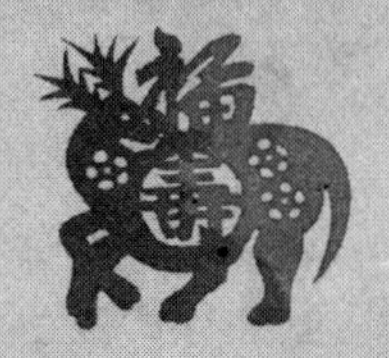

的自我要求，自然就有了学习的动力。

新经济时代，知识的“保鲜期”日益缩短，只有不断学习，经常更新和充实自身的知识，才能适应生存的竞争。因此，一定要有“一日不学则心坠”的危机感和强烈的进取心。见缝插针，“把别人喝咖啡的工夫都用在学习上”，必能“集腋成裘”，学有所获。恒心在于不辍，日日行，千里不在话下，天天读，万卷亦非难事。所以，学习须得戒急用恒，潜心以求之，恒心以持之，活到老，学到老，方能学有所成。

18. 单身时间过长　过去旧社会男人单身，是因为穷，娶不起媳妇，女人嫁不出去，是因为丑。现在社会上一些大男大女，既有钱又美丽，却乐意过着单身生活，以为这是“时髦”。其实这也是不好的生活习惯，因为它有害人的身心健康。

英国科学家奥斯华德最新研究表明，30 岁以上的人如果仍旧孑然一身，非但不是件潇洒的事，反而有害身心健康，缩短人的寿命，其危害不亚于吸烟对健康所造成的恶果。

有调查显示，英国目前有 700 万人独居；法国每 5 名职业女性中就有 1 名单身；40％的瑞典人正在过着单身生活……中国的单身人数也在增加，统计显示，1990 年，北京 30～50 岁单身人数约有 10 万人，到 2002 年，北京、上海等地这个年龄段的单身人数约达 50 万人。

长期单身生活，至少有三个方面弊端：第一，单身生活饮食不规律。一个人吃饭往往凑合，食物以快餐为主，长期食用会导致营养摄入不均。另外，他们总是不定时进餐，这样会影响消化系统的正常功能。而且单身生活中，与朋友外出聚会和狂欢很频繁，因此酒精的摄入量也大大增加了。第二，潜在心理压力大。单身的人往往缺乏情感上的信心和安全感。这些人对感情通常表现出冷淡或不在乎。但当他们真正遇到压力或困难时，很难找到令自己完全放心的倾诉对象。一旦自我调适和排解失败，其心理压力明显大于已婚同龄人。第三，生病几率增加。调查明确显示，单身者的工作时间比已婚者要长，工作强度也有所加大。长时间高强度工作会令身体

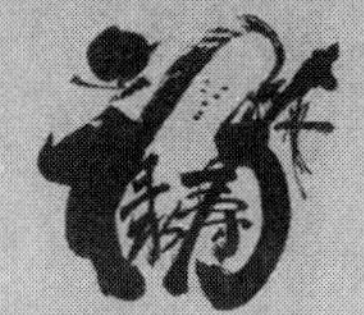

抵抗力下降，导致内分泌失调等患病率相对增高。

奥斯华德特别强调，对单身女性来说，以上第二条的影响尤为明显。研究人员曾专门在女性中进行了有关心理压力的测试。问题包括：你是否一直觉得自己是个有用的人；是否经常感觉很压抑；是否经常感觉不愉快等。调查结果显示，单身女性因心理压力引发死亡率比已婚女性高18%。

奥斯华德教授建议传递了这样一个讯息，千万不要小看了家庭的重要性！为健康着想，年轻人应该选择婚姻，因为不论是男性还是女性，拥有一个稳定、美满和幸福的家庭，必将给自己的健康带来一份意外的收获。

19. 夫妻吵架怪癖 居家过日子，夫妻之间闹矛盾是经常的，小吵小闹也是常见，但有的夫妻间吵架，动不动就大叫自杀、绝食、出走、恶骂、离婚等，这是夫妻相处中一种不良的坏习惯。

“自杀”——真的要自杀的人是不会声张的，你叫着要“自杀”，无非是吓唬别人，让人家拦着你……结果呢？是家人害怕，外人笑话。

绝食——自伤身体，有什么意义？其实，正好到了开饭时间，老公给你盛一碗饭或一碗汤，也是一种赔礼或求和的方式，你何不“大度”一些呢？

出走——如果没有原则性的问题，离家出走不是上策，只会加大夫妻间感情裂痕。

恶骂——一方面会伤害老公的自尊心，进而破坏夫妻的感情；一方面隔墙有耳，家丑外扬，有必要吗？

“离婚”——这是婚姻的最后一道“坎”，不到别无选择的时候，不要提这个“词”，更不要挂在嘴上当“山歌”唱！

使用上述“撒手锏”是不能解决根本问题的，把原本浅表的小矛盾，变成内心深处的不满，会严重伤害夫妻感情。

夫妻之间偶有矛盾属于正常，理应就事论事、平等对话，不可意气用事，滥用那些令人生畏的恶习。

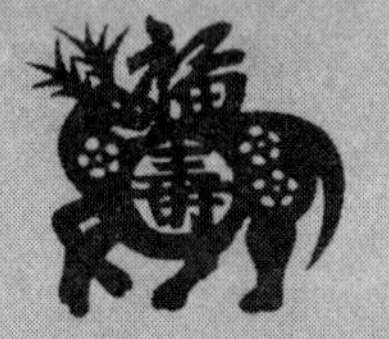

(四)卫生坏习惯

1. 不爱刷牙 牙好,笑容更灿烂,工作更好找,美国人找工作就是先看牙好不好。可是有些人却忽视保护牙,一个突出的坏习惯就是不爱刷牙,或者早刷晚不刷,或者早晚刷,饭后不爱刷。不爱刷牙或刷牙少,口腔内的食物残渣、脱落的上皮细胞、细菌及唾液中的黏性成分等物质就会混合在一起而黏附在牙齿上,从而形成牙菌斑。据估算,1 立方毫米的牙菌斑可能存在 1 亿多个细菌,这些细菌通过分泌各种毒素破坏牙齿及牙周组织,进而引起牙周红肿、疼痛、出血、溢脓和口臭。病情较重者,由于牙菌斑钙化后形成牙结石,损害牙龈及牙槽骨,最终可导致牙根松动、暴露移位或脱落。除局部病变外,牙菌斑上的细菌能产生大量的内毒素。内毒素由局部组织进入血循环,可以对血管内皮造成严重的损伤。美国一项研究证实,牙周细菌产生的酶,可通过促进体内血栓形成,造成血管阻塞,从而引发心脏病。已有资料证实,有牙周病的人,患心肌梗死的几率是正常人的 2.7 倍。患有重度牙周炎的心脑血管病患者,其死亡率明显高于牙周健康的人。

专家指出,牙有病,全身都危险。牙病可以引发或加重心脑血管系统疾病、消化系统疾病、呼吸系统疾病、内分泌系统疾病、生殖系统疾病。例如,牙龈炎可导致中风,纽约州立大学的吴铁健博士及其同事对近 1 万名成年人进行了研究,发现牙周炎与中风发病率的提高有明显的关系。牙龈疾病是从牙龈炎开始,最初表现并不明显,症状为牙龈肿胀、易流血。如果不加以治疗,会进一步发展为牙周炎,最后导致骨骼和肌肉组织丧失。导致这一疾病的根本原因是细菌感染,这些细菌进入血管,可造成凝血;与细菌有关的其他因素能够破坏血管壁。这些因素均导致了中风危险的增高。此外,牙病还会引起肾炎、关节炎、败血症、虹膜睫状体炎、胸膜炎、脑膜炎、皮肤病等。因此,经常刷牙,重视口腔健康,不仅是保护牙齿,更是保护了我们的整个身体。

老年人的牙齿相对较少,但是即使口腔里只有一颗真牙也要把

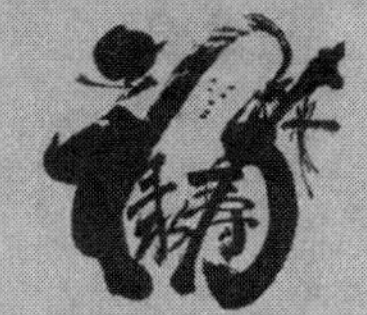

它保护好。除了注意刷牙及口腔保健外,有条件的老年朋友最好不定期地到医院进行检查,有虫牙要及时进行修补,有牙周病可以通过系统治疗使牙周病不要发展,缺失的牙要及时镶上义齿,保证牙齿的咀嚼功能。戴义齿的人,一定要经常把牙取下来进行口腔和牙齿清理,清理完后再戴上。活动义齿在睡觉的时候一定要摘下来进行清理,然后将义齿浸泡在冷水里,这样可以使牙槽骨和基牙得到休息。不过,饭后不要立即刷牙。饭后立即刷牙有害牙齿健康。牙冠的表面有一层釉质叫珐琅质,进食之后,尤其是食用酸性食物或饮用果汁之后,由于酸性的作用,致使珐琅质变松软。如果饭后立即刷牙,会使珐琅质部分晶体被刷掉,时间一长,牙齿的珐琅质逐渐减少,使人易患本质过敏症,进食东西感觉酸痛。因此,饭后宜用温水漱口,待过 1～2 小时后再刷牙,这才有利于保护牙齿。

2. 常不洗脚 有些人经常不洗脚,尤其冬天,因怕冷、怕麻烦,更不爱洗脚,脚底和脚后跟黑腻腻的,又脏又臭,很不卫生,这是一种很不好的坏习惯,既不卫生,又不利于健康。

专家指出,脚是人体的"第二心脏、第二大脑",护脚养脚十分重要。洗脚不仅是个卫生问题,而且关系到祛病健身的问题。俗话说:"春天洗脚,升阳固脱;夏天洗脚,暑湿可祛;秋天洗脚,肺润肠濡;冬天洗脚,丹田温灼。"这首民谣道明了足浴养生的益处。从经络学的角度讲,人的五脏六腑功能在脚上都有相应的穴位。脚部不仅是足三阴经(肝、脾、肾)的起始点,还是足三阳经(胃、胆、膀胱)的终止处,这 6 条经脉之根都分别在脚上的 66 个穴位中,仅足踝以下就有 33 个穴位,双脚穴位达 66 个,占全身穴位的十分之一。经常进行足浴,使足部的涌泉、太冲、隐白、昆仑等诸多穴位受到热力刺激,就会促进人体血脉运行,调理脏腑,平衡阴阳,舒通经脉,强身健体,推迟衰老,祛病延年。正如谚语所说,"天天洗脚,胜吃补药";"三天吃一只羊,不如洗脚再上床";"夜夜把脚洗,难得寒气从脚起"。

"春江水暖鸭先知",人体有病往往先从脚部冷热反映出来。健康的人足的温度一般是在 28℃左右,如果过于凉或者过于热,都属

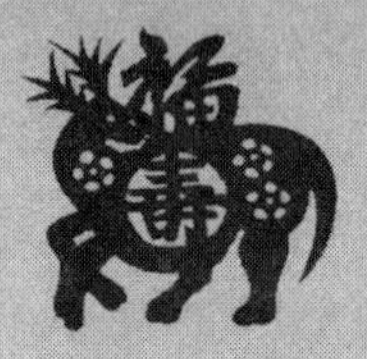

于异常现象。如脚尖发凉，一般都是头上的病，头晕头痛或是脑部的供血不好，这就常会出现足尖发凉。因此，经常要用热水来洗脚，这样保持足底的温度正常，起到防病治病的作用。就像平常老百姓流传说的，热水洗足，如同吃补药。现代医学也证实，"人老脚先老、寒从脚下起"，这些俗语不俗，说明了脚保养不但关系到人的健康，而且对延年益寿有很大帮助。因为脚上有无数神经末梢，与大脑紧紧相连。脚部密布众多的血管，故有"第二心脏"的美称。另外，脚掌远离心脏，血液供应少，表面脂肪薄，容易受寒。脚掌与呼吸道尤其是鼻腔黏膜有密切的神经联系，如脚掌一旦受寒，就可引起上呼吸道局部温度下降和抵抗力减弱，导致感冒等多种疾病。而足浴作为一种良性刺激，可使自主神经和内分泌系统得到调节，并有益于大脑细胞生长，增强人的记忆力。同时，能使体表血管扩张，血液循环得到改善，可见，洗脚足浴对人的身心健康是大有裨益的。实践表明，足浴不失为一种可靠的局部浸润疗法。它不仅可防治足部疾患如脚气、脚垫、脚冻、脚干裂，以及下肢麻木、酸痛、发凉、肿胀等病症，而且由于经络的作用，对防治感冒、关节炎、高血压、神经衰弱、眩晕、失眠、便秘等病症，也都有确实疗效。可见，经常不爱洗脚的人，应改改自己的不良习惯，养成护脚健身的好习惯。

3. 爱经常熏香 有的人为了讲究卫生，提高生活品味，常在居室内熏香，把香味搞得浓浓的。殊不知室内香味越多越浓，对人体健康越有害。

室内熏香品，一般有香味除虫剂、香味防蛀丸等，卧室、浴室、衣柜里处处都可以闻到。然而，满室的馨香却可能隐藏着健康危机。大连医科大学附属第二医院呼吸科何巧洁教授告诉记者，并不是任何人都适合使用这些香熏用品。何巧洁教授指出，长期的香味刺激可诱发人体过敏而导致哮喘，并且会使哮喘、咽炎、鼻炎、结膜炎及支气管炎等患者加重原有症状，增加复发的机会。虽然有些香熏材料是用植物中提炼出来的天然化学物质，但是可能还会使皮肤出现不良反应，其中的丁香、姜和茉莉花等气味很可能引起皮肤过敏。

有些香熏材料挥发出来的有机化合物和大气中的氮氧化合物

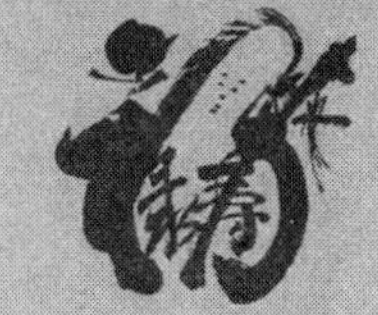

产生化学作用，产生臭氧。屋子里的臭氧浓度高了，会引起眼部不适，还容易出现呼吸道症状。

很多人为了卧室里熏香的味道能够持久，把门窗关严，岂不知这样做很容易让病菌滋生，危害健康。熏香产品中的香精蓄积多了，会对人体呼吸道产生刺激，长时间吸入可能引发过敏、哮喘等疾病。所以，卧室一定要注意经常通风。

含香味的杀虫剂虽然可以掩盖杀虫剂本身的味道，但这并不代表它可以抵消杀虫剂本身的危害。而且，喷洒了这种香味杀虫剂后，人们会疏于防护，在香味还没有完全散去的时候，就回到屋子里。因此，千万不要忽视香味杀虫剂的毒性，以免健康受到损害。

专家指出，各种香精都是化学品，成分复杂，掺合在洗衣粉、香皂、儿童玩具中，都要注意防止中毒发生。

4. 忽视饮水卫生 水是生命之泉，饮水干净卫生是防病健身关键一环。可是有些人却忽略家庭饮水的干净，饮水吃水，随随便便，主要表现如下。

(1)用热水管里的水做饭：不少人图快或者图方便，直接用热水管里的水做饭或烧开水，但这种水是由热水器加热的，而流经热水器的水并不符合卫生要求。

电热水器和燃气热水器，内置的水胆和管道经过长时间使用，会出现金属锈蚀和杂物沉淀，随水流出。此外，还有结垢现象，水温升高时，水垢里的重金属元素可能会溶出。常用这样的水做饭会引起消化、神经、泌尿、造血、循环等系统的病变。

太阳能热水器里流出的水问题更加严重。由于热水器安装在楼顶，其中的水要用泵预先打上去经过集能管的热交换将水加热。这就相当于一个高层建筑楼顶的高位水箱，而高位水箱是要定期清洗的，否则金属锈蚀、微生物及其代谢产物会污染水体。热交换需要一个过程，水在其中滞留的时间也比较长，同样会出现类似高位水箱中发生的现象，而一般却没有清洗程序，这样的水不适合饮用，也不适合直接用来做饭。

现在市场上还有一些高级的热水器，内胆涂有银。据说用含微

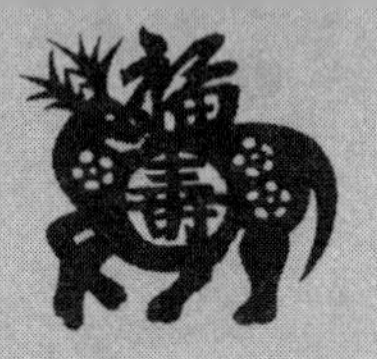

量银的水洗澡会感到分外舒适，但饮用这类热水器中的水会给人体健康带来危害，专家对此表示担忧。

(2)早晨不净化用水：早晨人们起床后的第一件事往往是拧开自来水龙头洗脸、刷牙、做饭。殊不知，刚放出来的水中可能隐藏着“健康杀手”。停用一夜的水龙头及附近水管中的自来水是静止的，水中的残留微生物会大量繁殖，其中可能就有“军团菌”。军团菌在自然界中抵抗力很强，尤以水中为最，自来水中可生存1年左右。此外，经过一夜停止不动的水，会与金属管壁及水龙头金属腔室产生水化反应，形成金属污染水。比如水色发黄、发白、或者发浑等现象。在早晨放出的水中，上述安全隐患相对来说比较大。这种水含有对人体有害的物质，不宜饮用，也不宜用来刷牙、漱口，可先放出一脸盆水左右，方可接水使用。

(3)纯净水不净：如今，许多单位和家庭都使用饮水机饮用纯净水了，喝桶装纯净水正在逐渐成为现代都市人生活的一种新时尚，但是人们往往忽略的是：对于纯净水而言，比纯净更重要的是干净、卫生。不久前，北京市的有关监督单位对本市的桶装纯净水进行了一次抽查，其中不合格率竟然达到52.4%，主要问题在于许多企业在未得到有关部门的卫生许可下，就擅自灌装纯净水并且对外销售，这些假冒伪劣的水必然卫生状况存在严重的问题，并且对人体也会构成很大危害。因此，提示消费者购买纯净水时一定要选择正规的供应点和厂家，不能够为了省几块钱，置自己和家人的健康于不顾。

除了水质量外，水桶卫生问题也是细菌超标的一个主要原因。正规厂家的水桶不仅质量轻，而且坚固，无接缝，透明度也较好。而许多小型水站的杂牌水桶就制作粗糙，里面也不干净。因此，消费者在选用水的时候，也应该注意一下水桶的质量。

除了上面两点的卫生问题外，饮水机的卫生也不容忽视。据了解，饮水机如果长时间不清洗或消毒，机内的储水胆就会滋生或寄生大量的细菌，对人体也构成危害。因此，人们在饮用纯净水时一定要重视其中的卫生状况，防止病从口入。

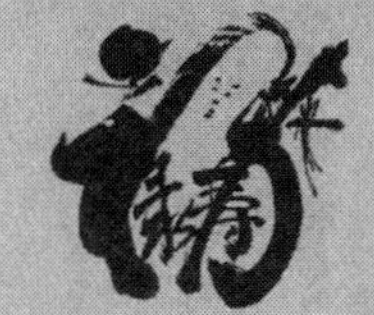

5. 长期使用旧牙刷 有的人为了节省，一把牙刷用上一年半截，牙刷毛都用秃了还舍不得换，表面看是节省，实际上是一种不好的习惯，既不卫生，也不利于健康。牙刷用时间长了会携带病菌，不仅达不到健牙护牙的目的，而且会招来牙病。奥克拉荷马大学的格拉斯博士建议，为了增进健康，人们平时应该每周换用新牙刷。

格拉斯博士说，牙刷上带有各种病菌，可能引起龋齿、牙龈炎、感冒、鼻窦炎、支气管炎和胃病等。牙刷放在温热、潮湿的浴间有助于细菌繁殖。格拉斯建议，免疫疾病患者和正在接受化疗和癌症患者应 3 天换一次牙刷；刚做过外科大手术的病人应每天换牙刷；患感冒的人应在患病之初、病情好转和接近痊愈时各换一次牙刷，这样可以减少病菌感染的可能性。

芝加哥的一位牙刷制造商指出，大多数人平均 9 个月才换一次牙刷。美国的牙医学会的麦格兹纳博士说，人们至多 2～3 个月就应换一次牙刷。麦格兹纳建议人们选用次数不多的那种牙刷，并注意对牙刷进行消毒。

牙刷更换时，要注意以下标准：①刷毛要软。②刷头要小。③刷柄要足够大。④刷毛要是磨毛。对于老年人或一些个别人由于牙缝比较宽，可以用一种专用的牙间隙刷对牙缝进行清洗。放置牙刷时应该刷毛向上放在漱口杯里，放在通风的位置。一般来说，3 个月左右需要更换一次牙刷，甚至不到 3 个月，只要刷毛损坏了，就应该更换牙刷。

6. 不爱洗下身 小孩子是常见之事，可是大人洗下身却见之不多，尤其是男同志洗下身更少。这也是一种不好的习惯。有位女士常患尿路感染，服药后好转，过一阶段又复发，寻找原因，主要是丈夫没有勤洗下身的习惯，以致她性交后没几天就会发病。其实，不管男女都要养成勤洗下身的习惯。因为男子阴茎和阴囊处皮肤褶皱最多，汗腺分泌旺盛，因而此处最容易藏污纳垢。每晚临睡前洗一洗下身，不仅可以避免痔疮、前列腺炎、尿道逆行感染等疾病的发生，还能有效地清除污垢，从而减少夫妻双方罹患生殖系统疾患的可能。另外，男女清洗后用热毛巾来回揉搓腹股沟，对强化性功能也大有裨益。

中国人有“十男九痔”之说，其原因很难说清，但注意饮食卫生和生理卫生，恐怕是医治痔疮的一剂良方。每天用热水洗肛门，不仅能促进血液循环，而且可以防止积毒和感染，确实是一条自我保健的好方法。我的一位朋友年轻时候，患有痔疮，很长时间没有医治好，有位朋友介绍给他一种日常清洁卫生和自我保健的方法，即每天晚上不仅要用热水洗肛门，而且要坚持用热水洗脚，热水洗手，即“三洗”，这个方法坚持数年，确实有好处，不仅痔疮越来越轻，而且基本痊愈。由于长期坚持“三洗”，促进血液循环，加强个人保健，身体很少有病，也很少感冒。

可见养成洗下身的好习惯，是健身的需要，也是过好夫妻生活的需要。

7. 随地吐痰 众所周知，随地吐痰，是一种不好陋习，危害很大。有的人嘴一张一口痰就吐出来，如广场上，马路旁，公园里，甚至会议、娱乐场所，随处都吐，殊不知一口痰液中有成千上万的病毒，痰液中的病毒和细菌随飞尘可通过空气传播，可令百米之外的人都遭殃。可见随地吐痰不仅危害公共卫生，也危害人们的健康，是传染病流行元凶之一。据资料介绍，日本对随地吐痰、大声打喷嚏都被认为是十分无礼、粗俗的表现。日本人打喷嚏一般会用随身携带的手帕、纸巾遮住。这些不仅是文明的举止，同时也是良好的习惯。在日本街头，你看不到有关告诫人们不要随地吐痰的标语牌，也看不到有什么对随地吐痰的人进行罚款。常见的倒是警察忙于对违规停车者进行拖车或罚款等处罚。另外，日本人随地丢弃废纸、易拉罐等垃圾的现象也很少见。由于日本人这些良好的卫生习惯，病毒和细菌的传播受到有效的抑制。近来，北京城管执法局对随地吐痰等陋习的查处力度加大，随地吐痰者不仅要擦除痰迹，还要被处以50元的罚款，应为之叫好。

8. 懒洗手 有些人上班不洗手，回家也不洗手，手上不干不净，不以为然。殊不如，一只手上大约附着40多万个细菌，如果手洗不干净，后果不堪设想。人们常常讲“病从口入”。实际上，病菌都是

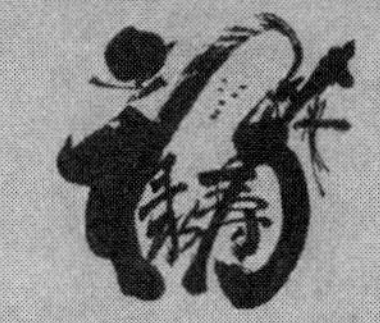

经过手间接进入口中的，所以也可以说“病经手人”。可见懒洗手是一种不好的坏习惯。记得2003年，洗手是防“非典”一条重要措施。不仅是为了自己健康，也是为了他人健康。洗手一定要重视3个环节，一是要注意清除容易沾染致病菌的指甲、指尖、指甲缝、指关节等部位，务必将其中的污垢去除；二是注意清洗戴戒指的部位，因为手上戴了戒指，会使局部形成一个藏污纳垢的“特区”；三是注意随时清洗水龙头。因为洗手前开水龙头时，脏手实际上已经污染了水龙头。水龙头开关处也要先用肥皂洗，再用水冲干净。手洗净后，一定要用干净的个人专用毛巾、手绢或一次性消毒纸巾擦干双手，并勤换毛巾。如果用脏手巾或脏手绢，甚至用衣襟擦手，就会造成二次污染。如果上述条件都不具备，让湿手自动晾干也行。洗手虽是小事，但是下班回家却不能少。大人小孩子都要改改懒洗手的坏习惯。

9. 卫生纸与餐巾纸混用 卫生纸与餐巾纸最好不要混用，因为卫生纸是厕所用纸，一般来说，含菌量较大，用来当餐巾纸不够卫生，应分开用。但很多人对此不太在意，从超市甚至路边的小摊随手买回一大包放在家里，擦嘴、擦手、上厕所都用它。其实，生活用纸分为不同的种类，各有各的特点和用途，合理选择非常重要。此外，现在市场上有不少劣质的生活用纸，其含菌量超标，选购时更要当心。

生活用纸有卫生纸、纸巾纸、擦拭纸3类。卫生纸是卫生间专用的，有卷筒纸和抽取式等。纸巾分为面巾纸、餐巾纸、手帕纸等，吸水性好、柔软、洁净、使用方便；擦拭纸就其用途来分，广泛用于宾馆、饭店的洗手间，家庭的厨房中。擦拭纸吸收性好、强度高、使用方便、卫生，不会像普通抹布那样带来二次污染。

不同种类的纸张生产工艺、质量标准、卫生标准都不一样，最好还是“各司其职”，尤其是不要用卫生纸、擦拭纸来擦嘴、擦脸。而纸巾纸、擦拭纸韧性强，不易溶于水，用于卫生间也容易堵塞马桶。使用生活用纸是为了卫生的需要，选择合格的产品很重要。使用时更要注意卫生，并严格分开。

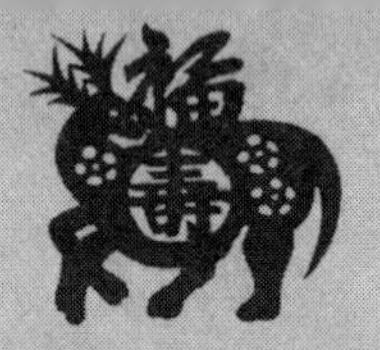

10. 洗菜潦草 现在菜市场上的蔬菜，尤其是叶菜，化肥农药残存量大，如果不认真清洗，很难去除，残存量多了，对人体很有害。有的人，从市场上买回来的菜，放在水里潦潦草草地洗一洗，就下锅炒着吃，是很不卫生的。如果长此下去，形成习惯，会引起慢性农药中毒症。一位邻居就是因为长期洗菜马虎，吃后胳膊起红点点，经医生诊断，认为是慢性农药中毒。应引以为戒。农药不仅会造成环境污染，而且对一切生物都会造成危害，人们吃了含农药的食品后除了引起急性中毒，更多的是潜在危害：致畸、致癌、致基因突变。农药会影响胎儿的发育，导致胎儿畸形；一些实验室及流行病学调查资料还表明，食品中的农药与癌症、心血管疾病、糖尿病和帕金森病有关；近 50 年来，在世界范围内，男性的精子数比以前减少了 30%～50%，有人认为这与农药污染有关。

农药主要是喷洒在蔬菜的叶子上的，因此吃叶子的蔬菜，如鸡毛菜、菠菜、小白菜、韭菜、花菜、花椰菜、芥菜等所含的农药较多。相对而言，番茄、辣椒、青椒、毛豆、长豇豆和葱污染的农药略轻，但不管农药多少，都要洗净。

需提醒的是，有人以为叶菜类的叶子上有虫眼就是没有农药或很少有农药的蔬菜，其实这是一种非常不可靠的判断方法。因为不同的害虫需要用不同种类的杀虫剂。例如，在青菜上常会生长菜青虫和蚜虫，对付菜青虫一般用“杀灭灵”，而对付蚜虫则要用“氧化乐果”，如果在蔬菜上喷了“氧化乐果”，那么蚜虫就少了，然而菜青虫仍会把菜叶子咬出一只只洞眼；同样道理，使用了“杀灭灵”，蚜虫仍会生长，并吃菜叶了。有时，即将上市的蔬菜会突然出现虫害，把菜叶子咬得千疮百孔，菜农为了减少损失也可能再一次喷洒农药，这些菜没过几天就上市了，这些虫眼蔬菜会留有很高的农药。所以，我们买菜时先要用鼻子闻一下，是否有农药味，不要把这些蔬菜买回家。

食用一般蔬菜，尤其是叶菜，用水洗去表面的泥土和污物，然后用清水浸泡 30 分钟，可使蔬菜中的农药逐渐溶出。需注意的是要将蔬菜全部浸没在水中，浸的时间也不能太长，尤其是在夏天，浸泡

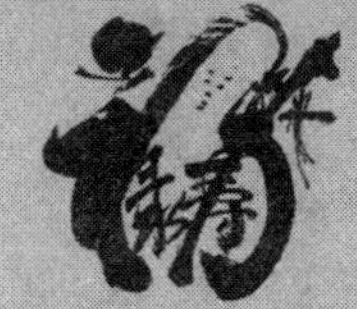

时间长了会使蔬菜浸烂，营养素损失太多。

用浸泡法一般可减少蔬菜中的三分之一左右的农药，如果原来含的农药不是太多，那么再经过烧煮时的加热破坏，再吃时就不会发生中毒了。假如你还不放心，可以把浸泡过的蔬菜放入沸水中焯1～2分钟后捞起再加工，经过这样处理，蔬菜中农药的破坏率可达90%或以上。浸泡时还可加放少量果蔬清洗剂，浸泡后要用流水冲洗2～3遍。

11. 滥用清洁剂 为了厨房、厕所卫生，使用清洁剂是常有之事，但是使用过多过滥或不当，却有害人体健康。尤其高效消毒剂对人体更有危害，应少用、慎用。因为目前许多生产洗涤剂、洁厕剂、洗衣粉的厂家，为了迎合消费者的心理，在产品中添加荧光增白剂，使衣物洗后显得雪白干净。然而，荧光增白染料进入人体后，与体内蛋白质迅速结合，很难排出体外，这就给肝脏造成了负担，而且对皮肤极易产生刺激。荧光剂对女性造成的潜在危害更大。洗衣粉、厨房清洗剂、洁厕剂、空气清新剂等既是家庭卫生清洁工，也是损害人类健康的杀手。如有一种皮肤病称“家庭主妇型湿疹”，医学上一般称之为掌指角化症，其致病元凶就是清洁剂。这些清洁剂在清洗污染的同时，也可以去掉皮肤上的天然皮脂，对皮肤形成不良刺激，导致皮肤失去水分，干燥皲裂。另外，许多生产厨房清洁剂、空气清新剂的厂家，以气雾剂作为其产品形式，其中大都使用了国家有关部门新近明令禁止的人工合成化学品——氯氟化碳化合物作为推进剂。这类物质排入大气层后将破坏臭氧层，对于一些过敏体质和有哮喘史的病人会产生严重的不良刺激，并成为人类皮肤癌和白内障的诱因之一。

专家建议，对于高效消毒剂一定要慎重使用，一般家庭使用低效消毒剂即可；用清洁剂清洗餐具等物品，一定要用清水充分洗净；成人衣服使用洗衣粉后，要用自来水冲洗干净；婴幼儿的尿布、内衣等以用肥皂为佳。

12. 随意使用塑料餐具 家里的厨房中，塑料制品比比皆是，但是塑料制品的安全问题，却常常容易被忽略。这也是不好的习惯。

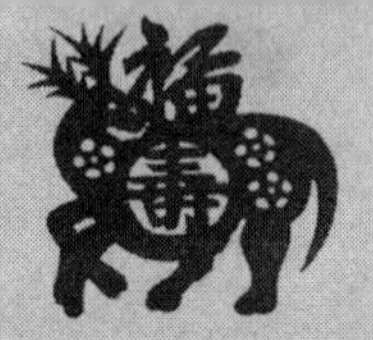

塑料制品按照其成分,可以分为3类:一类是以聚乙烯、聚丙烯和密氨等为原料,无毒,对人体无害;另一类是聚酯,据美国航天及太空委员会研究发现,这是所有化合物中最易释放出有害气体的化学物质,像聚氯乙烯(PVC)等都已被证实为致癌物,尤其不宜用来包装食品。第三类是聚碳酸酯制成的器皿或奶瓶。用这些餐具盛装热水及油类时,会释放出酚甲烷,人体吸收后,会使内分泌受到干扰。除此之外,许多塑料餐具的表层图中的铅、镉等金属元素会对人体造成伤害。一般的塑料制品表面有一层保护膜,这层膜一旦被划破,有害物质就会释放出来。因此,消费者应尽量选择没有装饰图案、无色无味、表面光洁、手感结实的塑料餐具。消费者挑选商品上标注聚乙烯(PE)和聚丙烯(PP)字样的塑料制品,比较安全。

中国台湾成大建筑系江哲铭教授认为,保鲜膜、壁纸、水管和玩具用品等,里面都含有为了加强塑料制品硬度所添加的可塑剂如氯乙烯等,这些东西应尽量避免接触油性食品或加热,否则会使塑剂中的有害物质溶出。

另外,厨房用具最好选择耐高热的聚丙烯产品,如微波炉专用的聚丙烯保鲜盖,在用微波加热时盖上,可以留住食物水分,也不会产生毒性;还应当避免在塑料罐里存放蜡、清洁剂等物品,因为这些化学气体蒸发后会穿透塑料材质;尽量买装在玻璃瓶中的油,以免油类与塑料产生化学作用。

13. 过宠宠物 近年来,在我国城市,猫、狗、鸟、虫、鱼……正作为一种特殊"家庭成员",越来越多地进入人们的家庭生活。"家庭宠物"给人们的生活增添了乐趣,但是有的人过宠"宠物",不但养的过多,而且宠的离奇,如常吻宠物,身不离宠物,甚至让宠物上床睡懒觉等,确实给人们的健康带来了很多隐患。前几年,北京时兴一股养狗热,有的养1~2只,为了调节家庭空气、活跃气氛,倒也说得过去,有的却养了一窝,为了进入市场去赚钱,狗越养越多,越养越凶,这样越来越成为公害了,不仅妨碍交通,作恶伤人,而且还带来一些传染疾病,对于家人都有害。所以,北京市才作了限制养犬的决定,这是完全正确的。"宠物"过宠了,就会走向反面,变有益为有

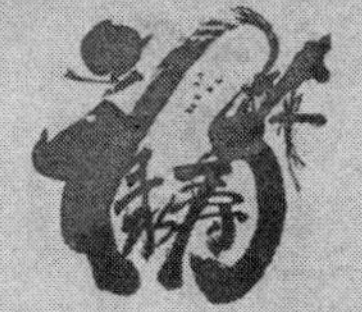

害。有人对家养宠物会给人带来多种传染病作过科学和详尽的论述,这里列举3例。

第一,猫抓热。人们爱养猫,却不知道猫是某些寄生虫的大本营,还能传染给人。猫抓热就是猫传染给人的一种疾病,多发生在春、夏两季,是病毒引起的,以儿童居多。这种病人有与猫接触史和被猫抓伤史,使病毒从皮肤的破损处进人,局部可能出现疱疹、脓包、结痂和小的溃疡;全身出现低热,疲乏无力,恶心等症状。猫还是人畜共患的弓形体病的主要传染源。其病原体是一种球虫——弓形体,只有在猫的肠道内形成的囊合子才具有感染性。囊合子通过粪便排出,污染食物和水源,使人感染发病,表现为发热、淋巴结肿大,有些人还可能发生心肌炎、脑膜炎等,孕妇患此病,还可能造成早产和胎儿畸形。据美国报道,每年出生的新生儿中大约有3000名婴儿有先天弓形体病,造成先天畸形、智力缺陷。孕妇患此病与人猫同卧,猫舔孕妇手、脸受到感染有关。

第二,狂犬病。狂犬病是被感染犬咬伤,感染上狂犬病毒所引起的。狂犬病人恐水,怕风,对声、光、风、痛极为敏感,稍受刺激便会发生咽喉部肌肉痉挛,常表现出高度的兴奋和激动,严重时可发生进行性的肢体瘫痪和呼吸循环衰竭而死亡。据专家在湖北省老河口市的流行病调查结果表明,狗还传播一种结膜吸吮线虫病,仅该市就发生了32例,而且多见于小孩。虫体可寄生在人体眼角膜穹隆深处,轻者引起眼睛发痒、流泪、结膜和角膜发炎,重者还可发生角膜混浊而影响视力,是一种不可忽视的眼寄生虫病。另外,我国山区黑热病犬的感染率很高,是人类黑热病的主要传染源。人若得了此病不仅经常发热,而且皮肤黯黑,故又称"黑热病"。此外,狗还能传播人体曼氏裂头蚴病、华支睾吸虫病和肺吸虫病等。

第三,饲鸟病。养鸟如果不注意卫生,不讲科学,就会发生有害健康的饲鸟病。常见的饲鸟病有2种:一是鹦鹉热。它是一种病毒,常存于鹦鹉、金丝鸟、画眉鸟的羽毛及粪便之中。当饲养者在为病鸟或带菌鸟清扫鸟笼、梳理羽毛或屠宰拔毛时,稍有不慎,此病毒就会从呼吸道进入人体,受感染后,就会时冷时热,肌肉酸痛,头痛,

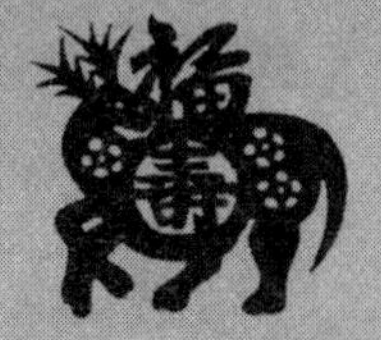

胸闷，频繁咳嗽，呼吸道出现黏液或脓液，重者发生精神障碍。二是饲鸟者肺炎。鸟类的羽毛、皮屑、分泌物及粪便等有机物粉尘中，常带有属抗原性物质。随鸟的活动，这些抗原体便游散在空气中，饲鸟者吸入后，可引起变态反应性肺炎。病者表现为高热畏寒、胸闷气短、咳嗽等全身不适症状。为了防止饲鸟病的发生，在打扫鸟笼、梳理羽毛时，必须注重清洁，讲求卫生，坚持戴口罩，以切断饲鸟病的传染途径，防止病菌从口鼻进入人体。另外，平时尽可能不将鸟笼挂于室内，以防止污染室内空气。一旦发现病鸟，及时隔离，并采用 20%的漂白粉液清洗、消毒鸟笼。由此可见，养宠物可以，但不能过宠、过多，物极必反，结果给自己带来灾难。

14. 久蹲厕所 有的人上厕所、蹲马桶，一蹲就是半天，一是边抽烟边蹲，二是边看书边蹲，三是边阅报边蹲，全不顾厕所的臭味和污染。这可是一种不良的坏习惯。专家指出，久蹲厕所，可以引发很多疾病。上厕所一点时间，也利用起来过烟瘾，或者看书阅报，看起来是时间的主人，殊不知不觉地被“厕所病”缠上了身。肛肠医生警告，久坐厕所的安全临界线为 1 小时。较之以往，如今城市人口的痔疮发病率每年呈上升趋势，且患者中中青年上班族压倒老年人群，其中 59%的人是因为如厕时间过长发病的。令人啼笑皆非的是，有些患者曾在装修房间时，在卫生间安置书架、报架，为如厕营造优美的“办公”环境。实属没必要，也不卫生。

医生告诫说，通常如厕 3 小时就可能导致痔疮形成，时间越长发病率越高。久蹲不起，腹压增高，容易引起静脉血回流不畅，导致直肠上静脉扩张，静脉瓣关闭不严，静脉丛壁变薄膨出，进而形成痔疮。久蹲厕所者应自警。

15. 冲马桶不盖盖 马桶，人们每天都要使用，但稍不留意，它也可能成为疾病之源。如果冲水时马桶盖打开，马桶内的瞬间气旋最高可以将病菌或微生物带到 6 米高的空中，并悬浮在空气中长达几小时，进而落在墙壁和物品上。所以说，冲马桶不盖盖，是一种不良的卫生习惯，对人体健康十分有害。

专家指出，据调查发现，32%的马桶上有痢疾杆菌，其中一种名

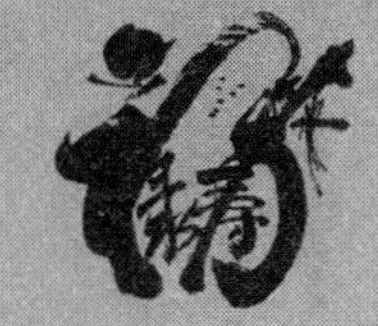

为“宋内”的痢疾杆菌在马桶圈上存活的时间长达 17 天；另一份实验报告也指出，将 1 亿个脊髓灰质炎病毒投入马桶内，溅到座圈上的病毒竟有 3 000 个。同时，不少人冬天喜欢在马桶上套个绒布垫圈，这样更容易吸附、滞留排泄污染物，传播疾病的可能性更大。因此要重点进行清洁，每隔一两天应用稀释的家用消毒液擦拭。至于布制的垫圈最好不用，如果一定要使用的话，应经常清洗消毒。马桶容易沾染尿渍、粪便等污物，冲水后如果发现仍留有残迹，一定要及时用马桶刷清除干净，否则容易形成黄斑污渍，也会滋生真菌和细菌。养成冲马桶、洗马桶的好习惯是搞好厕所卫生的不可小视的一环。

16. 筷子久用不换 许多家庭使用筷子，久用不换，看起来节省，其实是一种不好的生活习惯。根据有关资料显示，筷子容易传播幽门螺杆菌，这种病菌又容易促成胃炎的发生。一双筷子使用半年后，上面就会长期残留许多细菌和清洁剂，致病的机会很多，特别是多数家庭洗筷子的时候并不是一双双地慢慢清洗，而是整把一起搓洗，很难彻底把筷子洗干净。要防止筷子传播疾病最好的办法是用消毒柜消毒，筷子上如果刻有防滑的细纹凹槽的，洗过之后最好用湿布擦洗干净。

此外，一次性筷子经过加工、长途运送、包装，等筷子摆上餐桌时，可能已经不干净了，居民最好对其消毒以后再用。医院感染科经常会收治一些突发胃肠炎的患者，经询问并没有吃不干净的食物。医生诊断，这种情况很可能是通过筷子传播引起的。如果长时间不换筷子，还会引发伤寒、痢疾等疾病。医生建议，除了要对筷子勤消毒外，至少要半年更换一次，建议选购原色的（也就是没有上漆的）筷子，最好挑色深一点的；一次性筷子最好消毒以后使用。养成洗净常换的好习惯。

17. 爱使小湿巾 常上餐馆的人，爱使餐馆的小湿巾擦脸，似乎已成了“卫生”习惯，但这一习惯也有弊。据报道，这种小湿巾问题大，有害人体健康。据国家质检总局在调查发现，河北晋州等地将黑心棉几经加工，便成了人们平时擦嘴用的小湿巾。这种一次性湿

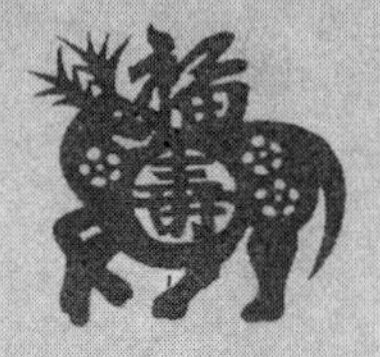

毛巾被销往北京，包括一些知名餐馆在内的50多家餐厅都在使用。而这些小湿巾，不仅原料不过关，生产、储存、运输的过程中，更无任何消毒和预防污染的措施。

此外，由于目前我国对消毒湿巾添加的防腐剂还没有种类和限用量的规定，一些企业为了保证小湿巾微生物符合要求，任意使用各种防腐剂或加大防腐剂浓度，虽能达到灭菌效果，但对皮肤黏膜有较强的刺激性，能透过皮肤被人体吸收，用这种湿巾擦脸，会引起皮肤过敏和接触性皮炎。若用这种湿巾接触到眼睛，会导致角膜和视力受损。

中华预防医学会空气微生物学会副主任委员于玺华教授认为，湿巾消毒的效果是非常有限的，如果使用携带病毒的湿巾，更会威胁人们的身体健康，导致传染病毒的发生。即使是达标的消毒湿巾，也不能百分之百地把手上的细菌杀死，最好的消毒方法就是用肥皂清洗。

专家指出，湿巾卫生条件是否合格，在外观上根本无法鉴别，只能通过放大镜才能判断。因此，外出就餐时，最好不要使用餐馆提供的小湿巾。

18. 不爱晒被褥 有的人被子盖了一冬春，也不晒一次，褥子更懒于晒，越盖越死，越垫越死，而且又藏菌污纳垢，很不卫生。被褥常晒，又暖和又杀菌，何乐而不为、不过是举手之劳而已。

一般来说，棉被在阳光下晒一下，棉纤维就会膨胀起来。冬天，从上午11时晾晒只需3小时就可以了，最好1小时左右翻个面。不同的材料的被子有不同的晒法。以化纤面料为被里、被面的棉被不宜在阳光下暴晒，以防温度过高烤坏化学纤维，晒时应在被子上盖一层布，防止阳光直接暴晒。羽绒被的吸湿性能和排湿性能都十分好，不需要频繁晾晒。若在户外晒时，也需盖上一块布，经过1小时的“通风”就可以了，也可以在阴凉处晾1小时。

晒好的被子切忌拍打。很多人晒被子喜欢拍打，以为这样能把被子里的灰尘除掉，其实不然。因为棉花的纤维粗而短，易碎，拍打棉被会使里面的纤维断裂成棉尘跑出来。如果被子上落了灰尘，用

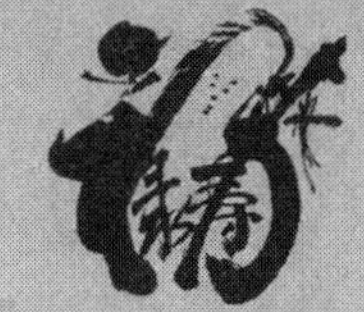

刷子刷刷就干净了。经过科学方法晾晒的棉被温暖、蓬松、更加舒适，让家人每天都能闻着阳光的味道入睡，做个好梦！

19. 常用抹布擦碗筷 每个家庭厨房里都有大小不同的洗碗擦桌子的抹布，用抹布擦碗筷，也习以为常。但这一习惯也不好。因为厨房里的污染大，油污多，再加上是碗筷的"聚居地"，抹布难免消毒不彻底。肉眼看着很干净的布，很可能因为反复使用，藏着大量有害细菌，用这样的布擦碗结果可想而知。

研究表明，与其用抹布擦碗筷，不如只用自来水洗碗干净，自来水经过水厂的消毒处理后，含菌量远远低于厨房里的抹布。

有些家庭主妇认为，擦桌和擦碗筷没有什么区别，于是两种抹布混用，其实，擦餐桌的抹布和擦碗筷的不分也是维护健康的大忌。同理，用抹布擦水果也是对食品的污染。

医生建议，为了保护家人健康，家里要注意经常对抹布进行消毒；抹布油污多，还需要经常煮沸；有条件的家庭可以去商场选购厨房专用一次性擦拭纸；碗筷消毒也建议用专用的消毒柜；如果条件不允许，还可以采取简单的方法，将碗倒扣，将筷子放到通风良好的筷笼里，使其控水、风干。这样就能有效消除细菌、特别是能防止喜湿性细菌的滋生。

20. 水晶杯盛酒 用水晶杯装盛的食物、饮品，看起来华美绚丽，令人爱不释手。但很多人想象不到，它也会使人慢性中毒。

北京环保餐具联合组织秘书长董金狮告诉记者，水晶制品是一种颇具威胁的铅污染源。其中的氧化铅含量往往高达20%～30%，用它来盛水，一般还不至于引起铅中毒，但若用来盛酒或酸性饮料，水晶制品中的铅就会被析出并溶于酒或酸性饮料中。实验表明，盛酒的时间越长，酒中含铅量就越高，还有国外的实验证明，把1升白兰地酒置于水晶器皿中，5年后，酒中的含铅量可高达20 000微克/升，远远超过环保部门关于饮品中含铅量要低于50微克/升的规定。

世界卫生组织规定，如果一个人的血铅水平大于100微克/升就属于铅中毒。血液中铅蓄积到一定程度后，会使人记忆力、智力

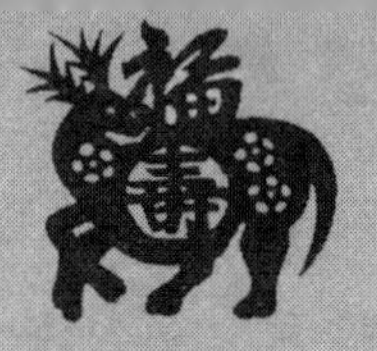

下降,出现精神障碍、噩梦、失眠等问题。铅中毒对儿童的危害更大,容易引起儿童智力发育障碍。因此,要尽量避免用水晶制品长期储存酒类、果汁或酸性饮料,以免铅蓄积引起中毒,损害健康。

(五)性生活坏习惯

1. 性交过于频繁　不少男性认为,性交次数越频繁,越能证明自己的性能力,显示自己的"雄风"。他们竭力在一个晚上一而再、再而三地性交,以得到心理的满足。其实,重复性生活是一种不良的性生活习惯,对男女双方的健康都是不利的。

在一天内或一个晚上有两次或两次以上的性生活,被称为"重复性生活"。传统医学认为,房事过度会耗精伤气,古语有"纵欲催人老、房劳促短命"的说法。重复性生活对男女而言,首先会消耗体力,容易造成体质状况低下,随即也会影响精神状态,甚至思维能力、记忆力、分析能力等也会受到不良影响。性冲动的连续与重复发生,还会加重性控制神经中枢与性器官的负担,经常性的劳累结果必然是引起性功能衰退,造成性器官"未老先衰"。

男性经常重复性生活,性器官反复、持久地充血会诱发前列腺炎、精囊炎等疾患,造成会阴部不适、腰酸背痛,有时还会出现血精。另外,由于第二次性生活出现射精的时间肯定比第一次要长,长期如此会诱发勃起功能障碍、不射精、射精时间迟缓、性生活无快感等功能障碍。其实大自然对人的生活频率有一个大致的安排。男性在性生活后常常有一个不应期,即房事结束后有一段时间对性刺激不再发生反应,这实际上是对男性的一种保护。

对女性来说,重复性生活可导致自主神经功能失调,出现精神不振、面色苍白、头晕、心烦、口干等症状。其次,女性经常重复性生活,性器官始终处于充血状态,还会导致盆腔充血,产生腰酸、下身沉重等不适感,甚至诱发多种妇科疾病,如月经失调、盆腔炎、宫颈糜烂等。

有些年轻夫妇认为重复性生活,可以增加受孕机会。事实上并非如此,正常情况下,男性精子由产生到成熟需要 2 个月左右的时

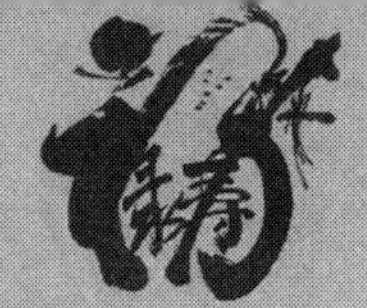

间。如果夫妻性交过于频繁，精子就会供不应求，质量也会变差，从而影响受精。此外，精子作为一种抗原物质，频繁地对女性刺激，会使女性不断产生精子抗体，使精子发生凝集或失去活力，直接影响受精。可见性生活过频，往往事与愿违。

如果夫妻两地分居，一周甚至一两个月才见一次面的话，偶尔重复性生活是可以的，但不宜每次这样，否则也会给双方的健康带来弊端，性生活中最忌讳的就是无规律、频繁地性交，这样最容易导致性生理及心理疾病。

2. 新婚贪欢 刚刚结婚的青年男性，正是生机勃勃之时，体力、精力及激素分泌都非常旺盛。但如果只图一时欢乐，性生活过于频繁，往往会给身体带来损害。

中医学认为，肾是生命之根本，精生于肾。而房劳耗肾精，生命之根受损，则精疲力竭，“命同朝露也”。现代医学研究表明，男子性功能的发动与控制，与大脑皮质的神经“司令部”有关。若十分纵欲就会引起大脑皮质的高度兴奋，随即可发生衰竭性的疲乏，甚至还会使性功能降低，继而出现阳痿。从生理功能讲，精液并非像有些学者所说，是分泌物，射精不过是损失一点蛋白质而已。其实，精液产生是一个复杂的生理过程。精液包括精囊液、前列腺液和精子。过频射精必然会增加睾丸的负担，并可因“反馈作用”抑制脑垂体前叶的分泌，导致睾丸萎缩，从而加快衰老。同时，还会损失大量前列腺素。前列腺素是人体细胞功能的局部调节者，具有重要生物活性和生理作用，对心血管系统、呼吸系统、神经系统及胃肠道正常功能有着广泛的影响。前列腺素不足，就会使上述器官系统发生病变。另外，精液中还含有0.2%的锌元素。锌是构成人体蛋白质所必需的。过频射精必然造成锌元素的量遗失，时间一长会出现头晕眼花、四肢无力、心慌气短、失眠健忘等症，以致身体抵抗疾病的能力下降，招致疾病袭身。因此，新婚男性节制房事是至关重要的。最和谐、最适宜、最科学的性生活，是以保持次日良好的心理、精神状态为宜，切莫只图一时之快而影响身体健康。

3. 性生活杂乱 有那么一些人以性乱为乐，男女皆有，以性伴

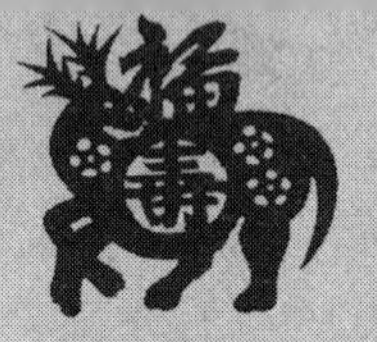

侣多为自已的荣幸，随便遇到异性都可以上床，经常找暗娼发泄性欲，勾搭男人满足肉欲，甚至男女群伴乱性，这类人已经是心理病态，这是性生活的一种陋习、恶习，应及早回头是岸，否则会自食其苦果。还有的单身或独守空房的男女，或出差单人在外者，出入于酒吧、咖啡厅、舞厅等娱乐场所，在遇到合适的异性时，心有灵犀一点通，双双到旅店开房，事后各奔东西，无所牵挂，无后顾之忧。但在这“一夜情”之后，还是发生了许多故事，有的染上性病烦愁一生，有的巧遇亲友的朋友被骚扰、被勒索，有的惹祸上身破财伤身……对女性而言，拥有过多的性伴侣还会大大增加多种癌症患病率。“一夜情”不是解决问题的灵丹妙药，更不应是“时尚”，还是少去尝试为佳。

有道是：情多非好事。中华民族的优良传统是专情，这符合人类文明发展的规律，也符合人们身心健康的需要。奉劝那些多情郎妹，还是收心养性为佳，生活不仅仅只需要情的满足，多给点时间充填在工作、爱好、家庭等之中，还有更多的情趣可以使人生更幸福。可不要染上性生活杂乱的坏习惯。

4. 带病性爱 带病过性生活，也是一种不好的性行为。专家指出，一些有慢性病的老年人，一定要控制性冲动，不能做房事。

(1)心肌梗死：老年人患心肌梗死 2 个月内，要禁止过性生活。一般来说，病人若能有上两层楼梯的力量，就能完全承受性交所需要的活动量。性交前应限制食物的摄入，更不要饮酒。性交时可选择夫妇比较放松的体位，一旦出现胸痛、胸闷症状时，应立即停止性生活。

(2)心绞痛：该类患者性交前宜服用戊四硝酯(长效硝酸甘油)或麝香保和丸，以防心绞痛发作。对有精神紧张的老年人，性生活前可服少量镇静药，如地西泮(安定)等。心绞痛病人病情稳定时，性交姿势宜选坐位或立体，避免吸烟、饮酒和饭后性交。

(3)高血压病：血压过高(舒张压高于 120 毫米汞柱)或血压不稳定且有上升趋势的病人，不要过性生活，以防发生意外。高血压病人最好在清晨过性生活，并应控制好性交的频度和持续时间。性

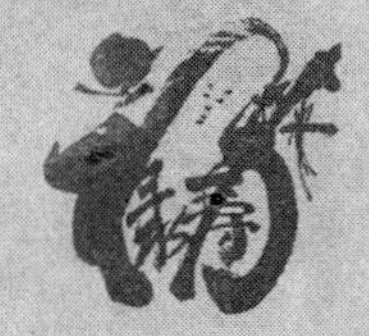

交时一旦出现头痛等不适症状时，要立即停止性生活。

(4)慢性支气管炎：老年慢性支气管炎病人性交过度用力时，就可出现呼吸急促，影响性生活正常进行。故用力要轻微，频度要缓慢，酌情过好性生活。对病情严重者，要禁止性交，以防发生意外。

5. 过于搂压颈部性交 为了表示亲爱和激烈情绪，有的人在性交时爱用力搂压对方的颈部，这也是一种很危险的习惯，因为人的颈部两侧各有一条较大的动脉，分别称为左颈总动脉和右颈总动脉。用手轻压，就会感觉到它的搏动。位于人体颈部外侧中段的颈动脉有一个略为膨大的部分，这段膨大的血管外膜内，有许多压力感受性末梢装置，这就是颈动脉窦压力感受器。这个压力感受器比较敏感，当受到血管外的压力作用，如血压高、外力压迫等，就会反射性地引起血压骤然下降，使脑部缺血、缺氧而发生晕厥。严重者可导致反射性心搏骤停而致死。因此，性生活时紧搂颈部，就有可使颈动脉窦受到压迫，发生昏厥或更严重的后果，所以搂住对方的背部比较安全。

6. 性"惩罚" 夫妻吵架有很多不良的习惯，如摔东西，大打出手，离家出走，闹离婚等，对夫妻间的感情大有伤害，但是伤害夫妻间感情的还有一件，就是性"惩罚"，在这方面，妻子掌握着"房事大权"，更容易采取拒绝丈夫性要求的方法来报复。性惩罚是加深夫妻之间隔阂的大敌，会大伤对方的自尊心。须知，夫妻性生活恰恰是双方和解的良好契机。所以，夫妻吵架不要动不动就来个性"惩罚"，以免给对方造成大的感情创伤。

7. 借酒纵欲 借酒助"性"，饮酒纵欲，是性生活中一种坏习惯。从医学角度看，饮酒"纵欲"对健康很有害。酒尽管有一定壮阳催欲效果，但这种作用是即时性和短暂性的。借酒助欲容易使男子纵情施泻而不能自制，必欲竭其精而后快。经常如此，肾精将过度耗散，日久会导致"男子精液衰少，阳痿不举"等疾病。《史记·仓公传》记载：齐侍御史成久患头痛，且生痈疽。原因就是"成之病得之饮酒且内"，也就是经常醉酒入房所致。仓公断言他"后八日呕脓血死"，果然，"成即如期死"。在我国古代医书中，对酒后纵欲的害处也有论

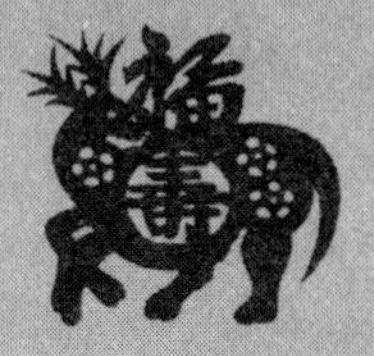

及,唐代孙思邈就告诫:“醉不可以接房,醉饮交接,小者面黯咳喘,大者伤绝脏脉损命。”

把饮酒纵欲当做一种享乐,也往往事与愿违。经常醉后做爱,由于神经系统高度兴奋与性器官广泛充血,会促使人体能量的高度消耗,性器官功能的适应性和敏感性逐渐降低(性兴奋阈值降低),有的还可能完全失去“性趣”。有的纵酒者即使在戒酒后数月或数年仍不能恢复正常的性功能。据资料表明,在酒精中毒中,男性50%,女性25%患有性功能障碍;其中男性的40%有阳痿,5%~10%有射精障碍,在戒酒后数月或数年恢复正常仅5%;女性有30%~40%性欲减退,15%性高潮丧失或降低。

现代性医学研究发现,性交前饮用少量的酒,会增强性欲及提高性兴奋。但饮酒过多则反而产生性抑制。大量、长期饮酒不仅使性激素的反馈被破坏,性腺失去代偿,最后导致性腺萎缩,因而会发生性欲减退、阳痿、射精困难等,同时酒精还会直接影响精子的生成,导致精子总数下降,精子畸形等,引起不育或畸胎。女性大量饮酒,不仅会导致性兴奋困难、性高潮次数减低,还会引起早产、难产、妊娠高血压综合征和新生儿窒息症。临床所见“星期天孩子”,其智力低下或畸形很多是酗酒造成的。

(六)治病服药坏习惯

1. 小病大治 近几年来,小病大治现象犹如流行病一样在城乡各地不同程度地“流行”着。有医生为了获取较高的经济效益,置病人经济承受能力和药物的毒副作用于不顾,哪怕是小伤小病,也开几十元、几百元的处方;亦有的享受公费医疗者小病大养,除了开价格较高的药、进口药品之外,还有昂贵的补药或补品,动辄就是一大堆。

其实有的小病通过食疗,体疗加些调养,可以很快好转,不一定非要大治不可。例如,有人因工作压力或者心情一时不好,而引发了失眠症,就不一定要吃药,可以通过体育活动或找朋友聊天等方法来放松心情,减轻压力,也可治好。患了肥胖症,也不能大吃减肥

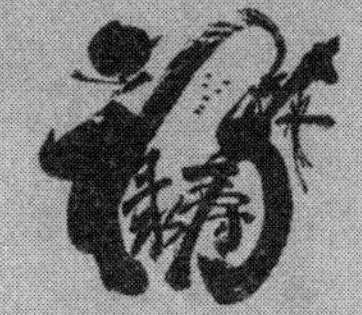

药来治之。专家指出，肥胖是一种很复杂的身体异常，造成肥胖的原因很多，决不能追求在短时间内迅速减去脂肪，在非常时期更应该倡导稳步的健康减肥，尤其不要忽视体育运动。

稍有肥胖的女性热衷于服用减肥药来保持苗条的体型，殊不知这是一种危险的做法。许多减肥药有抑制吸收的功能，加上体脂含量过少，容易引起内分泌紊乱，雌激素水平减低，很容易导致骨质疏松症和免疫力下降。可见小病大治的危害性，不但小病没治好，反而引起了大病或者绝症。小病大治，滥用药物，是一种不良的治病服药习惯。不仅是对患者不负责任的做法，也增加了病人家庭或国家的经济负担。很多药物，尤其是一些高档抗生素，长期或过量使用会引起诸多不良后果，如致使患者产生耐药性，给以后疾病的治疗造成很大麻烦，且可导致其他疾病的发生。一位男性青年因包皮环切术后稍有感染，一位医生给开了200片氯霉素，嗣后不久便引起再生障碍性贫血，经多方医治一年多，花去1万多元，终因回天乏术而死亡。而更多的是，有人长期使用高档抗生素，造成口腔真菌性溃疡、皮肤黏膜感染及抗药性增强，导致有病难以治疗。小病大养者若经常补品、补药不断，亦会使身体素质走下坡路，若补之不当，则无异于火上加油。

老年人更不能小病大治，也不能一味依赖药物，因为人到老年，身体各系统的功能都有不同程度衰退。因此，老年人对药物的耐受、解毒、排泄和抵抗药物不良反应的能力大大降低，易在体内积蓄中毒。所以，老年人除必须用药物治疗的疾病外，一般的医疗保健不宜完全依赖药物，而应当尽量利用其他疗法，如饮食疗法、体育疗法、针灸、按摩、推拿、理疗等，以免除药物对肌体的危害。在需要药物治疗时，对有毒性或不良反应强的药物，除非万不得已，应尽量少用，或改用其他较为安全的药物。老年人易患便秘和失眠。失眠是因老年人本来睡眠时间减少，加上其他种种原因所致。因此，决不可依赖于药物，而应当采取别的办法。再如便秘，可以采取饮食疗法，早起空腹喝半碗淡盐开水，或冲点蜂蜜水喝，多吃蔬菜、瓜果和植物油，生活规律，注意多活动，养成定时大便习惯，基本上可以解

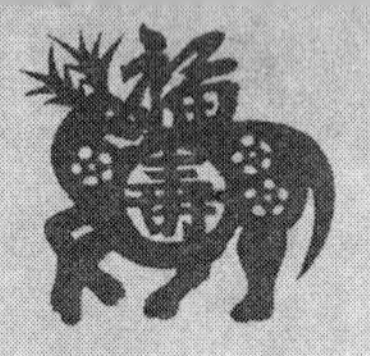

除，偶尔急需时，可选用“开塞露”，尽量不用泻药；失眠也是这样，一般可以通过练养生功，注意生活规律，睡前静息排除杂念，就会安然入睡。

有首诗写道：“世间是药毒三分，亦能救命亦杀生，求医服药需适度，健康长寿靠自身。”一点不错。长寿主要是靠适当的锻炼、饮食营养、生活规律、心胸豁达、精神愉快来实现的。绝不能小病大治或依赖药物，这才是正确的益寿延年的方法。

人到中年，是许多疾病易发的年龄，服药是难免的。然而，服用以下药物，可引起药源性精神异常。如治溃疡病用的西咪替丁（甲氰咪胍）可致头痛、头晕、疲乏、嗜睡、智能下降，少数人可出现烦躁、幻觉、妄想、记忆力下降，甚至有易哭、易怒等性格反常表现。治疗脑动脉硬化的常用药物氟桂利嗪长期应用时可使人心情变坏，精神不振。普萘洛尔（心得安）、卡托普利、曲克芦丁（维脑路通）、哌唑嗪等药品也能引起精神活动异常。而利多卡因、奎尼丁等可引起行为异常、烦躁、痴心妄想、胡言乱语。胺碘酮则可引发幻听、多语、冲动行为、自责妄想、强哭强笑等。俗话说：“是药三分毒”，治病服药可要慎之又慎，小病大治，随便吃药，是对生命不负责任的行为习惯。

2. 乱求医药 有病求医服药这是天经地义的，但是吃药上瘾，或者乱求医药，一味地吃好药、吃“洋药”都是有害的，甚至可以造成生命的危险，路走错了可以回头，药吃错了就很难回头了，乱求医药可不是一个好习惯。

药物是人类用来治疗、预防疾病的化学物质，对维护人体健康发挥了极大的作用。但同时也有不良反应，使人体发生变化反应、中毒或免疫系统的抑制等。

我国民间有一副对联，上联是“上工治未病不治已病”，下联是“是药能活人也能杀人”，横批是“是药三分毒”。这副对联通俗地说明药的两重性，它既能救人，也能杀人，也说明吃多了药，吃错了药，能招杀身之祸。常言说“庸医杀人不用刀”就是说药物不良反应的厉害。所以，求医吃药一定要慎重，更不能上瘾。

现代医学研究还表明，有些药物甚至还可损伤正常细胞，并影

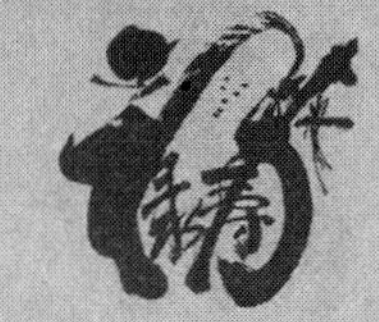

响这些细胞的正常功能，造成 DNA 突变并引起暂时性或永久性的遗传缺损，从而致癌。

国际癌症研究中心对数百种化学物质和药物进行过评价。结果发现其中数十种对人类有致癌，数百种在动物中诱发了癌症。例如，治疗妇女绝经前症状的雌激素，会导致子宫内膜癌；用于治疗妇科病的己烯雌酚，会导致阴道腺癌；抗生素氯霉素可能会导致白血病；治疗阴道滴虫的甲硝唑（硝哒唑）可能会诱发淋巴瘤和肺部肿瘤；治疗癫痫的乙内酰脲衍生物与恶性淋巴瘤及假淋巴瘤有关；苯异丙胺与何杰金病有关等。

最难办的是，一种药物可以治疗某种癌症，但几年后却发现它又引起另一种癌症。如某些骨髓瘤病人用左旋苯丙氨酸氮芥进行治疗，却又可能患上急性白血病；氨甲蝶呤、唑嘌呤、环磷酰胺等抗瘤药物也会抑制人体免疫功能而导致其他癌症。但是，临床上为了防止原发的癌症继续发展并引起死亡，开始时用这些冒风险的抗癌药物还是必要的，而且其疗效无疑要远大于风险。

目前，国内外有关药物致癌的危险性研究正在继续深入，一方面进行动物实验，同时也在做一些流行病学方面的研究，以确定在使用某些特殊药物，是否会引起新的癌症。为此，专家对医生和患者特别提出如下忠告：①患者不要随便乱用药，并尽可能减少药物的使用，一切应遵守医嘱。②孕妇不要服用药物和激素，除非是医生特许的药物，而且要在医生监护下服用。③有乳腺癌或宫颈癌的妇女禁忌用激素药。④当医生开药时，患者可向医生询问了解该药物的有关不良反应及注意事项，并询问是否一定需要服用这种药。

特别值得一提的是，有的人一看病，就要好药、“洋药”，好药服多了，洋药服多了，也是有害无益的。吃药为治病，择药的首要条件就是适合自己病情，并能尽快把病治好，而不是看它是“洋药”还是国产药。但是，就是有那么一些人，或是认为“外国的月亮比中国圆”，或是急于显示手里的几个钱，一味地索要“洋药”。其实这样做，除几个药满足一下所谓的“面子、虚荣心”以外，对自己不会有什么好处，弄不好还会带来祸害。

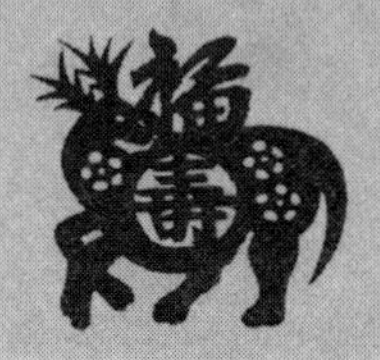

尤其要高度警惕庸医假药。庸医与假药往往是一对结伴而来的幽灵,四处为虐。一些个体医生开办的门诊,进药渠道多是从药贩手中购进的伪劣假冒药品,而那些江湖游医的秘方,多是自己胡乱配制的假药。某县一个体门诊出售的药品相当便宜,引起附近的一家国营药店的怀疑。举报后,当地药检所对其药品进行抽样化验,发现该门诊出售的多种片剂都是同一种成分——淀粉,而有两种针剂则是毫无药效的蒸馏水。卫生部门对其进行处罚时,发现这位个体行医者根本没有从医资格,是在农村干了多年兽医的农民。一位受骗的患者说,他曾因发热感冒在这里就诊,吃药、打针、输液花去他 80 多元,却丝毫没有好转,反而引起了急性肺炎,险些丧命。有些个体诊所根本不具备外科手术技能,却利用人的爱美之心,大张旗鼓地开起了美容门诊,使一些豆蔻年华的姑娘美容不成,反而毁了容。有一个体美容门诊为一位姑娘割双眼皮时,因用麻药剂量过大,使麻药渗入眼四周,造成眼圈青紫。据专家讲,麻药渗透形成的色痕,一般终生不褪。而在美容手术中,因手术感染造成兑瘌现眼、疤瘌耳的事例更是屡见不鲜。

在众多江湖游医中,专治花柳病的名医占了相当大的比例。他们抓住患者丑事不愿公开就医的心理,胡乱治疗,大发其财。有位刚放下锄头的浙江农民,一夜之间成了"治疗"性病的"名医"。他的手法是先用假药骗钱,最后用真药治疗。一次给一名患淋病的供销员治疗时,前几个疗程用假药骗取了几千元后,最后给他一次注射了 8 支青霉素,致使患者药物过敏,后经医院抢救才脱离危险。

庸医假药致死人命的事情也时有发生。内蒙古某地的一名个体诊所医生,四处做广告,说他能治愈医学界至今仍未攻克的难关——癫痫病。他把药品拌在荞面饼里,让患者服用,其中有些药物有剧毒。结果有一天治疗了 3 名患者,当天死亡 2 人。

可见乱求医药之害。治病是生死攸关的大事,一定要慎之又慎。

3. 盲目进"补" 有的人为了"养养身子骨",往往无病也要吃补药补品,有的为了防止体内器管衰老,也大加进补,尤其城市公职人

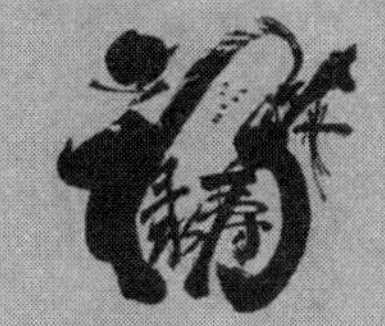

员，离退休老人，都是公费医疗，吃点补药反正大部分能报销，人家吃、自己不吃，亏了。如此种种，都是不良的治病服药习惯，无病进补可要不得。所谓补药，是指在中药当中有一类能补养人体阴阳气血不足，用以治疗各种虚症的药物。如人参、黄芪、当归、鹿茸、枸杞子等。这些药物并不是人人皆可享用的，因为它们都有不同的禁忌证和适应证。

人参和黄芪，特别受人青睐，被人们视为抗癌防老、强身健体的上上品。人们知道，这两种药只适用于肺气虚和脾气虚的病症，具有补肺益脾的功效。但若使用不当，反而导致胸闷、腹胀等毛病，人参的不良反应不容忽视。尤其是使用过量，其不良反应倍增。有资料表明，成人服人参根粉，每日 0.3 克以上，连续服用可发生烦躁不安、咽干、鼻出血、失眠、抑郁、体重减轻等不良反应。剂量再大时，血糖明显降低，心脏收缩力受到遏制，血压显著下降，恶心、呕吐、面色苍白，继而唇面发绀，眼向上翻，双手紧握，抽搐，呼吸急促等。

《澳大利亚医生》杂志不久前刊登了一篇研究报告，认为人参和当归对妇女乳腺癌细胞有着极强的催化作用。报告指出，近年在欧美国家大受推崇的自然疗法中，常用于帮助妇女缓解更年期症状的人参和当归，分别会促进癌细胞生长达 27 倍和 16 倍。当归是一种补血品，有养血安神的功效。对于妇女月经不调、量少色淡、失眠心悸、面色乏华等阴血亏损者，其功效尤其明显。但若一味地将它用来纯肉、煮汤，将它当补品来食用，则很不合理，可能会引起食欲不振等症状。又如枸杞子，它是一种滋补肾、肺、肝阴的补阴药，适用于头痛眩晕、口渴津少、发热盗汗、少痰干咳、双目干涩等阴虚和津虚不足的症状，但时下不少人喜欢用它来泡酒、蒸鸡、泡茶，以为是补品。其实若使用不当，会导致腹泻腹胀、胸闷纳差、痰多稀白等病症。

很多中老年人认为经常服一些补益中药或保健品，可以达到“有病治病，无症养生”的目的。其实服用补益中药在养生保健方法中是属于最后一位的。养生保健方法中位居第一的是精神养生保健方法，第二是饮食养生保健方法，第三是运动养生保健方法，最后

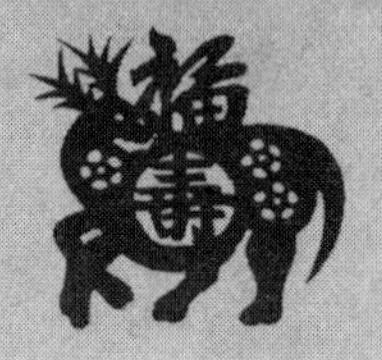

才是药物养生保健方法。

补益中药主要适用于中老年人中体质偏于虚弱的人群，身体强壮的人没有必要服用补益药。中医虚证的主要表现有面色苍白或萎黄，精神萎靡，疲倦乏力，心悸气短，形寒肢冷，自汗，或五心烦热，口燥咽干，盗汗潮热等。

有的中老年人，血压、血脂正常，能吃能睡，也要每天吃点补药。人参不吃，还要买西洋参吃，结果舌苔越吃越腻，身体状况越来越糟，真是可悲。有一首诗写道：嗜药成瘾实可悲，伤肝损胃还得吃，此习有弊总不悟，公疗迷信两相缠，君欲强身弦得改，少嗜珍丹多锻炼，笑问世间寿星老，几个靠药过百岁。

孩子更不能盲目进补。据某医科大学附属医院的一份医学资料报道，通过16例儿童性早熟史分析，结果表明，都是因长期或大量服食人参制品、蜂王浆、花粉食品等而导致儿童的生理性改变，其中女孩14例，年龄为4～8岁；男孩2例，均为10岁，服用上列补品的时间为6～12个月。女孩普遍出现乳房增大，其中5例出现阴道有分泌物，13例经B超检查显示子宫、卵巢已处于青春前期。2例男孩睾丸增大，阴茎发育，喉结明显凸出，并已长出细细的胡须与阴毛，表明已提前进入青春期，为性早熟征象。盲目给孩子滥用补品、补药不但无益而且有害，某些补品、补药对患有营养不良性疾病和发育迟缓的孩子确有一定帮助，但需要经过医生的诊断和检测，并在医生的指导下有的放矢、按规定剂量和疗程给予，才是安全的。关爱孩子，可别随便给他进补。

总之，补药也是药，它是用来治病的，必须按医生的要求进行合理的配用，才能达到事半功倍的功效。反之，滥用补药，则会适得其反，引发各种病症，得不偿失。

4. 忽视药物毒性 依赖药物，一条重要原因，就是对中草药不良反应缺乏认识，中毒不知毒。据某医院资料介绍，在不到一年的时间内，便送走了4位癌症病人，年纪最大的55岁，最小的不过才30岁。翻开病历，发现他们唯一的共同点是，都曾因受外伤而服用过大量的中药，难道历来被认为无不良反应的中药也会致癌吗？

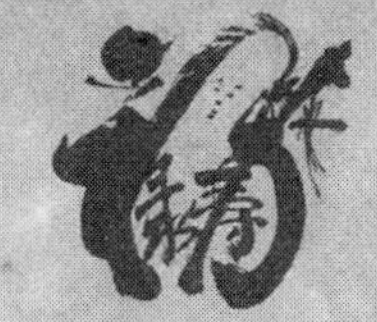

随着现代医学的发展，特别是对中草药研究的深入，这个谜底终于被揭开。据国内最新药理研究证明，某些中药对肝脏的毒性确实很大，尤其是此类中药在未经认真炮制或者给药的途径、剂型、剂量等不恰当的情况下，都可招致严重的药源性肝病，其中最严重的便是诱发肝癌。专家证实，中医常用的千里光、土荆芥、石菖蒲，以及既属药材又属调料的八角、茴香、花椒、桂皮，包括鹿衔草、吴风草的根与叶，它们内部或多或少的都含有诱发肝癌的黄樟醚。而青木香、硝石、朱砂莲、紫花茄等药材内，又发现含有诱发动物产生肝癌的N-硝基化合物等物质。因此，人们千万不能等闲视之。

除此之外，中药也可致中毒性肝炎。如大剂量长期服用雷公藤、蓖麻子、川楝皮、黄药子等中药，都可致中毒性肝炎，而使患者发生黄疸，出现肝大、肝区疼痛等症状。

桑寄生作为常用的补肾药，姜半夏作为化痰药，中医使用十分广泛。然而，根据临床观察与实验证实，长期服用桑寄生、姜半夏、蒲黄等，可出现肝区不适、疼痛或肝功能异常。在创伤表面使用鞣质含量高的中药，还有可能导致肝小叶较大面积的坏死。这些都值得人们提高警惕。

根据有关专家的意见，为了防止中药对肝肾功能的损害，在使用时应注意合理用药，合理配伍。即使肝肾功能正常的人也应注意合理用药。素来就患有肝肾疾病或有相关病史者，就诊时应主动向医生说明。其次，患者的处方应拿到正规的大型或老字号中药房抓配，以防止假药及霉变腐烂的劣质药物混入其中，不治病反致病。所以每一个病人在治病服药过程中应高度重视中草药的不良反应。

有的人活得好好的，由于怕衰老，总想多吃些抗衰老药，可是事物总是两面性，吃多了，或吃得不当，可引起药物中毒，反而使疾病缠体，提前衰老。据资料报告，有的人服用维生素E后不久便出现呕吐、恶心、消化道出血等症状，或经过一段时间后出现性功能减退。国外曾让100名中老年人自愿受试者服用大剂量的维生素E，1个月后，就有人感到全身乏力。据专家分析是维生素E的不良反应所致，因其可引起人的骨骼肌细胞萎缩。

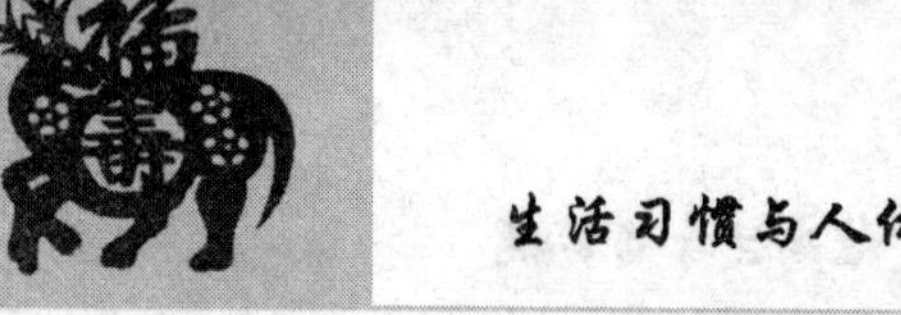

许多人认为大量服用维生素C对身体有益无害。其实大量服用后最易产生腹泻和导致泌尿道草酸盐沉淀生成。这样会造成排尿困难。人参作为中草药的一种,一直被人们认为是不可多得的补药。但有资料报道,每天服用人参3克以上,可引起“人参滥用综合征”,主要表现为高血压伴随神经过敏、不安定、精神错乱或失眠。因过量服用蜂蜜而中毒的事常有发生,中毒症状为发热、头痛、头昏、乏力、腹泻、恶心呕吐、肢体麻木、食欲减退、心慌气促等。

营养学家认为,人体需要的各种营养物质在饮食当中都能获得。如果需要选择抗衰老药物,一定要根据自身状态,掌握对症下药,适量使用的原则,并在医生的指导下服用,切不可滥服。以免药用中毒。

5. 中药充当火锅料 有的家庭和饭馆在吃火锅时,爱将一些“补药”放进火锅作料,以求补身益寿。这可不是好习惯。国家规定食品里不得加入药物,但有些人潜意识里还是认为人参、当归、天麻、五味子、三七等保健食品是好东西,尤其是加在火锅里特别滋补。而根据卫生部调查规定,只有山药、百合、佛手、藿香、肉桂、青果等87种既是食品又是药品可以加入,其余必须经卫生部批准或禁用。10月29日大连市卫生监督所在检查中,发现仍有部分饭店违规操作。有个别火锅店不但门口公然写着“软化血管、降血脂”等夸大宣传的字样,还将人参、党参、黄芪、三鞭等加入锅底。执法人员问其是否知道食品里加入人参等应报卫生部批准,否则不准加入时,负责配料人员表示根本不知道,并说立即将这些东西拿掉。检查中还发现有些饭店不但在菜单上写着明令禁止销售的药酒,而且扩大疗效宣传,并在每张桌子上都放有宣传单。吃火锅又吃补药,作为饭馆是为吸引顾客,作为家庭是为了求寿,殊不知乱吃补药是有害的,应该革除之。

6. 睡前服降压药 有些患高血压的病人,担心晚上睡眠中会突然发生意外,或以为服药后血压下降,可以舒舒服服睡觉,所以总是在临睡前服用降压药物,这样做更易发生意外。

高血压病人服用降压药的目的,是为了控制血压过高,减轻心

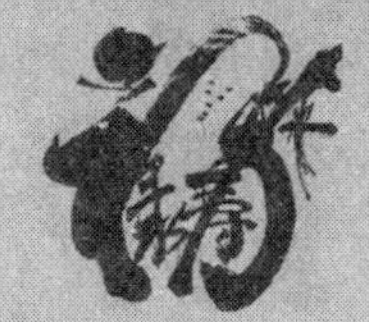

脏负荷和高血压对血管壁的压力。人体有昼夜节律的变动,当人体处于睡眠状态时,血压多可自然下降20%,而且以睡后2小时最明显。许多降压药物的血液浓度是在服药后2小时达到高峰期,若病人在临睡前服药,两者的作用合在一起,就容易导致血压骤然下降,并出现脑血流量减少。对中老年人而言,易使血液凝集成血栓,加大血管硬化,管腔变窄,易出现脑血栓(脑梗死),导致病人出现失语、失明、偏瘫等脑血管意外症状,以及心绞痛、心肌梗死等。

据临床观察发现,多数老年人出现脑循环暂时性缺血与低血压有关,在致命性脑血管意外中,有40%与低血压有关。又据临床24小时连续血压监测观察的结果表明,人的血压是不稳定的,每天以上午8～11时、下午15～18时血压最高,故服用降压药物的最佳时间是上午7:30和下午14:30,也就是血压高峰期前半小时,可有效控制血压的升高。有关试验证明,采取上述时间服用降压药比每日3次服药的病人,脑卒中的发生率可减少1～2倍。

7. 常服速效救心丸 很多老年人都相信中药的疗效,觉得中药不良反应小,长期吃也没什么,甚至连缓解急性胸痛的速效救心丸也被当成了日常的必服之药。专家认为这样不仅没好处,反而可能对身体造成伤害。

北京市中医医院科研处处长易京红副主任医师介绍,所有的药包括中草药都有不良反应,古代医书里记载:神农尝百草时"日而遇七十毒",就是一种侧面的证明。其次,中医的诊病方法同样讲究因人而异、辨证施治。只有看过病人的状况后才能开出方子。即使同样的病,每个人的方子也是千差万别。所以,有冠心病的老年人靠长期吃速效救心丸防病是不对的,速效救心丸的主要成分包括川芎、冰片,药物本身的性状就会让长期服用的老人消化道最先出现如肚子不舒服、爱拉肚子等现象。

速效救心丸在胸痛时偶尔服用,可以缓解疼痛,这为来不及就医的患者提供一些保护。但是,有些病虽然表现为胸痛,而事实上并不是心脏的问题,肺部疾病、气胸、肺栓塞、胸膜炎等都可能有胸痛的症状。如果吃了这种药之后,胸痛症状仍未缓解,就要尽快就医，免得吃错了药而耽误了诊治的时机。另外，即使是冠心病，在长期吃药的过程中，病情也有变化的可能性，这种变化是难以察觉的，病情变化了却还按原来的老方子吃药，可能会出现问题。

8. 盲求“时髦疗法” 时下，随着改革开放，医疗上也放开了，一些“江湖郎中”为了赚大钱，胡吹乱擂一些时髦疗法。不仅乱了医道，也害人不浅。有些人也真信了，赶时髦，求时疗，受害匪浅。

俗话道：“人吃五谷杂粮，哪有不生病的。”生了病便去求医问药，希望能够早日康复，这种“有病投医”的做法本属正常。但问题是，由于人体自身差异和医学科学发展水平所限，一些病又不是一“投”就能医好的。于是乎，一些人就着急了，一急便到处投医，见医就投，成了“有病乱投医”。社会上一些人便利用这个“乱”字“发明”了些“时髦”疗法，吹得天花乱坠，使一些“有病乱投医”的人上当受骗。我的一位邻居老太太，前不久，买了一个能治百病的最新电疗磁疗仪，在家“仪”了20多来天，也没有医生指导，“仪”来“仪”去，使原来就不好使唤的双腿更不听使唤了，想下楼活动一下，突然就站不稳，迈不正步，东晃西歪，结果只好扶着楼梯爬回家，闹得一个多月不敢下楼外出，悔之不得。不过，幸亏刹车刹得早，只是下不了楼，否则就可能下不了床了。无独有偶，早些年曾有一种“打鸡血”的“时髦”疗法，谣传也能包治百病，返老还童，使当时小公鸡身价百倍。结果不但使患者没治好病，反而添了不少病，流行了一阵便销声匿迹了。

后来，又出现了“喝卤水”的“时髦”疗法，声称能治癌、治风湿病等，总之，凡是目前医学界难于治愈的病，本疗法全能治。所谓“卤水”就是《白毛女》中杨白劳自杀时喝的那东西，其治疗结果可想而知。这种例子，中国有，外国也有。例如，国外曾经一度流行用X线治疗高血压病的“时髦”疗法，并有统计数字说明其有效率达多少多少，以证实该疗法的疗效。后来，有人对此表示怀疑，他们在医疗部门的支持下进行了这样的试验：X光机医师正常操作，而X光机电源由试验负责人控制。通过他们的控制，让一半患者照射X线，另一半患者则没有照射，但医师和患者都不知道是谁真的照了X线。

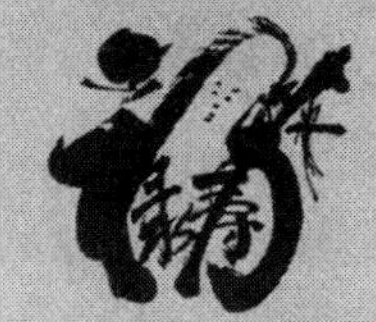

观察数百例后，得出的结论是照射和没照射的患者有效率没有明显差别。这项试验说明血压的下降是由于心理因素造成的，与X线照射无关，于是乎，这一疗法也随之宣布结束。20世纪60年代，欧洲某国曾风行用“反应停”治疗孕妇妊娠反应，服用后效果也确实很好，但几年之后，该药却造成了近万名无四肢的“海豹样”畸形婴儿，引起了全世界的震惊，各国纷纷加强了对药品不良反应的研究和管理。

对于以前的“时髦”疗法，人们已经有所认识，自然不会再上当受骗。值得一提的是，一些新的“时髦”疗法还以各种方式不断出现，所以人们要提高警惕。例如，有的刊物曾报道“治癌仙姑”治癌如何有效，结果使不少人既耗费了钱财，又延误了治疗。近年也有某某治疗癌症有奇效，有效率达90%以上的报道，其真实性就值得怀疑。

所以说，有病投医不能乱。特别是不要相信那些不着边际的宣传，切不可抱着侥幸的心理拿自己的身家性命去赶“时髦”。

9. 轻信偏方 有些人看病爱寻偏方，轻信偏方，这也是一种不好的治病服药习惯，搞不好会损害身体健康。在中医学宝库中，有许多简单易行而行之有效的单方、验方，虽名不见经传，但能有效的防治一些常见病症，故称其为偏方。这些偏方千百年来为广大劳动人民防病治病起了很大作用。但是，由于使用不合理的“偏方”或偏方使用不当而延误病情，使病情加重或诱发严重并发症的现象也时有发生。一次王某午餐时由于鱼刺卡在喉咙而叫苦不迭，本应及时到医院喉科就诊，取出异物，但他却听信了喝醋可软化鱼刺的偏方，餐后2小时分2次喝下食醋250毫升，1小时后腹痛发作，伴反酸、恶心、呕吐。就诊时王某的心率达到128次/分钟，血压80/40毫米汞柱，神志恍惚，皮肤苍白湿冷，后经医院积极抢救而脱险。医院在给王某做胃镜检查时发现鱼刺仍卡在其咽喉部，取出后观察并无半点软化。

还有一名40岁左右的男士得到一个专治皮肤病的偏方，服用后身上的皮癣果真有所好转，可时间不长又复发了，他便继续服用，

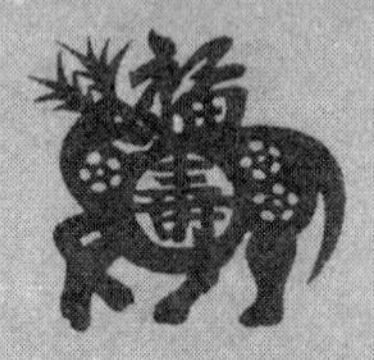

半年后因腹泻、失眠、多梦、肌肉震颤及口腔溃疡到医院就诊，经实验室检查证实为汞中毒。查其偏方，发现每剂方药中轻粉含量达0.6克之多。有些民间流传的偏方是某些人杜撰的，表面上看可能有某些合理性，但缺乏理论基础与临床实践的检验。比如，食醋是一种弱酸性液体，长时间浸泡鱼刺、蛋壳等物可使其脱钙而软化。可是鱼刺卡在咽喉部，饮用食醋时，醋在咽喉部停留的时间很短，不可能达到软化的目的。反而大量食醋对消化道溃疡患者可使病情加重，甚至诱发上消化道大出血。所以，人们在使用偏方前必须了解偏方的科学性，只有那些理论机制明确，临床效果良好的偏方才能应用。

有些偏方之所以“偏”，就是因为药物成分不合理，有较大的不良反应。这类偏方用起来可能有些效果，容易使人相信，但是这些偏方毒性很大，弊大于利。如轻粉大剂量使用能抑制真菌生长，对一些皮肤病有效，但大量无机汞（轻粉）在体内蓄积可造成汞中毒。所以选用偏方一定要慎之又慎，切不可轻信。

10. 常做CT检查 时下，不少人非常迷信CT，滥用CT检查者比比皆是，这也是一种不好的治疗习惯。为此，专家提醒，滥用CT检查不仅浪费了医疗费用，而且一次CT检查，人体所接受的X线量大约为一次X线检查的5～10倍，对身体造成的危害不容忽视。CT检查是诊断某种疾病的一种手段，且具有严格的适应证，并非万能。如对胸部疾患，普通X线检查价廉而有效，就不必劳神CT；肝胆及肾结石，B超和普通X线检查效果较好，而且做肾分泌造影时可判断肾功能情况，这是CT所不及的；盆腔病变，B超效果不错，亦不必劳CT的大架。患者不要因治病心切，忽视常规诊疗技术。

常见一些病人，动不动就要求医生开申请单进行CT检查，其实CT检查多了也有害。CT检查是通过X射线穿透检查的部位来完成的，这种高速微小的X线光子束流，对于人体细胞具有一定的杀伤作用，对人体健康会造成一定的危害，特别是照射时间长、剂量大或短期时间内多次做CT检查者，可引起白细胞减少，机体免疫功能降低，产生头昏、头晕、倦怠乏力、食欲减退，甚至呕吐等不良症

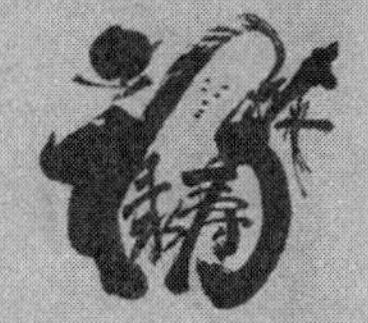

状，更有甚者还可能造成组织细胞癌变，孕妇腹中胚胎畸形等严重结果。

医学专家提醒患者，不要随便去做CT检查，更不可在短期之内连做数次。身体原本就虚弱多病的患者、孕妇和小孩，更应当慎之又慎，不到万不得已时，最好不做CT检查。再说，CT也并非就是万能的查病器械，对于有些脏器如胃部、胆囊及泌尿系统疾患，不妨去做纤维胃镜或钡餐X射线检查、胆管造影、泌尿道造影摄像拍片或B超检查，这些手段会使图像更加清晰，诊断效果更佳。新技术要用，但滥用了就走向反面，危害人体健康。

11. 轻信保健仪器 为适应老年人保健心理的需要，市场上保健仪应运而生，花样繁多，有的已进入社区，进入家属院，不少老年人争着购买之，在家保健一番，但结果值得警觉。据资料介绍，前不久，郭先生的母亲脖子“落枕”了，头都不能转动，于是郭先生买了一台小型电子振动按摩器孝敬母亲。拿回家后母亲高兴地躺在按摩器上，边按摩边说：“舒服”。可是用了没多久，郭大妈就满头大汗、面色发白、心慌、心悸、呼吸困难，家人见状马上把她送到医院急救。医生诊断是由于使用电子振动按摩器引发了心脏病，险些酿成大祸。

北京某医院大夫指出，这种按摩器可不能随便使用。①心脏病患者不适宜使用电子按摩器；高血压、贫血患者使用时不能在颈侧动脉处按摩，以免血流加速，发生意外事故。②孕妇不宜使用电子按摩器，否则会严重影响胎儿的正常发育；少年儿童正处于生长发育阶段，为防止按摩不当产生不良影响，以不用电子按摩器为好。③在骨折和关节脱位的早期，不能使用电子按摩器，因为骨折或关节部位受损会造成骨移位，而过早进行电子按摩，会使骨移位加剧，反而不利于康复。另外，在空腹、饱食、醉酒和剧烈运动后，严禁使用电子按摩器，因为此时进行按摩，会造成恶心、呕吐、胸闷、气促等不适。

老年人随便在家使用保健仪器，可不是一种好习惯，弄不好，不仅不能保健，反而会伤害身体。有的保健仪言过其实，更不能信之。

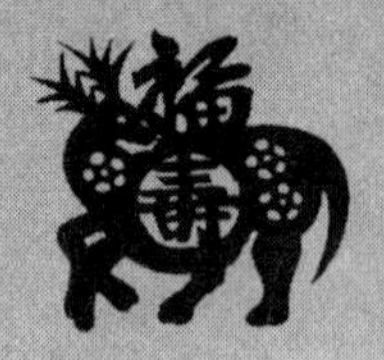

如某仿生治疗仪宣扬其通过模拟气功师发功时发放外气原理，利用地球磁场与微量元素及中药气化的原理，巧妙地把养生功、针灸、中医结合在一起，以机代人发出人造气引发磁场，自动追踪病灶，自动为人诊病、治病、保健、辅助练功，达到通经活络、调整功能、排出病气等作用，还称该治疗仪对人体神经、免疫、呼吸、生殖等八大系统100种疾病都有显著疗效。而其被批准使用的只有镇痛、消肿、促进血液循环等几种功能。还有某品牌的针灸治疗器，其厚达300多页的产品说明书中，几乎全是原样照搬了中医针灸教科书中的穴位和数百种适应证。中医里的针灸疗法是一门极为严谨和深奥的科学，短时间内一名普通的消费者是难于掌握的，像这样不负责任的大肆宣传推销，标注几百种可以治疗疾病，虽看似可信，其实是属于误导消费者的行为。

为此，专家提醒消费者，保健仪只能用于锻炼身体或对一些慢性疾病做辅助治疗，并应具有针对性。它替代不了药品，更不能根治疾病。

12. 胡乱按摩 按摩是我国传统的保健和治疗疑难病的比较安全的疗法，有一定的疗效。但是时下却到处可见，乱按乱摩，给患者造成伤害和痛苦，应引起警觉。据资料介绍，某单位杨先生扭伤了左脚脚踝，当时拍片无骨折，但是被朋友误导，他特地到足浴城做了重手法按摩加刮痧。结果，病情急速恶化，第二天整个左脚瘀青、肿胀，寸步难行，后来经过多次换药和打封闭等治疗，才慢慢有了好转，但是至今踝部肿大，不能长久走路。有一位陈先生最近老觉得脖子痛，他以为按摩可以解除疼痛，于是在家附近找了个按摩店，没想到，连按几天后，脖子痛不但没好转，还加重了！一天，陈先生起床后觉得双手麻木、脚下无力，于是到医院就诊，检查后被诊断为“颈椎间盘突出”并脊髓损伤、不完全性四肢瘫痪。还有的病人本来只是落枕，可是胡乱按摩后落了个“寰椎半脱位”，脖子3～4个月都不能动。可见胡乱按摩之危害。

眼下，按摩在全国已成为一种常见的保健方式，在许多人心目中，按摩百分之百安全。走在城市的大街小巷，能看到许多洗浴城、

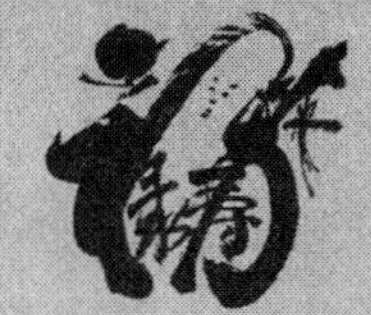

健身会所、美容院等都挂出了“保健按摩”的招牌，加上按摩医院、盲人按摩店，一时间按摩场所遍地开花。对此，不少专家深感忧虑，并指出，按摩本身是一种有效的传统疗养方式，可是胡乱按摩带来的健康问题绝不可小视！中老年人在保健按摩上可要慎之又慎。

13. 常用中药泡茶 近年来，中草药当茶饮也成为一种时尚，但是药学专家提醒人们，有些干花、中草药当茶饮用对身体并无大碍，但有些却不宜饮用，饮多了是有害的。

如胖大海是纯粹的中药，只适于风热邪毒侵犯咽喉所致的音哑，而因声带小结、声带闭合不全或烟酒过度引起的嘶哑，用胖大海却无效。而且，饮用胖大海会产生大便稀薄、胸闷等不良反应，特别是老年人突然失声及脾虚者更应慎用。决明子虽然有降血脂的作用，但同时可引起腹泻，长期饮用对身体不利。甘草虽然有补脾益气、清热解毒等功效，但长期饮用能引起水肿和血压升高。银杏叶含有毒成分，用其泡茶可引起阵发性痉挛、神经麻痹、过敏和其他不良反应。银杏叶有毒，不可泡茶饮用。

干花泡茶也不是绝对安全。如饮用野菊花茶后，少数人出现胃部不适、胃纳欠佳、肠鸣、便溏等消化道反应，脾胃虚寒者、孕妇不宜饮用。专家指出，不要将干花、中草药当补品饮用。另外，无论剂量过大还是服用时间过长，都可能发生不良反应。正在服用西药的患者饮用中草药茶更要注意，因为不适当地与西药联用可能对身体造成伤害。

14. 长服维生素 C 有人认为维生素 C 可以软化血管，增加抵抗力，所以长期服用之，主要服的是维生素泡腾片，这也是一种不好的习惯。因为，如果长期吃维生素 C 泡腾片，会给人体带来隐患。人体具有生理调节作用，会逐渐适应高剂量的维生素 C，一旦停服 3 天后就可能出现维生素 C 缺乏的症状。轻者晨起有牙龈出血，重则有皮下出血，甚至瘀斑。此外，长期过量服用维生素 C 泡腾片还有以下 3 个弊端。

首先，过量服用维生素 C 是尿路结石的诱因之一。大量维生素 C 进入人体，绝大部分被肝脏代谢分解，最终产生草酸和二氧化碳。

其中,草酸自尿中排泄成为尿酸盐,极易形成结石。而且维生素C呈酸性,大量服用后会导致尿液酸度增高,对形成结石起到推波助澜的作用。

其次,大量服用维生素C可能加速动脉硬化的发生。研究发现,定期服用维生素C的人,其颈部大动脉壁的增厚速度比一般人快。事实上,服用维生素C的剂量越大,动脉壁增厚的速度越快。每日服用500毫克维生素C,并且至少连续服用一年的人,动脉壁增厚的速度是那些不服用任何补充营养制剂的2.5倍,如果这些服用维生素C的人同时又是吸烟者,那么,其动脉壁增厚的速度是正常人的5倍。

第三,过量服用维生素C不但不能增强人体的免疫能力,反而会使其受到削弱。英国生物化学家最近进行了一项有关维生素C用量的对比实验,受试者每日服用500毫克维生素C,然后测量体内淋巴细胞遭受破坏的情况,结果发现服用维生素C过量也可以破坏免疫细胞。所以,服用维生素C也要适量。

15. 滥用感冒药 一有感冒,就要吃药,这是很多人的习惯,其实滥吃感冒药,可引起白细胞减少,导致防病能力降低,发热不退等,甚至危害及生命。尤其家里备用的抗生素、板蓝根等抗感冒药更不能乱用多用。据资料介绍,有一位5岁女孩,连续2天高热不退,脸蛋烧得红彤彤的,有时甚至胡言乱语、噩梦连连,急坏了爸爸妈妈!到医院血常规检查发现,体内的白细胞数目几乎为零!经过一番病史询问,并进行了一系列检查,医生告诉孩子的父母:患的是“白细胞缺乏症”已经处于“败血症”阶段,病情危险。

这个孩子的白细胞数目怎么会如此之低?医生经过分析,认为很有可能是滥吃感冒药引起的。原来,孩子前不久受凉了,出现了流鼻涕、打喷嚏等感冒症状。爸爸妈妈就自作主张,给她吃了一种家里储备的感冒药,爸爸妈妈认为,自己吃这种感冒药效果特别好,孩子吃了准没错!感冒药吃了好几天,孩子的感冒症状的确有好转,爸爸妈妈为了巩固“疗效”继续喂孩子吃药,不久后就出现了上述发热不退的症状,爸爸妈妈又擅自加大了感冒药的剂量!滥吃感

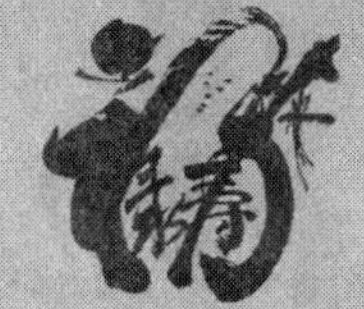

冒药害了孩子。

还有的人一感冒就服板蓝根，这已成为很多家庭的习惯，有的没病，为预防流感，也经常服用板蓝根，一到冬末春初，药店里板蓝根就脱销。其实板蓝根服用过量或长期服用也有害。专家指出，板蓝根是抗病毒的清热解毒药，本来不良反应很小，但是用的时间长了，就会积“毒”成疾，酿成后患。临床中使用板蓝根冲剂造成小儿过敏反应、消化系统和造血系统损害的病例屡见不鲜。此外，有过敏史者一定不要轻易服用此药。小儿千万不能用成人剂量，更不能长期、大剂量服用此药。如果在用药中发生了过敏反应，首先应立即停药，并迅速送往医院；如果上消化道出血，除立即停药外，还应禁食，并尽快送医院处置。

长期过量服用板蓝根会出现过敏反应和消化系统、造血系统的不良反应。过敏反应主要表现为头昏眼花、胸闷、气短、呕吐、面唇青紫、结膜充血、两眼胀痛、心慌、烦躁不安、呼吸急促、四肢抽搐等，甚至危及生命。消化系统的不良反应，可能会引起上消化道出血。对造血系统，可能会产生溶血反应。之所以产生这些不良反应，就是因为“寒凉攻伐过度”。所以，无论是临床工作者，还是普通民众，在感冒时，都要在医师指导下正确使用板蓝根。

16. 过于怕病惧病 生老病死是自然规律，人生在世，没有不生病的，有小病，也有大病，有一般病症，也有绝症。不管得什么病，应不惧不怕，首先要在思想上和精神上战胜它，一旦精神上解除武装，就不病自垮，尤其患了绝症的人，更要有坚强的毅力与疾病抗争。

美国著名的心理学家马丁·加德纳指出，80％的癌症患者是被吓死的，而不是病死的。癌症患者不仅自己压力大，周围的亲人朋友对他压力也大，更需精神支柱。美国著名的心理学家马丁·加纳德原来是位医生，他竭力反对把实情告诉癌症患者。并认为，在美国 630 万人死于癌症的病人中，80％的是被吓死的，其余才是真正病死的。他曾做过一个著名试验：让一死囚躺在床上，告之将被执行死刑，然后用木片在他的手腕上划一下，接着把预先准备好的一个水龙头打开，让它向床下一个容器滴水，伴随着由快到慢的滴水

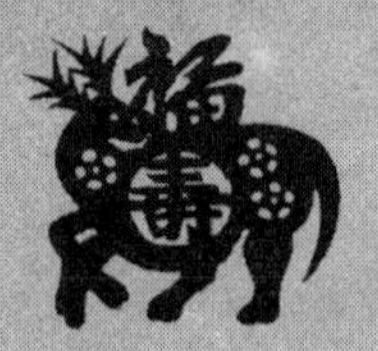

节奏，结果那个死囚昏了过去。1988 年，他把试验结果公布出来时，虽遭到司法当局的起诉，但他用事实告诉世人：精神才是生命的真正脊梁，一旦从精神上摧垮一个人，那么生命也就变形了。

现在，加德纳是美国横渡大西洋——3V 俱乐部的心理教练。前不久，在他的指导下，一个叫伯来奥的人一举成名。这位男子乘着独木舟从法国的布勒斯特出发，横跨大西洋和太平洋，历时 6 个半月到达澳大利亚的布里斯班，创造单人独舟横渡两大洋的吉尼斯纪录，有人怀疑，加德纳是不是又在拿运动员做试验。加德纳反驳说：我从没做过什么试验，我只是在证实精神的作用。从伯来奥的成功经历，我可向世人宣布，从前横渡大西洋的人之所以失败或死亡，他们不是死于体力上的限制，而是死于精神上的崩溃，死于心理上的恐慌和绝望。加德纳说：在这个世界上，人所处的绝境，在很多情况下，都不是生存的绝境，而是一种精神的绝境；只要你不在精神上垮下来，外界的一切都不能把你击倒。所以，有病首先要不怕病不惧病，既来之则安之，与疾病打持久战，并战而胜之。

17. 不听医嘱 有的人看病服药，自主性较强，随便增增减减，不听医嘱，这可是一种不好的习惯。例如，有的为了急于治好病，随便增加药物剂量和服药次数；有的怕药物不良反应又随便减少药物的剂量和服药次数；有的因工作忙，一天该服 3 次药，只服 2 次；有的随便在药方外加药等。这些不好的用药习惯，不仅不利于治病，而且有害健康。

历史上就有这样一个故事，相传唐代著名诗人刘禹锡，曾有一次得了重病，不思饮食，全身发热如被火烤，急着求医治病，经朋友介绍，到一位颇有名气的医生那里去看病。医生观察面色，询问病情以后，指出他患病的原因是生活没有规律，饮食和衣着调理不当而致脏腑功能紊乱。医生拿出药丸交给刘禹锡，吩咐说："药能给治病，但药里有毒，病情好转后就要停药，请千万要记住。"

刘禹锡按照医嘱服药，2 天后，原来麻痹的双腿慢慢恢复正常，10 天后，全身瘙痒消失了，过了 1 个月，自觉耳聪目明，登高如走平地，胃口甚好。亲朋好友听到消息，纷纷前来祝贺，并七嘴八舌地议

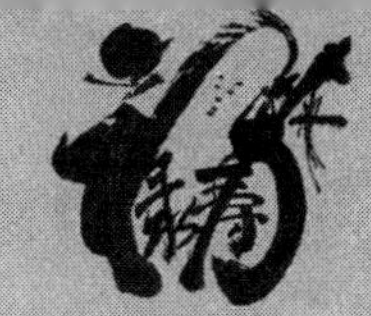

论起来，认为此药如仙丹一样。医生治病，往往留一手，以便勒索钱财。为什么不再吃一些，能获得更好的疗效呢？听了这话，刘禹锡不禁心动，于是照着他们的话，又第二次服药。吃了5天药后，果然药物毒性发作。刘禹锡全身大汗淋漓，如同疟疾发作一样，一阵冷一阵热。这时他才恍然大悟，跑到医生那里。医生非常生气地说："这是你不懂得医学道理而造成的。"并急忙为他调配解毒药才化险为夷，再给他吃了一些性味平和的药才慢慢恢复了健康。这个故事告诉人们，用药治病要按医生的吩咐去做，切不可擅自行事。如今不听医嘱，擅自增药减药的坏习惯仍有之，应引以为戒。

二、认清和克服现代生活的不良习惯

进入信息化、电子化的现代生活，由于科技的发展，物质的丰富，文化的多样，人们的生活更加多姿多彩，有力地促进了身心健康，人们活得更开心，更美满，更长寿，大大地提高了生活质量。但是，毋庸讳言，在现代生活中，由于种种原因，人们也自觉或不自觉地染上了一些不良的、有害身心健康的坏习惯。

（一）使用电器坏习惯

1. 久看电视 时下，电视已成为老年人和孩子生活中不可缺少的"伴侣"，它既能丰富生活，增添乐趣，又能开阔视野，增长知识。但是，老人和孩子看电视时间不宜过长，否则会危健康，是一种不好的习惯。

青少年看电视多了，会患近视眼和睡眠障碍。哥伦比亚大学的研究人员在新一期《儿科及青少年医学文献》上指出，看电视时间过长是引起睡眠问题的原因之一，而且，青少年时期看电视过多的人，成年后睡眠更容易出现障碍。

哥伦比亚大学的研究人员对此问题进行了历时8年的研究，调查了纽约759个家庭，结果发现，14岁时平均每天至少看3小时电视的青少年，到16～22岁睡眠出现问题的风险性，比那些看电视较少的青少年要高出1倍以上。调查发现，那些14岁时每天看1小时以上电视降至1小时以下，其年龄稍大时比那些没有减少看电视时间的人出现睡眠问题的可能性要低。据研究人员分析，过多看电视之所以会扰乱睡眠，可能是多种因素综合作用的结果。例如，夜里看电视会使人警觉程度提高，电视机发出的亮光会打乱人的生理周期等。另外，经常看电视的人往往不喜欢活动，这也是造成睡眠问题的原因。

青少年看电视过长过多，还可能造成近视。因电视显像管在显像时发出大量射线，特别是X线被眼中的视网膜所吸收，消耗不同程度的视紫红质，造成局部缺乏这种物质。加之距离过近，时间太长，精神高度集中，房间光线太暗等，视力急剧下降。近视发生之前，首先出现的不是视力减退，而是神经系统方面失调而产生的症状。如听课注意力不够集中，反应迟钝，脾气变得急躁，对原来喜爱的东西也缺乏兴趣，学习成绩下降，晚上睡眠时多梦、多汗、身体容易倦怠，且有眩晕、食欲不振等。因此，小学生应少看电视，控制看电视时间，尽早防治近视。

老年人长时间看电视，颈部肌肉处于高度紧张状态，容易引发颈椎酸胀、腰肌劳损和坐骨神经疼痛。久坐不动，腿部血管肌肉受到挤压，血液循环不畅，会导致下肢静脉曲张，腿脚容易水肿。若日复一日，活动量小，能量消耗减少，脂肪继续蓄积，还会形成肥胖等症。老年人还不宜多看激烈的球赛和紧张惊险的电视节目，节目中情节紧张的镜头、惊险打斗的场面、扣人心弦的情节，使老年人的心理难以承受。尤其是有些老年人把自己的感情与剧情融合为一体，过于兴奋、悲伤，极易导致心跳加快，血压升高，引发脑血管意外、心绞痛、心肌梗死等病症。

专家们认为，过多地看电视会发生6种疾病：①电视消化不良症。看电视过多，缺乏运动，部分人会因此而削弱消化功能，尤其是那些一边进餐一边看电视的人，更易患消化不良。②电视肥胖症。每天看电视时间过长，活动必然减少，体能的消耗少，体内脂肪堆积，即会过胖。有的电视迷喜欢一边看电视，一边不断吃零食，于是

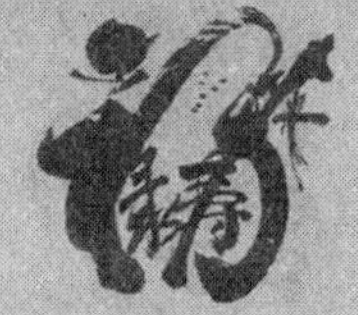

摄入的热量过多，就更容易变得肥胖起来。③电视脚痹症。长时间坐着看电视，两腿血管受压过久，腿部的肌肉缺少收缩与松弛，久而久之，即可出现双足麻痹酸胀等症状。④电视矮小病。美国一组调查发现，凡每天看电视过长的小孩子，均比同龄小孩子矮 2～3 厘米。这些专家认为，看电视时间过长，势必大大减少小孩子活动玩耍的时间。而活动玩耍，有刺激小孩子发育长高的作用。其次是看电视多的小孩多是深夜才上床睡觉，睡眠时间减少，脑垂体分泌的生长激素也跟着减少了，所以长高就慢。⑤电视眼病。看电视过久，最易引致视力减退，近视加深，尤以过分近距离看电视更影响视力，有患干眼症和青光眼的危险。⑥电视自闭症。天天过长时间在家中看电视的儿童，大大减少与同龄儿童玩耍和交往，久而久之，就会养成不喜欢与别人交往的习惯。可见电视可看，但又不能多看久看。

2. 迷恋网络 久坐电脑前上网，迷恋网络，已是“时尚”。有的网迷说：要不是眼睛痛得厉害，我才不愿意从网上下来。这个世界上除了亲人，我最感谢的就是那些肯把各种各样的信息放在网上的人了。有了网络的帮衬，做个信息权威不是难事。其实上网时间长了，上了瘾，也是一种坏习惯。

上网时间长，不光是对眼睛造成伤害，电脑辐射经年累月地在身体里蓄积，对血液系统也会造成伤害。网上过多的信息不但引起人的视觉疲劳，也容易引起类似的神经系统疾患和青光眼等。长期使用电脑的人，会存在 3 种不同类型的心理障碍。①技术神经压迫症。长年从事计算机工作的人，尤其容易出现这种症状。主要表现为，脑子整天离不开工作（电脑）。习惯和依赖于电脑的思维敏捷与操作快速，离开电脑便不知如何工作，焦虑不安，已经无法适应没有电脑的工作和生活。②电脑游戏依赖。由于电脑游戏能提供与现实世界完全不同的情景，沉迷其中便可以获得与现实生活完全不同的心理体验，获得在现实中所无法体会的成就感，因此有许多年轻人甚至儿童都沉湎其中。③电脑依赖型人格障碍。存在这种障碍的人属于人格问题。国外心理学专家研究发现，经常与电脑打交道的人，由于长时间面对没有生命的电脑屏幕，不但会在不知不觉中出现一张表情淡漠、冷峻的“电脑脸”，而且会影响日常人际交往，进而产生心理和精神上的障碍。他们在自己迷恋的电脑操作中，以虚拟的人格出现，而在现实生活中，人格障碍并不明显。如有些人现实中规规矩矩，待人有礼甚至有些腼腆，可一上网就会变得要么凶神恶煞、无恶不作，要么花言巧语、玩世不恭，形成人格分裂。

除了上述几种典型心理障碍之外，电脑成瘾对人们身心所产生的消极影响还包括：容易失眠、抑郁；精神压力增加，脾气暴躁，甚至患上“电脑狂暴症”“或网络狂暴症”；不愿与外界交往，行为孤僻怪诞，丧失正常的人际关系等不良反应。

专家研究认为，电脑操作大多是采用会话形式。习惯与计算机交流的人，往往很难体谅真实的个人感受，他们对于自己的观点要么执意坚持，要么全盘放弃，陷于一种非此即彼的思维定式之中。但在社会交往中，处理人际关系要比与电脑交流复杂得多，这些人往往无法与他人达成妥协和谅解，以至于无论干什么事都畏缩不前，最终对自己失去信心。时间一长，将会内心烦躁、身心疲惫、精神沮丧。

老年人操作电脑时间不要太久。网上聊天有时能触景生情而过于兴奋或悲伤，易引起头晕、心慌、失眠、血压升高，有心血管疾病者，甚至可发生脑血管意外、心绞痛、心肌梗死，应当引起关注。操作时间过久，手指关节、手腕、手臂肌肉、颈、肩、背等部位酸痛，可能诱发加重老年人原有的骨关节疾病。老年人血液循环缓慢，若长时间坐着，下肢血液血流不畅，容易引发双腿麻木、肿胀、萎缩，甚至形成下肢静脉血栓。患有肥大性脊椎炎、坐骨神经痛等疾病的老人，需要动静结合以改善局部血液循环，更不宜长时间坐着操作电脑。长时间操作电脑易使视力调节功能减退，加深加快老花眼。电脑屏幕中心位置安装与操作者胸部同一水平线上，眼睛与屏幕的距离应在 40～50 厘米。要调节好屏幕的亮度，避免光线过强造成视神经高度紧张或视力减退。在操作电脑过程中，应经常眨眨眼睛或闭目休息一会，以调节和改善视力，预防视力减退。老年青光眼患者持

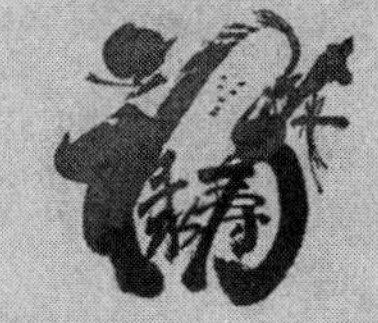

续操作电脑最好不要超过1小时，防止眼压升高而加重病情。

上网过久，迷恋网络，还会破坏孩子的学习能力，影响孩子德育的培养。英国心理学家近日指出，迷恋上网会削弱孩子们的学习能力，网上无规则的信息操作，会对教育产生破坏的作用。此外，上网时间过多的孩子，只知道"接受"信息，却缺少分析、创造和独立思考的能力。传统的启发式教育，在上网成癖的孩子的脑袋里变得黯然失色，这是很值得警觉的。

3. 忽视电磁辐射 "现代化"给居室空间带来的污染并不仅限于空气污染，还有一种为常人所不知的污染——电磁波污染，也应引起高度的重视。电磁辐射污染，又称电子雾污染，是微波炉、收音机、电视机、电脑及手机等电器产生的各种不同波长频率无色无味的电磁波，它可以穿透包括人体在内的多种物质。有的人忽视电磁辐射污染，往往家里买的电器过多，放的位置不当，这也是现代生活中一种不好的习惯。

专家认为，电子工业迅猛发展的同时，也对环境带来污染，各种电子产品辐射的低频电磁波危害着人体健康。因此，科学家们称它为"恐怖的幽灵电波"和"可怕的电子弹"。国际上把它列为继废气、废渣、废水、噪音之后，人类环境的第五大公害。电磁辐射主要有6大危害：①极可能是造成儿童患白血病的原因之一。医学研究证明，长期处于高电磁辐射的环境中，会使血液、淋巴液和细胞原生质发生改变。意大利专家研究后认为，该国每年有400多名儿童患白血病，其主要原因是距离高压电线太近，因而受到了严重的电磁污染。②能够诱发癌症并加速人体的癌细胞增殖。电磁辐射污染会影响人体的循环系统，免疫、生殖和代谢功能，严重的还会诱发癌症，并会加速人体的癌细胞增殖。瑞士的研究资料指出，周围有高压线经过的住户居民，患乳腺癌的几率比常人高7.4倍。美国得克萨斯州癌症医疗基金会针对一些遭受电磁辐射损伤的病人所做的抽样检验结果表明，在高压线附近工作的人，其癌细胞生长速度比一般人要快24倍。③影响人的生殖系统，主要表现为男性精子质量降低，孕妇发生自然流产和胎儿畸形等。④可导致儿童智力残

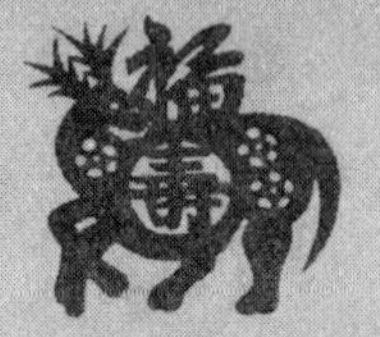

缺。据最新调查显示,我国每年出生的2 000万儿童中,有35万为缺陷儿,其中25万为智力残缺,有专家认为电磁辐射也是影响因素之一。世界卫生组织认为,计算机、电视机、移动电脑的电磁辐射对胎儿有不良影响。⑤影响人们的心血管系统,表现为心悸,失眠,部分女性经期紊乱,心动过缓,心搏量减少,窦性心律不齐,白细胞减少,免疫功能下降等。如果装有心脏起搏器的病人处于高电磁辐射的环境中,会影响心脏起搏器的正常使用。⑥对人的视觉系统有不良影响。由于眼睛属于人体对电磁辐射的敏感器官,过高的电磁辐射污染会引起视力下降,白内障等。高剂量的电磁辐射还会影响及破坏人体原来的生物电流和生物磁场,使人体内原有的电磁场发生异常。值得注意的是,不同的人或同一个人在不同年龄阶段对电磁辐射的承受力是不一样的,老年人、儿童、孕妇属于对电磁辐射的敏感人群。所以,切不可忽视家庭电磁辐射污染,少制造污染源。不要把家用电器摆放得过于集中,以免使自己暴露在超剂量辐射的危险之中。特别是一些易产生电磁波的家用电器,如收音机、电视机、电脑、电冰箱等更不宜集中摆放在卧室里。

4. 常戴耳机 戴耳机听新闻、听音乐,已成为一些人的日常习惯,但是常戴耳机对人体健康也有影响。有关资料表明,到各大医院就诊的噪声性耳聋患者增多,临床诊断发现,致病原因之一是常戴耳机。研究证实,戴耳机导致听力损害的原因,主要是破坏了耳蜗基底膜上的毛细胞。

长期处于噪音,尤其是高声调噪音环境中的人们,其耳蜗毛细胞的敏感性降低,导致部分感觉神经性耳聋。人们戴耳机时的声强通常是100分贝以上,而科学证明,当人们常处于90分贝以上环境时,就易形成听觉疲劳,久而久之则造成听力损害。

此外,戴耳机使外耳道口处于封闭状态,声压无缓冲和回旋余地,对听觉功能的损害更强。国外有医学专家对一些热衷于听立体耳机的青少年进行听力测验,发现年龄越小,收听的音量越大,音响越高,时间越长,相应地对听力损害程度也越严重。医学专家认为,每天连续使用耳机超过2小时即可使听力遭到明显损害。有的人,

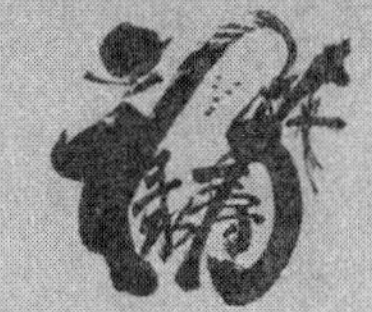

虽然青少年时期表现并不明显，但中年后就显得十分突出了。

经常戴耳机，高音量直接集中到很薄的耳膜上，除造成神经系统紧张，听久了会引起大脑皮质的疲劳、过度兴奋。久而久之，还易引起头晕、头痛、耳鸣、烦躁不安、精力不集中、神经衰弱、失眠多梦、记忆力减退、食欲不振、消化不良等一系列问题。因此，当戴耳机听音乐时，应注意：尽量把声音开关调小，以免过分刺激耳朵，影响听力；每听半个小时，取下耳机休息一会儿。

5. 在空调车里睡觉 夏日，爱在空调车里睡觉，看起来舒服，其实对人体健康很有害，甚至有生命的危险，可不是一个好习惯。据资料介绍，广西柳州市有一位车主因在轿车里开着空调休息，结果发生一氧化碳中毒而意外死亡。实际上，每年夏季都有此类案件发生，曾经有一位母亲，在购物时把熟睡的婴儿放在开着空调的轿车里，结果从商场购物出来时，发现孩子已经一氧化碳中毒死亡。近年来，大量轿车进入家庭，如果车内空调使用不当，就会发生一氧化碳中毒，甚至危及人们的生命。炎炎夏季，汽车空调的使用又到了高峰，人们更要警惕车内空气污染带来的危害。

研究证明，夏季在空调车内引发的命案中，大多数是一氧化碳中毒，该气体来源于车内的发动机。据测试，汽车发动机在低速空转时，因为汽油燃烧不充分，往往会产生含有大量一氧化碳的废气。一氧化碳和人体红细胞中的血红蛋白有很强的亲和力，进入人体以后会削弱血液向各组织输送氧的功能，轻者造成人们的感觉、反应、理解、记忆力等功能障碍，重者危害血液循环系统，导致生命危险。

现在汽车门窗密封性能良好，夏季天气闷热，在车内狭小的空间密不透风，使得很多司机喜欢在停驶的状态下或者在通风不好的车厢里开着空调。汽车在停驶的状态下，车内外的空气难以进行对流，发动机长时间运转排出的一氧化碳便可能逐渐聚集在车内，加之车内人员呼吸耗氧而排出二氧化碳，时间一长，车内氧气减少，人便会不知不觉中毒而失去知觉，严重时会丧失生命。

另外，新车内甲醛、苯等有害气体，在夏季室外温度高的时候，会大量释放，如果长时间在车内开着空调，车窗封闭较严，也会增加车内空气的污染程度，损害车内人员的健康。因此，夏季千万不要开着车内空调在车里睡觉，儿童、老人或者体质较弱者更要注意，汽车在停驶时，不要长时间开着车内空调，即使是在正常行驶中，也应经常打开车窗，让车内空气产生对流，以防一氧化碳中毒。

6. 常用单手发短讯 如今，用手机发短信，已成“时髦”，但是，常用单手在手机上发短信却容易造成肌肉与肌腱的疲劳与损伤。因为，大拇指输入字母的力度与速度也会直接影响手背侧肌腱的损伤，也就是越用力按手机键盘，发送短信息的速度越快，肌腱损伤的程度就越加严重。还有统计数据显示，女性受伤的情况比男性更普遍，大约是男性的 5 倍。这主要是因为女性的体质柔弱，更容易遭受到这类长期累积性创伤的影响。

在医学上，把这种由于个别手指紧张的活动，造成手部的肌腱损伤，称为“奎缅综合征”。尤其是当用一只手发送短信时，会使局部肌肉长期疲劳，严重者还会造成包围肌腱的腱鞘发炎，并变得肥厚，最终导致手部麻木、灼痛、活动不灵活、无力、腕关节肿胀等症状。如果“奎缅综合征”长期得不到改善与治疗，可能会导致手部神经受损、肌肉坏死，最终影响生活与工作。

长时间发短信的害处远不止这些，还有专家认为频繁收短信会影响视力和大脑的记忆能力。特别是处在发育期的青少年，紧盯着一个小屏幕，对视力的伤害可能不亚于在光线不好的地方看书，与长时间盯着电脑显示器和电视的影响一样。日本大学的森昭雄教授经过对 100 名高中生进行脑电波测试的孩子，很容易变成“游戏脑”，而且记忆力水平降低。因此，他建议把收发手机短信的时间限定在每天 15 分钟以内。

为了预防“奎缅综合征”，发一会短讯就应休息一下眼睛。应尽量以两只手握着手机来发送短信息，以平均双手的压力。每次发送短信以后做一些握拳、捏指等放松手指的动作。手部在伸展时出现酸痛现象时，应该及时寻求治疗。

瑞典科学家最新研究显示，手机和新的无线电技术可能导致年轻一代未老先衰。瑞典降德大学索尔福德教授等花了 15 年来研究

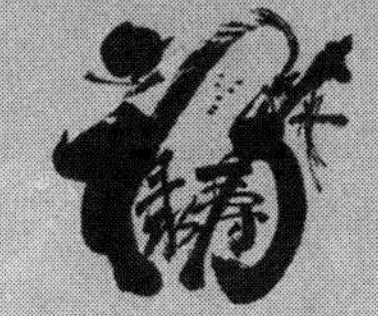

手机的危害，现已证明辐射可能打开了脑血管屏障，让被称为清蛋白的蛋白质进入脑部；他们最新的研究进一步显示，该过程跟脑部严重受损有关联，使人们通常在60岁时才“衰老”的神经细胞可能在30岁时便会衰老。

(1)孕妇不宜使用手机：孕妇切莫将手机放在腰间、胸前，并以远离手机为妙，千万不要使用手提电脑“煲粥”，以减低辐射对体内胎儿的影响。因为胎儿和年轻人的细胞活跃程度较高，故受辐射影响会比成年人大。因此，孕妇最好不使用手机。

(2)儿童不宜使用手机：儿童容易受手机辐射影响，因为他们的免疫系统较成人薄弱。手机微波能影响细胞的稳定性，手机游戏有可能使儿童耳聋，因此父母最好不要让儿童使用手机，或是需要限制其手机的使用量，预防可能的伤害发生。

(3)劣质手机用不得：一些国内外不法商贩，为牟取暴利，进口一些国外禁止出售的手机，使得成本降低，电磁辐射提高。一部手机中，若要具有完备的电磁屏蔽，其所占的成本为手机总造价的10%左右。因此，部分厂家的低价手机，很可能在电磁屏蔽方面做了手脚。

(4)手机不要挂在胸前：手机挂在胸前，会对心脏和内分泌系统产生一定影响，导致女性月经失调。因为手机辐射严重时，就是在刚刚接收到或发送信号的时候，而把手机挂在胸前，接听和拨打都必然在紧靠身体的位置。

(5)别在身旁为手机充电：很多人晚上把手机充电器放在床边充电，专家表示，1毫高斯的电磁波强度将使体内对抗血癌细胞的抗体无法进行抗癌作用；12毫高斯则会让掌控生产T细胞的胸腺细胞死亡，同时让抗乳腺癌药物他莫昔芬无法发挥药效，且使得体内褪黑素激素无法抑制乳癌细胞；300毫高斯则会干扰激素分泌周期。

(6)车上打手机更有害：上班族会在上下班乘车途中受到手机电磁波的侵害。因汽车车厢都是金属外表，大量的手机电磁波在车内来回反射，电磁波密度大大超过国际安全标准，严重影响人体的健康。

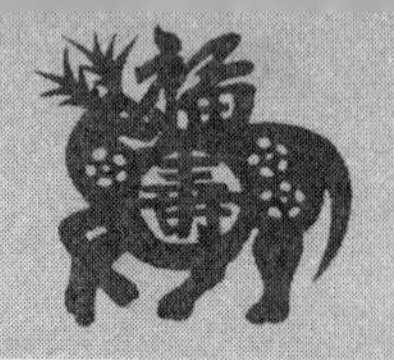

7. 空调不洁 室内空气老化，对人体危害很大，是现代生活中多种疾病诱因。据资料介绍，上海市一幢高楼日前对中央空调风管系统进行了“洗肺”，结果竟然从中扫出了2吨垃圾，其中包括大量的死老鼠和各种昆虫尸体。专家们对此不无担忧地说，要特别警惕室内空气的“老龄化”。

空气净化专家同济大学范存养教授指出，人的一生有70%～90%的时间是在室内度过的，室内空气对于人体健康的重要性不言而喻。而现在的许多商务楼、特别是高层大楼，大多是闭塞的，只能通过中央空调通风，如果空调系统输送的新风不足，就会导致大量有害气体在室内循环、积聚，致使室内空气“老龄化”。人们长期呼吸这种“老龄化空气”，容易导致头痛、头晕、胸闷、乏力、咽喉肿痛、皮肤过敏等症状，影响身体健康。专家指出，由于一些商务楼投入运营后，管理单位为了节电省钱，常常会减少新风系统的维护，从而加速了空气的“老化”。一项调查表明，上海近3 000幢商务楼、宾馆、展览馆和大卖场等楼宇，只有15%能够定期清扫中央空调的风管系统，绝大多数都是“眼不见为净”。除了人为因素外，一些中央空调自身的过滤系统“先天不足”，也是导致大量的灰尘、微粒甚至昆虫进入风管、致使室内空气“老化”的一项重要原因。国外一家公司曾经按照国际标准对我国京、沪、深三地的公共及商用建筑空调系统作了一次抽样调查，发现90%左右高楼使用的都是粗效和几乎无效的过滤设备，只有不到10%使用的是中效过滤设备。上海一家星级宾馆宁愿花巨资买窗帘，也不愿更新过滤设备，因为窗帘看得见摸得着，而空气的品质是客人无法察觉的。可见，空调不洁，品质低劣不换，是造成室内空气老化，危害健康的元凶。

8. 乱用电热毯 电热毯可用，但也不能乱用，有些病人和孕妇可不要用，以防惹病上身。凡属阴虚火旺的病人使用电热毯非但无益，反而有害。如一些肺结核、支气管扩张的病人，原来病情已基本稳定，使用电热毯后不久，病情突然加重，引起咯血，甚至更加咳喘、胸痛、食欲不振。

电热毯用于属虚寒性慢性病，如对于关节炎、风湿症、慢性气管

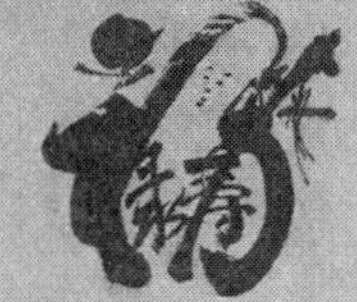

炎等具有一定辅助治疗作用；人体若经过电热毯加热，皮肤毛细血管扩张，体内水分的丢失量明显增加，时间久了就会引起咽痛、鼻出血、口干舌燥、大便秘结、小便短少而黄等症状。

床上温度升高，容易发生皮肤干燥，诱发或加重皮肤瘙痒，因此患瘙痒性皮肤病者不宜使用。如老年人皮脂腺分泌减少，功能减退，皮肤的代谢物刺激神经末梢，加上表皮新陈代谢不良，皮肤失去湿润而干燥易引起瘙痒。

急性关节扭伤和软组织损伤后，在48小时内不宜睡电热毯，否则局部水肿、充血、疼痛加剧，但48小时后可以使用。皮下组织的出血已停止，可加快受伤组织的再生与修复，有舒筋活血、消肿止痛、减少粘连和加速愈合的作用；可促使局部血管扩张，缓解肌肉痉挛，利于瘀血和渗出液的吸收。年轻人血气旺盛，抗寒能力强，在天气寒冷时使用电热毯，可导致人体御寒能力下降，防病能力减弱。

怀孕妇女，切勿使用电热毯，用电热毯可影响胎儿发育，甚至导致胎儿畸形。国外科学家发现，生育畸形儿的妇女中有些人爱使用电热毯。美国马萨诸塞州理工学院里拉菲尔教授研究认为，电热毯通电后产生一种电磁场，而这种电磁场可妨碍胎儿细胞的正常分裂。当迅速分裂的细胞受到电热毯产生的电磁干扰时，会发生异常改变，对电磁场最敏感的是胎儿骨骼，故胎儿娩出后，会出现畸形。电热毯温度越高，电磁场对胎儿影响越大。现代医学实验证明，人的神经组织在受孕15～25天开始发育，心脏在受孕20～40天发育，肢体在受孕24～26天发育。所以，孕妇在这段时间使用电热毯，可使胎儿的大脑、神经、骨骼、心脏等组织器官的发育受到不良影响，从而使胎儿发育不全或智力低下。我国专家对近2 000名孕妇进行回顾性对照研究后得出这样一个结论，“早孕期用电热毯是造成流产的危险因素之一”。因此，为了能生育一个健康聪明的小宝宝，在寒冷的冬天，孕妇切莫贪图舒适而睡电热毯，不妨以增加被褥来达到防寒保暖目的。

（二）穿着打扮坏习惯

1. 常穿紧身内衣 时下，许多女性朋友为了使自己的身材苗

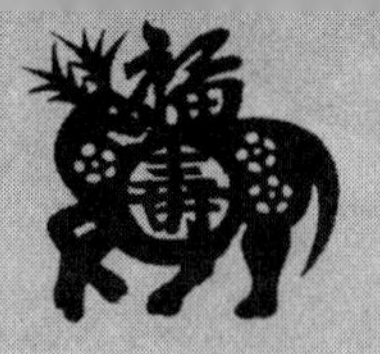

条、曲线更美丽，迷上了紧身、塑身内衣。更有一些肥胖的中年妇女为了瘦身减肥，把腹部裹得紧紧的，把腰勒得细细的。殊不知，这样会给女性的健康带来一系列的危害，是一种不好的穿着习惯。

调查数据显示，60％的妇科病与穿着紧身内衣有关。上海市黄浦区中心医院乳腺外科近日所做调查显示，因不正确、不科学地穿着紧身内衣而引发的乳腺疾病已占这类疾病发病率的24％，并呈上升趋势。

女性的腹部有许多重要脏器，如子宫、卵巢等，紧身内衣紧绷绷地“绑”在身上，既影响了正常的血液循环及各器官的生理功能，还会导致外阴部潮湿，细菌繁殖，容易引起阴道炎、盆腔炎、尿道感染等疾患。长期穿着紧身内衣，还会压迫腹腔内的胃肠器官，影响胃肠蠕动，日久可出现食欲减低、消化不良、便秘等症。

过紧的内衣还会影响呼吸，使胸部不能充分扩张，肺组织不能充分舒展，吸入空气量减少，以致影响全身各部分器官，特别是心脑的氧气供应，出现胸闷、头晕的症状。此外，穿着紧身内衣还会影响皮肤的汗液排泄，有可能引发皮肤病。可见，紧身内衣不但“紧”不掉脂肪，而且会“紧”出一身的毛病，还是少穿为妙。只有吸湿性、透气性好，而且宽松、柔软的棉质内衣才是最健康的选择。

专家指出，常穿紧身内衣有以下危害：①影响血液循环。除了影响腰部的血液循环，造成腰肌劳损，出现腰痛的症状外，还会影响盆腔的血液循环，造成盆腔瘀血和子宫发育不良、月经不正常、腹痛等疾病。②引发消化系统疾病。常穿紧身衣、裤可使腹腔内的肾、脾、胃、肠等脏器的位置改变。由于活动受到限制，功能也同时受到影响，导致胃肠不能正常蠕动，从而降低了其消化食物和吸收营养功能。③引起呼吸系统疾病。正常人的呼吸运动有胸式呼吸和腹式呼吸两种，其中以膈肌运动为主的呼吸运动称为腹式运动。膈肌位于胸腹之间，像一顶帽子，顶部凸向胸腔，底部盖于肝、胃、脾上面。过度的紧身束腰，会妨碍膈肌的收缩和舒张，并影响腹式呼吸的正常进行，使人感到呼吸困难。常穿紧身内衣的女同胞应权衡利弊，慎之又慎。

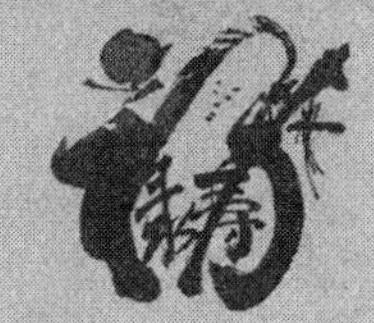

2. 常穿紧身裤 最近，某报纸披露，一位青年大腿麻木，生殖器官疼痛，患者甚是恐慌，经医生诊断，得的是“裹病”。裹病者，即穿过紧的牛仔裤成病也。故无需吃药，松松裤腿就行了。青少年长穿紧身裤可不利于健康，习惯了也不好。

各类紧身裤均采用原料紧密或有弹性的尼龙材料制成，穿着后紧贴皮肤，紧裹臀部和裤裆，伸展性小且质地硬，久而久之影响青少年的性发育，主要表现为男孩外生殖器官发育不良和女孩大小阴唇发育不良，同时，还不利于少女的骨盆变宽增大，极易形成狭窄骨盆，造成女孩成年结婚后难产。此外，少女常年穿着紧身裤，还可以导致阴道炎的发生，因为少女到了青春发育期，阴道分泌物增多，外阴部常常处于湿润状态，穿着紧身裤，由于透气性差，湿气不能散发，极易使细菌滋生繁殖，从而导致罹患阴道炎。再者，紧身牛仔裤的中缝又粗又硬，容易磨破阴部的皮肤黏膜而发生炎症。因此，青少年平时穿着不但要讲究美观，更要注重健康。

“裹病”，从古就有了，据说，隋唐之后，我国妇女就开始“裹脚”，好端端的一双脚，能跑能跳，用布条一裹，疼痛难忍，五趾变形，不能远足，不可负重，受害终生。现在，裹脚病绝迹了，但又生出“裹腿”病、“裹臀”病，虽然病症各异，但其原因却有酷似之处。其一，古代“裹病”是迷信封建礼教所致；现代“裹病”，恐怕也有迷信的成分，不问国情，不管体型，盲目学外，人穿亦穿，人裹亦裹，便是症结所在。穿衣戴帽，追求款式新颖，美观大方，无可非议，而且随着人民生活的改善，应该大力提倡。但穿着打扮，一定要有益于身心健康。一味追求线条美，把大腿裹得紧紧的，连穿上脱下都要劳人助一臂之力，这会影响正常的生长发育，也不利于生产劳动和文体活动。其二，是对美的偏见。相传五代有个皇帝，好看小脚裹成三寸金莲才美。现在也有人认为把大腿、屁股裹得紧紧的，露出线条，才算美。追求人体的线条美，并不是坏事，我对牛仔裤也并无成见，况且它同裹脚也不可同日而语。但紧到让人受罪的地步，那就坏了。人体的美，应该是自然、健康的美。用“裹”来人为地改变体型，只能造成身体上的病态。

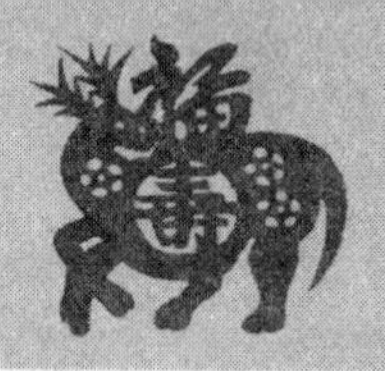

“穿衣戴帽各有所好”，不可强求，但必须有益于身心健康，符合社会道德准则，不能置身心健康和社会道德于不顾，去追求时髦和奇特，其结果不仅害了自己，也不利于社会道德和文明建设。

3. 领带系得过紧 如今，男人着装越来越讲究，大公司、银行的职员，餐饮娱乐场所的服务人员，以及出席正式活动的男士等，都要穿西装、打领带或戴领结，结果有不少经常着正装的男性在工作紧张或情绪激动时会出现不适症状，如心慌胸闷、眩晕眼花、恶心呕吐、心跳过缓、血压下降、浑身无力甚至晕厥，这种现象被称为“领带综合征”。

出现上述症状与领带（领结）过紧，压迫颈部的颈动脉窦有关。在人体颈部两侧中下方，即颈总动脉和颈内动脉交界处有个颈动脉窦，它是一种调节心血管的压力感受器。当颈动脉窦受压迫和刺激时，可通过中枢神经反射引起心跳减慢、血压降低、大脑和内耳的血流供应减少，内耳前庭功能随之出现障碍而导致眩晕。当人们在工作紧张或情绪激动时，大脑耗氧量增加，颈部血流增多，颈部往往会变粗，而过紧的领带会束缚压迫颈部动脉和颈动脉窦，导致大脑缺血。

对于颈动脉窦敏感、易发生“领带综合征”的人，要注意系领带、领结和穿圆领衫、高领衫时不要过紧，最好颈前留有两指的空隙。在工作强度增大，情绪变化剧烈及环境中温度和湿度上升时，应及时松开或摘下领带，这样可避免导致或缓解“领带综合征”。

4. 爱束腰 不少年轻女性为了身体苗条，追求“纤纤细腰”，常常将裤带勒得紧紧的，即使吃饱饭后也不去“松绑”，这可不是好习惯。因为这种做法不仅对胃肠消化极为不利，对膀胱、子宫等脏器功能也会造成不良影响，可引发以下疾病。

（1）痔疮：人的肛门周围有数组静脉，称为痔静脉。通常情况下，肛门周围的结缔组织比较松弛，血液循环也比较通畅。如果束腰过紧，会使腹部压力增大，痔静脉内的血液回流受到阻碍，如果持续束腰，痔静脉就会纡曲成团，痔疮也就找上门来了。

（2）腰痛：束腰时会直接压迫腰部血管，阻碍了腰部的血液循

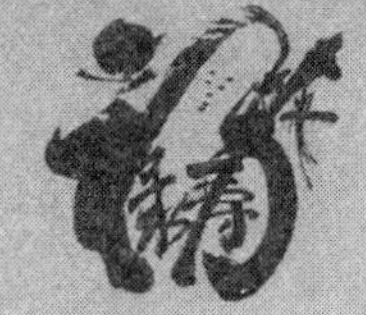

环，肌肉和软组织得不到正常的血液供应，从而引发腰痛。再者，人体上半身的活动几乎都靠腰部的支撑和控制，而束腰自然会限制腰部的活动，腰部为了保证上半身的活动，必然要付出更多的努力，时间一长，疲劳过度的腰部便会感到疼痛不适。

(3)尿失禁：长期束腰过紧会将膀胱压向前下方，使膀胱与尿道的夹角增大，每当咳嗽、弯腰，或提重物时，腹压增大，就会造成令人尴尬的张力性尿失禁。

此外，束腰过紧还会引起呼吸不畅，导致脑供血不足。束腰后腹腔压力增高，也会影响到脾、胃、肠等器官的生理功能，影响胃肠蠕动，日久食欲降低、消化不良、便秘等疾病也就不约而至了。

青春期的少女如果长期束腰，会使腹部的血液供应受限制，进而影响卵巢、子宫等器官的发育，轻者可导致月经不调，重者可使子宫发育迟缓，甚至停止发育，为日后生育埋下"祸根"。

产妇为了恢复产前体形，过早过紧地束腰，会使在妊娠时被拉长了的尚未复原的韧带不能有效地固定子宫，增高的腹内压会将子宫压出盆腔，造成子宫脱垂。由此可见，束腰不但不会使身材苗条，反而会勒出种种疾病。如果是特殊场合或工作需要，可以短时间适度束腰，回家后应尽快还腰部以充分自由。

5. 常穿纤维内衣 合成纤维是一种良好的绝缘体，而且吸湿性很小，因此随衣服摩擦而产生的电荷，难以在衣服上流动，逐渐积聚起来，使人有电击感。经测定，纯涤纶织物放电时，电压竟高达10多万伏，但其电荷密度极低，故而对人体只是有些刺激感罢了。但是穿纤维内衣也有害，可以引起皮肤或其他疾病。

衣服带静电对人体健康会不会有影响呢？答案是有利也有弊。静电能治疗神经痛和风湿病，如氯纶针织内衣产生的静电，对神经痛和风湿性关节炎就有一定的舒解和治疗作用。化纤衣服贴身穿时，产生负电，有助于血液中带电的钙离子大量增加，从而起到某种镇静作用。静电可使血液呈碱性，有益于美容。此外，静电还有利于降血压。

静电也可使血液碱性过高，血清中钙含量显著减少，尿液中钙

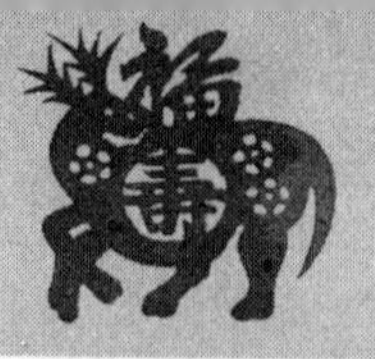

排泄量增加，不利于人体健康。临床医生发现，有些病人发生室性期前收缩，当换掉合成纤维的衣服后，室性期前收缩便大大好转或消失，专家认为，发生这种现象的原因之一，就是合成纤维衣服能与人体皮肤互相摩擦而产生静电，从而改变体表电位差，妨碍了心电传导，致使心律失常。因此，当病人发生心律失常，又找不到相关病因的同时，要考虑到是否与合成纤维的衣服有关。国外专家曾对期前收缩病人进行观察，这些病人经过全面检查，未发现患心脏病，又无吸烟、嗜酒和服药等引起心律失常的因素。但他们都有一个共同点，就是穿合成纤维服装。当他们改穿棉布衣服时，室性期前收缩就大大减少或消失。日本通产省纺织品安全问题会议对衣料损害皮肤做了调查，调查对象 1 500 人，有 600 人在一年间有皮肤异常感觉。日本化纤协会经过调查也提出了化纤衣料会使身体受损害的报告。一位日本学者认为，穿衣引起的皮肤疾病主要是由于穿尼龙、涤纶、聚丙烯腈纤维、醋酯纤维等面料制作的贴身内衣造成的。

有人曾用按摩法收取了 150 名哺乳期和分娩前后戴乳罩妇女的乳汁，然后扫描分析。结果发现这些乳汁中都有微小的羊毛、棉纤维和化学纤维等物。正是这些异物进入乳腺管引起堵塞，造成缺乳。波恩消费者协会得出结论，一些染料化合物释放出致癌毒物。如婴儿衣裤中的化学添加剂可能是引起白血病的祸根。据调查，男士的衬衫大多数都用 15 种不同的化学物质进行过处理。这些衣服都像一张张贴在皮肤上的有毒物质，引起人体病变。医学试验显示，衣服上的许多毒物甚至比通过饮食更加起作用。为此，在全世界崇尚天然食品的同时，天然纤维的开发也日益受到重视。

6. 常穿旅游鞋 旅游鞋、运动鞋不宜长期穿着，长期穿着会给身体带来危害，也是一种不好的习惯。

运动鞋或旅游鞋是根据特殊需要而设计制作的。鞋底平坦柔软而富有弹性，对跑跳能起一定的缓冲作用。用料上又多选择橡胶、塑料、海绵、尼龙、帆布等材料制成的，不仅轻便耐磨，而且防水性能好。但穿着时，鞋内温度和湿度都较高。因此，如果久穿易使脚掌皮肤患脚癣等，还会使脚底韧带变松拉长，脚掌逐渐变宽，长期

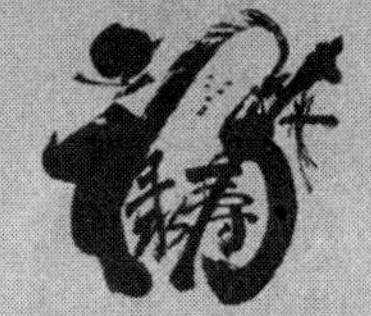

发展下去，容易变成平足。

更重要的是，由于运动鞋或旅游鞋多为无跟无底，当人们行走时，身体负荷在脚部分配不均，从而影响人体重心在脚掌上的平均分布，使人体的内脏及肌肉、韧带、骨与脊柱保持不正常位置，这对于处于生长发育阶段的青少年来说是十分有害的。有些老年人脚腿痛，也是长期穿平底的运动鞋和旅游鞋而引起的，换换鞋脚腿疼也会慢慢好起来。

7. 常戴名贵宝石　戴名贵宝石，也是如今一种“时尚”，有的人越是名贵宝石越戴，不惜重金购买，不仅在娱乐场所戴，在家也戴，甚至睡觉时也戴，殊不知，名贵宝石戴长了也有害。

针对近年来不断兴起的珠宝首饰热，一些医学专家发出忠告：许多名贵宝石如孔雀石、绿松石、红（蓝）玺、黄宝石、辉石、橄榄石、月光石、青金石等，潜藏着对人体健康的危害。因为一些名贵宝石本身带有一定放射性物质，长期佩戴会给肌体带来不适，如头痛、乏力、失眠、恶心、食欲不振等，严重者可因辐射致癌，如肺癌、血癌、乳腺癌等。

国外的一些医学专家告诫喜欢佩戴宝石的女士们，越是名贵的宝石，其放射性越强，对人体健康潜藏的危害越大。专家建议，宝石尽量只在礼仪场合佩戴，回家后摘下收藏好，以免发生不必要的危害。

8. 爱戴隐形眼镜及太阳镜　长期戴隐形眼镜，对身体很有害，形成习惯更不好。据伦敦莫尔菲尔德眼科医院最近发表一份调查报告，长期（超过 6 天）戴隐形眼镜发生细菌感染的机会要比戴一般眼镜的人大 2 倍，细菌感染可发展成角膜炎而最终导致失明。这家医院对 91 名眼睛发生严重感染的病人进行了统计调查，其中 60 人戴隐形眼镜的，戴长期软质隐形眼镜的感染病率最高。负责这次调查的大夫说，长期戴隐形眼镜造成细菌感染的原因有待进一步查清，看来清洁卫生不是主要原因。在未了解到更多的情况前，建议人们不要选择长期戴隐形眼镜。英国眼科医生协会已发出指示，要求验光大夫向病人说明利害，否则被看成不守医德。

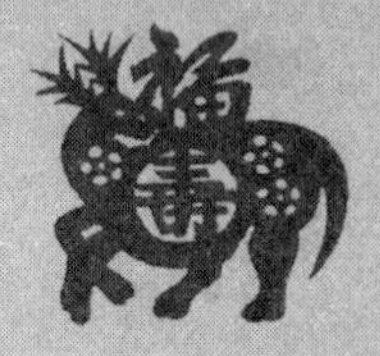

不仅常戴隐形眼镜有害，常戴太阳镜也有害。夏日炎炎，戴太阳镜有不少好处，不仅能美化人们的面容，还可防止热辐射和紫外线的刺激，避免和减少强烈的阳光对眼睛的损害，起到保护眼睛的作用。但如果选用不当或佩戴不合理，反会造成不良的后果。

1982 年夏天，美国亚利桑那医学的医生发现，一些到门诊就诊的病人有相同的症状：开始时眼眶下和面颊麻木，感觉迟钝，后来症状逐渐发展到鼻部，呼吸不适，其中大多数人还说他们刷牙时好像有上门齿掉了的感觉，有的局部血液循环不畅引起皮肤炎症，眼睛酸胀，视力下降，以致各种眼病发生，追问之下，了解这些患者在症状出现前，每人都戴大的太阳镜 12 小时，并持续 2～3 周以上。

现代生活中，有些青年人为了追求时髦，把太阳镜当做一种装饰品，不分场合，不分室内外，不论阳光强弱，甚者看电影、电视时也戴着，殊不知，这会加重眼睛的调节负担。引起眼肌紧张和疲劳，使视力减退，视物模糊，严重时会出现头晕眼花，不能久视等症状。称这种病叫“太阳镜综合征”。

一旦发生太阳镜综合征，患者就应停止戴镜，在医生的指导下进行局部按摩和适当的休息，并服用维生素 B_1、维生素 B_6、维生素 AD 丸，一般数天后症状便可消失。

为了预防戴太阳镜引起的“综合征”，平时在阳光下戴镜，时间不要超过 2～3 小时，长时间使用太阳镜的人员，如司机、交通警等，应选择轻型，架框较窄，镜架适合自己的脸型的太阳镜，在室外阳光下佩戴，到室内立刻取下。

9. 过度化妆 美是人们对自然对生命的合理追求，美对人们的作用也是积极向上的。近年来，在改革开放的新形势下，人们思想禁锢日益减少，加之生活水平的不断提高，人们追求美的愿望更为强烈，对化妆品的需求量及品种急剧增加。含药和治疗性化妆品作为化妆品一类，最近几年发展很快，有的能除面部黑斑，有的能“迅速”长头发，有的能减肥，有的能丰乳，有的还能将脸皮“漂白”……可称得上五花八门，使人眼花缭乱。可是过度化妆，过度使用化妆品，对人体也有害，不是好习惯。

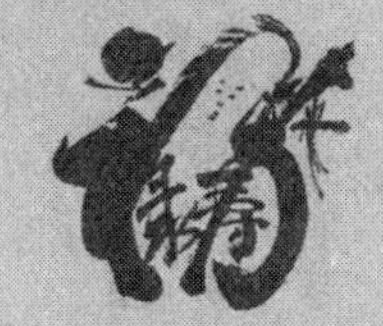

近年来，看皮肤病的女性越来越多，而且多为少女。据专家分析，很大比例的低龄女性是因过度化妆引起了皮肤病。很多女性在节日期间不注意饮食及滥用化妆品导致了皮肤病的增多，而一些低龄女性则更是直接受到过度使用化妆品的伤害。瑞典科学家称，现在市面上出售的许多化妆品，均含有邻苯二甲酸盐类物质，而这些化妆品则是导致男性不育，甚至癌症的“罪魁祸首”。研究人员分析测试了瑞典和英国等出售的34种化妆品，其中有香水、香体露、美发定型用品等。结果显示，其中有27种产品含有邻苯二甲酸盐类物质。而女性透过皮肤吸收及呼吸吸入此类香味化妆品，可使邻苯二甲酸盐进入血液循环，如孕妇使用可影响胎儿。随着女性化妆品的增多，目前，男婴生殖畸形发病率与20世纪初期比较，已增长了许多。如今多达40%的男婴生殖畸形，都与邻苯二甲酸盐类物质有关。英国医学科学委员会的沙普教授说：“造成男童生殖健康问题的环境因素很多，如果列一个名单的话，邻苯二甲酸盐几乎是首当其冲。”“妇女环境网络”组织的撒瓦拉女士说：“对繁殖构成威胁的化学物质不适用于化妆品，应该要求制造商在产品上标明成分。”据悉，欧盟委员会正计划颁布法令，禁止在化妆品中加入毒性较大的邻苯二甲酸盐类物质。

10. 染发成癖 染发已成世界流行时尚，在我国也风靡南北，不仅很多中老年人染上黑发，年轻人黑发也染成金发或其他颜色，图的是漂亮、美丽，可是染发在给人“平添春色”之时，也会给健康带来威胁。有关专家指出，染发与吸烟一样有害，染发成癖应自量。

日本《自然与健康》月刊发表过题为《染发威胁健康》的文章以警诫染发者提防对健康的伤害。美容科学研究专家小泽王春对染彩发的现象敲响了警钟。他指出：研究人员在40年前就开始对染发剂的危害性进行了研究，对于染发剂能否致癌，一直没有定论。但美国和欧洲一些医生顶住制药界的压力，重新对染发剂的安全性提出了质疑。另外，皮肤科专家指出：“染发剂已经成为引起接触性皮炎的一个重要诱因，在接触性皮炎患者中，有20%的人其疾病是由于染发引起的。”据统计，在染发剂受害者的投诉中，有的人说自己“头部长了瘤”，有的人说自己“脸肿得连眼睛都睁不开”，还有的说“染发剂进入自己的眼睛后引起了角膜脱落”。

目前，市场上出售的染发剂有暂时性、半持久性和持久性三大类，因持久性染发剂能够长时间维持发色，所以颇受消费者欢迎。但是，专家建议消费者尽量选用暂时性、半持久性染发剂，少用或不用持久性染发剂，这是因为染发时间过于持久易使有些人群造成“病从发入”。据业内人士透露经检查表明，有些染发剂含有毒性较大的二氨基甲苯、二硝基对苯二胺、氨基二硝基酚等，有些还有致突变物质、致癌物质。普通染发剂若不间断地使用10年，只要人的皮肤吸收1%，就有可能起癌变。不久前，美国明尼苏达州化妆品基地曾作过相关调查，发现使用染发剂的人群，血液病的发病率明显高于未使用染发剂的人群。国内近几年发现再生障碍性贫血和急、慢性白血病患者的病史也有使用染发剂的经历。另外，不少染发剂还会发生过敏反应，如皮肤接触部位出现发痒、红斑、丘疹、水疱、红肿、胀痛、渗液等症状；头皮处有外伤或患皮肤病时，更易吸收染发剂中的毒物而致中毒。

为此，专家提醒消费者，染发要慎重，过敏体质者、血象异常者、有血液病史者更应小心谨慎。肝脏和肾脏功能不全者也不宜染发，因为肝脏、肾脏是解毒、排毒的器官，肝肾功能不全者易导致毒性物质积聚。专家认为，应重视对染发剂的品牌和品种选择，在一般情况下，应避免使用持久性染发剂，若使用持久性染发剂后，必须彻底冲洗头皮；绝不要混合使用不同的染发剂，以防止产生潜在的有害反应。

11. 过多用爽身粉 有些女同志爱用爽身粉，尤其在炎热的夏季，女性下身易出汗，为了清爽，更愿用爽身粉，这也是不好的习惯。医学研究专家认为，如果妇女长期在外阴部、大腿的内侧、下腹部等处搽用爽身粉，可使卵巢癌的发病危险性增加4倍。

爽身粉的主要原料是滑石粉，而滑石粉是由氧化镁、氧化硅、硅酸镁等组成的无机化合物，其中硅酸镁是一种容易诱发癌症的物质。妇女盆腔内的脏器尤其是内生殖器官与外界直接相通，搽在外

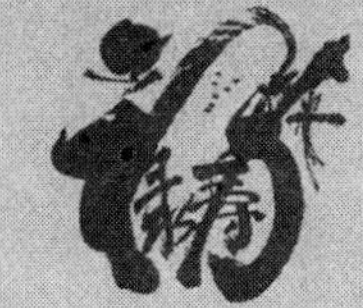

阴大腿内侧、下腹等处的爽身粉，都可能通过外阴、阴道、宫颈及开放的输卵管进入腹腔，并附着积聚在输卵管、卵巢表面，刺激卵巢上皮细胞增生，这种长期的反复刺激便可诱发卵巢癌。

卵巢癌在妇女肿瘤中发病率仅次于宫颈癌而居第二位。现代医学对卵巢癌仍缺乏可靠的早期诊断方法和有效治疗手段。因此，有关专家提醒人们，为预防和减少卵巢癌的发生，妇女和女婴在洗浴后不宜在外阴等部位搽以滑石粉为主要原料的爽身粉及其他粉剂。

医学专家曾对100名卵巢癌患者的卵巢做病理切片，发现其中80%以上的卵巢中有滑石粉微粒。为什么会阴部经常接触滑石粉的女性卵巢癌的发病率高呢？这是因为，滑石粉的微小粉末，可通过阴道、子宫、输卵管进入卵巢表面，刺激卵巢的上皮细胞过度增性，时间长了，便容易诱发卵巢癌。夏季，女性最好穿宽大的短裤和裙子(不要穿化纤内裤)，保持良好的通风透气，出汗后要用温水清洗后擦干，不提倡在下身使用爽身粉。

12. 乱染指甲　一位女青年10多年来都有涂指甲油的习惯，就是结婚怀孕后，仍然不忘天天涂，谁知她怀孕2次都流产了。经医生诊断，流产的原因竟是涂指甲油造成的恶果。所以说，长期染指甲的习惯也有害。

据医生介绍，指甲油及其他化妆品往往含有一种名叫酞酸酯的物质。若长期被人体吸收，不仅对人的健康有害，而且最容易引起孕妇的流产及出生畸形儿。所以，孕期或哺乳期的妇女都应避免使用标有酞酸酯字样的化妆品。另外，这种有害物质还会引起婴儿生殖器畸形。因此，母亲哺乳期间使用含有这种物质的化妆品，孩子长大后，可能患不孕症或阳痿，因酞酸酯阻碍雄激素发挥。因此，那些爱美的女性应以此为鉴。

如今，美甲的方式和内容越来越丰富，已经成为许多女性美容项目中相当重要的环节。如涂指甲油、贴假指甲、指甲绘、水晶指甲等，尤其是最近在台湾掀起热潮的“水晶指甲”，吸引了大批女性的消费者。这种用类似透明补牙材料制成的假指甲，绘上彩色图案

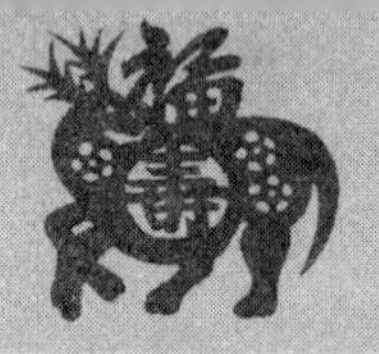

后，粘在打磨过的指甲面上，能够维持1～3个月之久。但是，这种新式美甲方法像贴假指甲，还会妨碍甲缝及双手的清洁，因而可能带来健康隐患。

台湾马偕纪念医院皮肤科主任医师林扬志在最新一期的《康健》杂志上撰文指出，国外医学期刊上最近刊载了很多因为接受美甲服务而遭受感染的病例，有的人还会对美甲过程中用到的化学成分产生过敏，从而引发其他皮肤问题。因此，林扬志提醒大家注意以下问题：①色泽鲜艳的水晶指甲、彩绘指甲等虽为纤纤玉手增色不少，但同时也成了细菌的滋生地。戴上假指甲后，就算频繁洗手，也很难除去其中藏有污垢和细菌。②美甲店在制造美丽的同时，本身就存在着真菌传染的隐患。例如，在制作水晶指甲的过程中，剪、磨等动作都有可能在皮肤上制造伤口，如使用的工具没能经过消毒，就很容易把一些真菌传染给客人。③做假指甲所用的化学有机溶剂，可能引发某些人的过敏反应。而一般的美甲小店不可能为顾客做测敏试验，所以很可能让顾客面临过敏引发的皮肤问题。另外，许多美化指甲的方法，都需要把原有指甲削薄，这样很容易使指甲变脆弱、易断裂。

13. 常喷发胶 喷发胶因能起到固定和美化发型的作用而备受人们的青睐，但若不合理使用，或缺乏自我保健意识，也会给健康带来危害。

发胶是一种以高分子聚合物为主的定型剂，大多含有酒精溶剂和具有致癌作用的乳胶微粒，并以氟利昂、二氯甲烷为助喷剂。而发胶在使用过程中，有害化学物质会产生大量微细粒浮游于空气中，对眼睛、鼻腔、咽部、气管产生很强的刺激，不仅能引起眼睛畏光、流泪、疼痛、充血等角膜刺激症状，还可破坏呼吸系统，使黏膜组织发生炎症和反应，削弱局部抵抗力，诱发或加重过敏性鼻炎、咽炎、气管炎和哮喘。一些次发胶中所含有的机溶剂还具有麻醉和较强的致癌作用，长期习惯性吸入其溶剂或气体，有可能导致成瘾或引发肺癌。因此，要尽量减少使用发胶次数，缩短喷射时间；避免喷射到眼睛、鼻子、嘴唇等处；患过敏性鼻炎、哮喘和上呼吸道疾病期

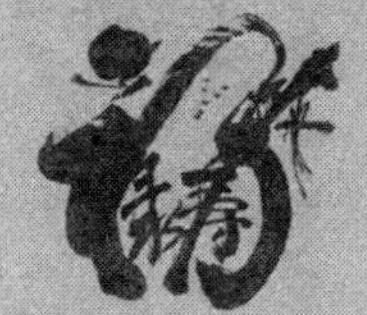

间不要使用;睡前要及时“卸妆”,以减少发胶在人体滞留时间。

14. 乱美容 现代都市美容厅比比皆是,美容已成为一种时尚,这是现代物质文明的一种表现。但不计后果的美容,也会带来一些弊端,尤其对人们心身健康产生不良影响。据资料介绍,云南有一女性,5 年做了 48 次美容整形手术,如此频繁美容,不良反应自然不言而喻。下面略举几种美容的不良反应。

(1)隆鼻:很多都市青年动过隆鼻手术。隆鼻对凹塌鼻梁者而言确实增色不少,达到美容的目的,对嗅觉神经伤害也不大。但隆鼻手术却改变了鼻腔血管的正常舒张状态,致使大脑嗅觉部位异常。其直接结果是人的动眼神经损伤,从而使人的视力和部分听力受到影响。

(2)眼部美容:即眼皮的双层缝合,俗话说叫“割双眼皮”,这是一种美容效果颇为明显的美容术。这种美容术对眼睛并不造成直接伤害,只是对眼部的血管造成障碍性的导向循环。后果是眼部神经的传导能力减弱,使眼睛对异物的反应降低。

(3)隆乳:隆乳能够体现女性美,但这种女性美是建立在对女性生理的直接伤害之上的。隆乳使乳房脂肪萎缩,乳房输乳管窦松弛。隆乳造成的美是一种假象美。经隆乳之后的乳房与未经隆乳乳房在性感应上已削减大半。女性应尽量采用食物、按摩等方式进行丰乳美容。外科异物隆乳非但不可取,应该说是对女性的人为伤害。

(三)其他日常坏习惯

1. 常听不好的音乐 优美的音乐使人心情舒畅,延年益寿,这是人所共知的。不好的音乐却有害人体健康,对此知道的人恐怕就不多了。著名音乐家、我国大提琴学会会长司徒志文认为,这是当前应该引起重视的问题。

音乐世家出身的司徒志文,是我国让音乐进人家庭的倡导者。她说,如同任何事物都有两重性一样,音乐也并非都是有益的,除黄色音乐、靡靡之音外,有些“现代派”音乐,堆积大量不谐和音,音调

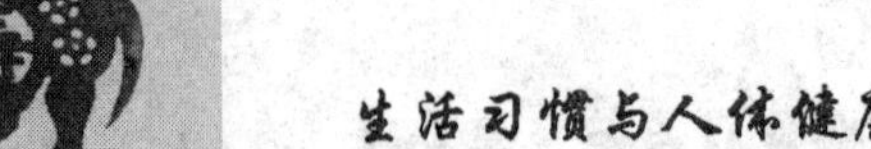

怪诞，尖声刺耳，节奏疯狂，与噪音没多大区别，对人体健康有危害。摇滚乐也一样，人长期大量听这种音乐，也会引起情绪低落，意志衰退，或使人疯狂，抽筋似的镇静不下来。此外，电子音乐、卡拉OK、电子琴等音响和乐器，对普及音乐有它的优越性，但也必须重视曲目的选择和音量控制，若分贝过高，对人的神经刺激过度，会引起听力受损、血压升高、心率和呼吸加速、肌肉紧张等症状。她说，噪音是一种公认的紧张刺激源，人要是每天忍受80分贝以上的噪音，耳朵和身体都将产生一种有害的超负荷感觉；超过115分贝，严重损害大脑皮质，超过175分贝会致人死亡。

“优美的音乐是人类健康的福音，不好的音乐则是害人的毒品”。司徒志文20世纪50年代就读于莫斯科音乐学院，曾访问过欧、亚、美洲十几个国家和地区。她介绍说二次世界大战期间，波兰奥斯威辛集中营纳粹分子曾用一种强节奏的音乐作为手段，通过强迫被关押的人听音乐，使其神经错乱，导致有人死亡。英国举办的一次现代派露天音乐会，有300多名听众突然失去知觉，昏迷不醒。国外有位心理学家曾对3个不同的交响乐队的208名成员进行分析，结果发现以演奏古典乐曲为主的乐队成员，心情大都平稳愉快；演奏现代乐曲或是以现代乐曲为主的成员，70%以上的人神经过敏，60%以上的人急躁，22%的人情绪消沉，经常受失眠、头痛、耳痛和腹泻的折磨。还有人对一些音乐爱好者作过调查，发现在经常欣赏古典音乐的家庭里，人与人之间相处和睦；经常欣赏浪漫派音乐的人，性格开朗、思想活跃；而热衷于嘈杂现代派音乐的家庭里，成员之间经常争吵不休。司徒志文说，我国卫生部防疫司曾对近万名过分迷恋舞厅、接触音乐噪音的妇女进行过调查，发现不仅听力受损，对女性的月经生理，妊娠过程都有不良影响。

司徒志文说，什么是健康音乐，什么为不健康的音乐，这个问题比较复杂，一下划分清楚有困难。但有两点是明确的，即活跃的音乐同那种抽筋式、痉挛性音乐是两种概念。振奋人心的音乐与疯狂的音乐也不同。作为进入家庭欣赏的音乐，最好是采用古典音乐和反映现实生活的优秀作品。谈到流行音乐，这位从事了40多年音

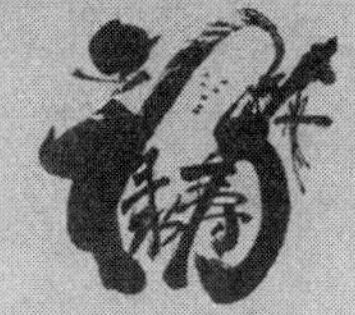

乐的艺术家没有一概否定，而且还认为其中有许多好作品。但作为家庭如果全被流行音乐、流行歌曲所占领，她认为那是可悲的。

2. 制造家庭噪音 现代城市噪音危害人体健康，现代家庭噪音也越来越严重，影响着人体健康，尤其危害老年人的健康。忽视或制造家庭噪音可是一个危险的习惯。家庭噪音的污染源很多，从家用电视机、电唱机、收录机、洗衣机、电风扇、电冰箱、儿童玩具到各类钢琴、提琴、电子琴等乐器都可构成不同频率的家庭噪音。家庭成员的欢歌笑语，大声说话，激烈争吵，以及室外传来的嘈杂声和汽车、机械设备的隆隆声等，也都是家庭噪音的来源。

按国家规定，居民住宅区内的噪音标准，白天是 50 分贝以下，夜间在 40 分贝以下。如果人们长期在噪音超标的环境中生活，就会产生烦躁不安、神经衰弱、心跳加快、血压升高、食欲不振、睡眠不宁等症状，给人的身心健康带来危害。

据国内外有关研究资料介绍，家庭噪音，尤其是家庭中音响、缝纫机、吸尘器和器械声对婴儿和母腹中的胎儿危害最大。原因是新生儿和妊娠期胎儿已具备一定的听力，但其听觉器官还很娇嫩和脆弱，当声响噪声超过 50 分贝后，不但会影响睡眠和休息，而且还能改变其呼吸频率。新生儿的耳朵对音响发出的强音、长音、高音都比对人的本声反应敏感，家庭中长时间的音响噪声会使幼儿烦躁不安。白天处在这种环境中或听着音响入睡的幼儿，夜间常常自己惊醒、哭闹；相反，在无噪音的环境中，婴儿睡眠才能踏实，特别是母亲轻柔的声音对婴儿还有镇静作用，有益于孩子的成长和发育。

家庭中噪音不仅仅损害婴儿和胎儿的健康，同样对少年儿童也有不利影响。突出表现为导致儿童智商低下，学习成绩差和缺乏语言表达能力等。孩子处在噪音污染的家庭里，学习注意力受到干扰和分散，精力不集中，做作业效率低，差错多。同时这种家庭环境极易挫伤儿童学习语言的兴趣，影响语言表达能力的发展。

家庭音响过大过响，对人体也有很大的危害。英国南梅德医院琼·夏比博士和他的研究小组最近在医学杂志《胸肺内科》上发表论文指出，由于音乐的音量过大，已经发现有 4 名年轻人患上了气

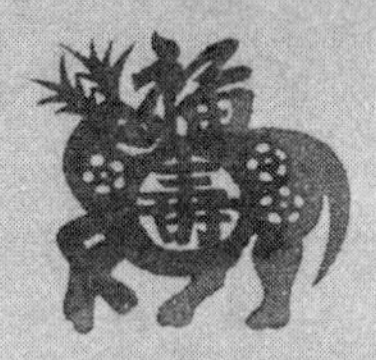

胸。气胸是指空气穿透胸壁或肺，扩散到胸腔的一种呼吸疾病，患者往往会感到胸部疼痛。这4名患者中的一名，是因自己的私家车里安放了个1 000瓦功率的音响设备，音乐音量过大使其不得不前来医院。另一名25岁左右的患者，有吸烟史，他在夜总会音量颇大的功率放大器前面，停留了一段时间，就突然发现自己的左胸腔疼痛。还有2名23岁的患者，都是由于参加了摇滚音乐会，患上了气胸。

专家研究认为，低频的强声震动携带有高能量，这种能量足以导致肺泡破裂。他们根据音波在空气和细胞组织中有不同的传播、反应方式，从而得出了上述结论。一般来说，有吸烟史、身体衰弱、患有慢性肺病的人容易得气胸；服用镇静药、经常饮酒的人也容易患上气胸。

如今家庭噪声正以惊人的速度增强。长期处在这种噪声环境中，可造成中枢神经功能紊乱，大脑皮质兴奋和平衡功能失调，出现头晕、头痛、失眠、乏力、耳鸣、胸闷等症状。噪声还会使妇女内分泌失调而出现月经失调、流产或早产等。所以，减少家庭噪音、不制造家庭噪音是健康的需要。

3. 沉溺夜生活 随着改革开放的发展，物质文化生活越来越丰富，人们更加迷恋夜生活，这也是一种不好的习惯。如果我们不知道夜生活过频会严重透支健康的话，那么，男性将首当其冲受害。

有关专家近日通过调查发现，由于夜生活的日益丰富，大家的平均入睡时间接近23时，比20世纪80年代推迟了约1个小时，结果青年人的身体普遍不如中年人，而不少男性的身体还不如女性。

专家分析认为，很大一部分人的夜生活要经历两个阶段，其中晚上10时左右为公共活动时间，参加打麻将、散步、泡吧、喝茶、看电影、唱歌等活动；晚上11时左右为个人活动时间，独自看电视或VCD、上网，少部分人甚至会通宵达旦。

调查发现，丰富的夜生活透支了人们的健康。专家指出，男性中许多人抽烟、喝酒并且常在娱乐活动中占据主动地位，所以男性体质不如女性。专家呼吁，请大家早点入睡，不要透支自己的健康。

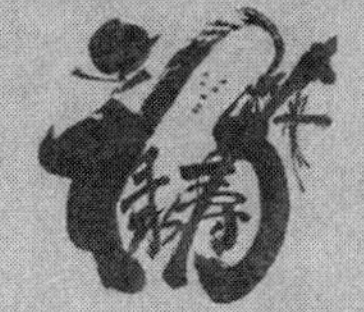

并注意有规律的作息，做一些有益于身体的运动。

4. 常呆歌舞厅 现代大城市，甚至小城镇，歌舞厅越来越多，进“卡拉 OK”歌舞厅的人也越来越多，大凡经营活动的公关，亲戚朋友的来访，都要去“卡拉 OK”一番。

“卡拉 OK”是近年来兴起的一项娱乐活动，深受广大青少年朋友的热衷和喜爱。但是，如果过多地沉湎于卡拉 OK 活动中，则弊大于利。首先，卡拉 OK 活动场所往往都比较狭小，通风条件极差，加上不少顾客“喷云吐雾”，造成空气混浊。唱歌是一项需氧运动，演唱者在表演时，呼吸加深加快，肺活量剧增，其空气吸入量可能较平时增加 25％以上，混浊的空气对演唱者极为有害。其次，在正常情况下，人的声带每秒钟一般震颤 50～100 次，而唱歌时则高达 80～1 200 次，持续不断地放声高歌，声带黏膜就会充血、水肿，甚至发生声带血管破裂，出现声音嘶哑、轻度呼吸困难等症状，医学上称之为“声带疮”，即所谓的“卡拉 OK”疮。另外，卡拉 OK 是唱歌、观看电视屏幕相结合的一项活动，闪烁的屏幕与黑暗的环境造成强烈的反差，对演唱者的视网膜刺激十分强烈，容易引起眼球充血，视力疲劳、头昏、心悸、血压上升，时间一长，会导致食欲不振、神经衰弱、精神萎靡等。

现代卡拉 OK 厅的迪斯科音响、摇滚乐的打击音响配器等，使音乐变成了强烈噪声和强声波振的组合。人们欣赏这种音乐，精神始终处于紧张、亢奋状态。节奏强烈的现代音乐不仅严重损害人的听力，还会影响自主神经和内分泌系统的功能，可产生心动过速、血压升高、头痛、眩晕、耳鸣、失眠等神经官能症及心血管系统疾病。所以，参加卡拉 OK 活动要注意严格限制数量、时间，一般一周 1～2 次，每次不超过 2 小时，唱完 2～3 首歌曲之后，要稍加休息，吸收一下新鲜空气，并注意眼睛的休息。

此外，不要盲目模仿某位歌手的演唱方式，应结合自己的条件，量力而行，唱歌间歇不宜喝烈性饮料。

5. 爱洗桑拿 洗桑拿也是一种时尚，但常洗或洗的时间长了对身体也有害，特别是老年人和小孩不宜洗桑拿。专家指出，桑拿浴

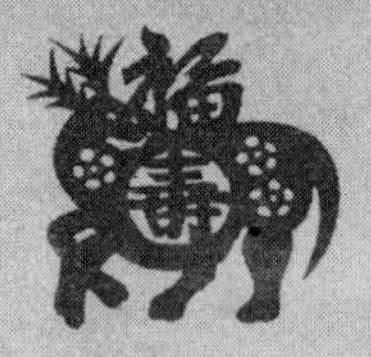

室的通风不好，浴者呼出的二氧化碳不能排出室外，积聚在浴室中，二氧化碳的浓度比一般居室大2～5倍，一些人会有暂时性不适反应，如浴后头痛、恶心、心慌等，大多数人进行桑拿浴后血管扩张、心跳加快。因此，患有心脏病、重症高血压、低血压、糖尿病、肾炎等疾病的人，一般不宜进行桑拿浴。

对于女性皮肤来说，桑拿浴也是一种不小的损害。洗桑拿浴时，虽然感觉非常舒服，但在大量热气蒸腾下会使皮肤出现黄褐斑。因此，只有中性皮肤的女士适合洗桑拿浴，而油性皮肤分泌旺盛，高温会使本来就扩张的毛孔更大，皮肤更易生油；干性皮肤本身缺少水分，再大量失水会造成皮肤更加干燥，可诱发皮肤瘙痒。

另外，洗桑拿会使体内的葡萄糖因体内代谢增加且血液循环的加快而被大量消耗掉，引起体内血糖含量下降。尤其是心脏病患者，可因体表血管扩张、大量血液涌向体表而造成心肌供血少，引起生命危险。对男性来说，洗桑拿影响生育。最近一组澳洲研究人员提出，一次桑拿浴可以在1周内使精子活跃非常，但1个月内会使精子全部死亡。科学家已证实，绝热不透气的骑师裤及热水浸浴会使睾丸温度升高而致精子量减少。研究发现，桑拿浴后一周，精子数目下降，5周内，精子数目很少。精子的活动能力在桑拿浴后一周加强，但在随后的3周内，受损的精子数目却大量增加。所以，专家呼吁，尚未生育的男青年应慎洗桑拿浴。

6. 常用有毒塑料袋　日常生活中，人们经常接触塑料袋，几乎天天离不开。许多商品、蔬菜、日用品等都用塑料袋包装，平时人们家里也总是备有一些塑料袋，以便使用。但却忽略了有些塑料袋有不良反应。

用塑料袋包装日常用品，人们一般不担心它是否有毒，而用塑料袋装食品，人们就很关心它是否有毒。其实，很多塑料袋存在毒性，尤其是五颜六色的彩色塑料袋，其本身更是含有大量毒素。因为彩色塑料袋属于再生塑料袋，使用的着色剂通常含有苯并芘，这是一种很强的致癌物质，与食品接触后，可能会转移到食品中，使人慢性中毒。此外，最新研究显示，塑料产品中的增塑剂也是一种致

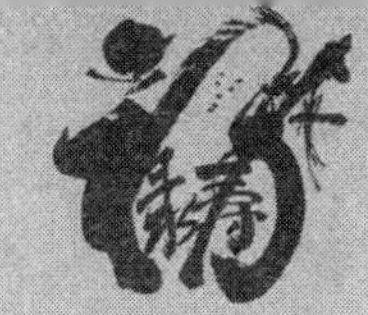

癌物质，而再生塑料因为工艺简陋等原因，其增塑剂在与食品，尤其是油性食品接触时更容易渗出。同济大学医学院环境医学教授厉曙光提醒说，不少早点铺用薄薄的、有刺鼻异味的再生塑料袋装油条之类的熟食，致癌物质渗出更快，危害更大。

人们一般常用塑料袋是用两种塑料薄膜做成的。一种是聚乙烯薄膜，另一种是聚氯乙烯薄膜，用来装食品的大都是聚乙烯吹塑薄膜，它无毒，只是强度差些，不能经受80℃以上的温度。而用聚氯乙烯制成的塑料袋一般是有毒的，不能用来装食品。两者的区别是装食品的聚乙烯塑料袋，手摸时有润滑感，表面像有蜡似的，遇火易燃，火焰黄色，燃烧时像蜡烛泪一样滴落，有石蜡气味，浸入水中，用手按压后能浮上水面。用作包装的聚氯乙烯塑料袋，手摸时感觉发黏，不易燃烧，离火即熄，火焰呈绿色，浸入水中用手按压后沉于水下。由于用聚乙烯制成的塑料食品袋不能经受80℃以上的温度，所以不宜将刚油炸出锅的食物和刚出笼的包子、馒头放入塑料袋。另外，市场上现在还出售用聚乙烯塑料制作的提把桶，人们常用它来装酒、食油、酱油、醋等液体。如果塑料桶作为容器短时间储运上述东西还是可以的，但长期存放则不宜。

此外，百事可乐、雪碧或其他各类可乐饮料瓶，因为容量大、分量轻、便于携带、不易破碎，目前被许多家庭用于盛装食油、酒类等食品，这种做法对健康有无影响，是人们普遍关心的问题。

制造此类饮料瓶的主要原料是聚丙烯塑料，本身无毒，无害，盛装可乐型、汽水型等饮料，对人体健康是无妨碍的。但它或多或少地含有乙烯单体，倘若长期贮存食油、酒类脂溶性有机物，乙烯单体则会被缓慢溶出，加之此类饮料瓶具有透明度高、易于老化等特点，在空气中会受到氧气、臭氧、紫外线作用产生强烈的异味，如果长期存放食油、酱油、醋或酒类，不仅易使食品氧化、酸败、变质，而且可加速聚合物本身的老化，引起聚合物碳键断裂，释放出更多的乙烯单体。据检测，可乐饮料瓶盛装白酒，存放1年，溶解在酒液中的乙烯单体含量可达200ppm(1ppm等于1/100万)。医学研究证实，空气中乙烯单体浓度达到0.5 ppm(即上述酒中浓度的1/40)，就可使人出现头晕、头痛、恶心、食欲减退、记忆力下降、失眠等症状，甚至导致贫血。所以，使用塑料袋和塑料容器一定要精心挑选，马虎不得，以防中毒，影响健康。

7. 常吃垃圾食物 现代社会食品极为丰富，色香味俱全的食物充满超市和大小市场，谁优谁劣、很难分辨。有的人为了贪口味，图方便，常吃以色香味引人的垃圾食品，是有害于身体健康的。前不久，世界卫生组织确定有以下食品为十大垃圾食物。

(1)油炸食品：此类食品热量高，含有较高的油脂和氧化物质，经常进食可导致肥胖，是导致高脂血症和冠心病的最危险食品。在油炸过程中，往往产生大量的致癌物质。已经有研究表明，常吃油炸食物的人，其某些癌症的发病率远远高于不吃或极少进食油炸食物的人群。

(2)罐头类食品：不论是水果类罐头，还是肉类罐头，其中的营养素都遭到大量的破坏，特别是各类维生素几乎被破坏殆尽。另外，罐头制品中的蛋白质常常出现变性，使其消化吸收率大为降低，营养价值大幅度“缩水”。还有，很多水果类罐头含有较高的糖分，并以液体为载体被摄入人体，使糖分的吸收率因之大为增高，可在进食后短时间内导致血糖大幅攀升，胰腺负荷加重。同时，由于能量较高，有导致肥胖之嫌。

(3)腌制食品：在腌制过程中，需要大量放盐，这会导致此类食物钠盐含量超标，造成常常进食腌制食品者肾脏的负担加重，发生高血压的风险增高。另外，食品在腌制过程中可产生大量的致癌物，可使患恶性肿瘤的发病风险增高。此外，由于高浓度的盐分可严重损害胃肠道黏膜，故常进食腌制食品者，胃肠炎症和溃疡的发病率较高。

(4)加工的肉类食品：这类食物(如火腿肠等)含有一定量的亚硝酸盐，故可能有导致癌症的潜在风险。此外，由于添加防腐剂、增色剂和保色剂等，可造成人体肝脏负担加重。另外，火腿等制品大多为高钠食品，大量进食可导致盐分摄入过高，造成血压波动及肾功能损害。

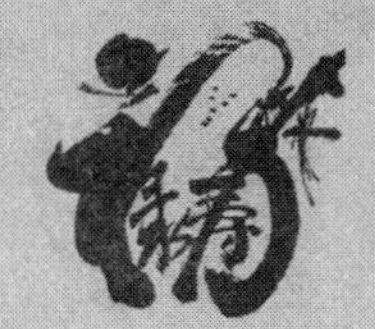

(5)肥肉和动物内脏类食物:虽然含有一定量的优质蛋白、维生素和矿物质,含有大量饱和脂肪及胆固醇,但已经被确定为导致心脏病最重要的两类膳食因素。现已明确,长期大量进食动物内脏与恶性肿瘤(如结肠癌、乳腺癌)的发生风险有关。

(6)奶油制品:常吃奶油类制品可导致体重增加,甚至出现血糖和血脂升高。饭前食用奶油蛋糕等,还会降低食欲。高脂肪和高糖分常常影响胃肠排空,甚至导致胃食管反流。很多人在空腹进食奶油制品后可出现反酸、胃灼热等症状。

(7)方便面:属于高盐、高脂、低维生素、低矿物质一类食物。一方面,因盐含量高增加了肾负荷,会升高血压;另一方面,因含有一定的人造脂肪(反式脂肪酸),对心血管有相当大的负面影响。加之含有防腐剂和香精,可能对肝脏等有潜在的不利影响。

(8)烧烤类食品:含有较强致癌物质3,4-苯丙芘。

(9)冷冻甜点包括冰淇淋、雪糕等:这类食品有三大问题:因含有较高的奶油,易导致肥胖;因高糖,可降低食欲;还可因温度低而刺激胃肠道。

(10)果脯、话梅和蜜饯类食物:含有亚硝酸盐,在人体内可结合胺形成潜在的致癌物质二甲基亚硝酸胺;含有香精等添加剂可能损害肝脏等脏器;含有较高盐分可能导致血压升高和肾脏负担加重。

爱吃常吃这十大食品的人,应改改口,不能因多吃和常吃而吃出病来。

8. 忽视公共汽车病 现代城市人满为患,公共汽车拥挤不堪,空气很不好。汽车上形形色色的乘客中,不乏患有传染病的病人,如肝炎、结核、性病病人。在汽车的扶手、座椅、扶杆上,也常会有各种细菌和病毒。常坐公共汽车而又无自身防护的人,很容易在乘车时染病。有人做过统计:上海甲肝流行期间,80%的公共汽车扶杆上检测出乙型肝炎病毒。而某沿海开放城市的"公汽"座垫上,有20%左右检测出各种性病病菌和病毒。其中有疱疹病毒、人乳头瘤状病毒、阴虱病毒、阴道滴虫病毒等,尤其在人们穿着单薄的夏季容易感染。2003年春夏,"非典"也自然在公共汽车上肆虐。所以,为

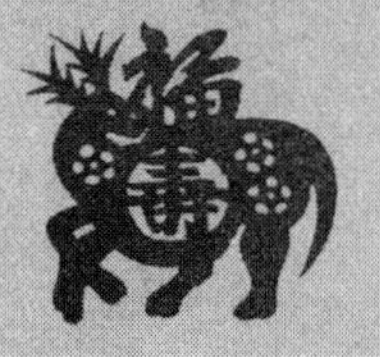

了防止乘坐“公汽”时染病，最好上车后戴上薄纱手套，如不习惯，也要牢记反复用肥皂洗手后再触摸其他物品。夏季要穿双层针织内裤，每晚清洗外阴及内裤，要有效地防止感染性病。

三、认清和转变心理的不良习惯

人的心理状态有正面的，也有负面的，这都与人体健康有着密切的关系。恼怒、焦虑、紧张等不良的心理状态，能引发多种疾病和加速身心衰老。专家指出，在人体健康的诸因素中，情绪和心理因素要占 60%左右，好的心理习惯和状态是健康的园丁，坏的心理习惯和状态是健康的杀手，据有关资料介绍。头痛有 90%原因是不良的心理状态所致，癌症 80%是吓死的，可见坏的心理习惯和状态多么危险！

（一）不良的迷信坏习惯

1. 迷信天命 如今，还有不少人相信天命，认为人的寿命长短和贫贱富贵，能不能发财致富，是由天定的，所谓“生死由命、富贵在天”，在家设坛，烧香拜佛，求老天赐福赐寿，这可是不良的心理习惯。

古代社会，由于生产力低下，人们对宇宙对人世缺乏认识，对生老病死也无法解释，于是出现信仰鬼神，认为“生死由天”和“阎王叫你三更死，不得延缓到五更”。在科技落后、宗教迷信盛行的古代，人们为了延年益寿，只有请神仙驱病赶鬼，消灾祈寿；还有测字算命，圆梦占星，揣骨相面，烧香拜佛，追求仙丹仙药，以达到长生不死。

相信“上帝”能给人长生不老，不仅古代有，现代也有。当前，我国农村有病求神拜佛的现象较为普遍，以致耽误了医治或加重了病情。殊不知人的寿命长短，是由现实中多种因素组成的，绝不是由神灵决定的。

人的寿命虽然是有极限的，但是却可以随着科学的发展和人类

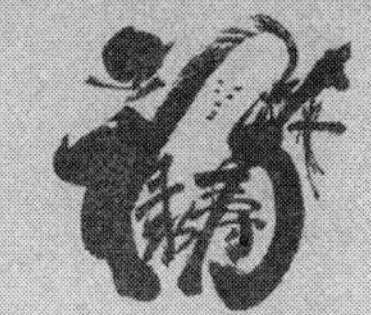

物质文明的进步而提高，并不是命定的，也不是天赐的。就整个人类来说，直到中世纪时，人的平均寿命只不过30来岁，这与当时战争和天花、细菌感染等疾病无力控制有关。后来，由于英国医生琴纳制成牛痘疫苗，极大地控制了天花的流行。这一惊人的发现，使人类的平均寿命从30岁左右提高到40岁。20世纪初，由于英国细菌学家弗莱明研制成了“青霉素”，从而挽救了千百万因细菌感染的病人，使人类寿命又出现了第二次飞跃，从40岁提高到65岁。据1984年联合国人口统计，全世界160个国家和地区中已有51个国家和地区人口平均寿命达到70岁以上。在这51个国家和地区中，日本妇女的平均寿命，已达80.18岁，居全世界之首。日本也是世界长寿“冠军”。

目前，心脏病和肿瘤是人类健康和长寿的巨大威胁，一些人口学家认为，如果本世纪能控制这些疾病，人类寿命有可能出现第三次飞跃。由此可见，寿命长短只能到科学发展和社会进步中去找，祈求鬼神既是荒谬的，也是不可能的。

“生死由天”宿命论的生命观，自然是与当时的生产力的发展水平有关系。马克思主义认为，在人类社会中，生产劳动是人们最基本的实践活动，也是人们认识的最基本的来源。迷信、神鬼的起源，当然也离不开人们社会物质资料生产的实践。迷信是人类意识发展到一定阶段的产物。人类发展到旧石器时期，开始思维而不是以需要来解释自己的行为。但这时的人类，理性思维极不发达，认识自然和改造自然的能力极为有限，人与人、人与自然的关系极为狭隘，而生产力又处于极端低下的水平。原始人只能运用最简单的原始逻辑思维作类比判断，用幻想和想象去解释自然现象，征服自然力。对于日月星辰的运行，春夏秋冬的更替，生老病死的出现，都感到惊愕不已，以为这一切都是在“神”的主宰之下出现的。于是，就用人格化的方法创造出许多神话和许多能力非凡的神，以为对神的崇拜，禅求，就不会受到神的惩罚，甚至会得到神的赐福，得到消灾祛病、延年益寿、长生不死。当时人类也不能解释人何以生老病死，何以做梦，以为人的思维和感觉不是身体的活动，而是一种独特的、

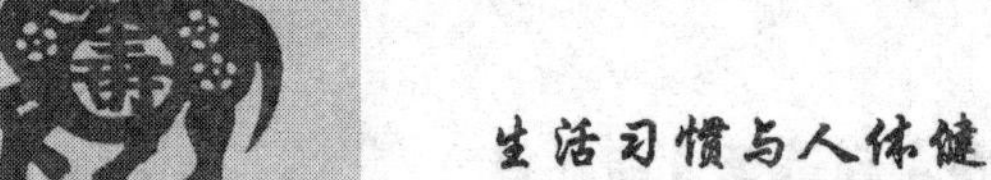

寓于这个身体之中，人死后就离开身体的灵魂的活动。认为灵魂不死，于是纸扎冥供，扬幡招魂，人生是灵魂再世，人鬼合一，循环轮转，以此来解释生死现象。一旦有病，就把宝贵的生命委之以巫师，听任摆布。还有坐禅成神，得道成仙，以求长生不老，这完全是迷信神鬼的产物。

美丽的希腊女神埃俄丝和凡人提托努斯相爱，她要求万能的宙斯神给她凡间爱侣以永生，宙斯神答应了她。可是她的爱侣虽然长生不死，但不久就衰老了，变得老态龙钟。她不得不把他关在小屋里，只听见他的声音，最后他变成了一只蟋蟀。这个 2 000 年以前的神话故事说明衰老是不可避免的人的生理现象。

人能不能长寿，如何才能长寿？对此，古今生物学家，社会学家和医学家都做过苦心探索，提出各种不同的看法，见解和学说，以便揭示人体衰老、死亡之谜，为延年益寿，返老还童指明方向，开辟途径。关于如何认识生命现象，延缓衰老问题，古今中外有 5 000 余种的不同的说法，遗传学家认为，人体细胞和器官的寿命决定于细胞核内的基因；医学家认为，疾病损害人体机制，影响健康长寿；生理学家认为，心理障碍影响人的寿命。此外，还有引起衰老的种种说法，如中枢神经系统衰退学说、内分泌失调学说、细胞变性学说、细胞遗传性损伤学说、蛋白质交叉结合学说、生物钟学说、溶酶体膜损伤学说、废物积聚中毒学说、金属离子增多学说、胸腺功能退化学说和免疫功能衰退学说等。人可以通过加强自身保健和改善生活环境来延缓衰老，决不会有什么神灵赐你长生不老。生命由天赋，健康在人为。把寿命的长短、健康与否寄托在神灵上，相信“天命”，这是一种生命误区。

2. 妄求仙丹妙药 现在有些人把强身治病寄希望在什么偏方，秘方和仙丹妙药上，花高价买一些什么长生不老药，而不是放在科学食膳和加强运动上，这也是一种坏习惯。

求仙药炼仙丹是我国古代神鬼论长寿观支配下求寿的一种封建迷信活动。秦始皇可以算是求仙药的滥觞者，他派人去东瀛求长生不老药，也不免一死。从晋代起不少皇帝都服过仙药，但也不能

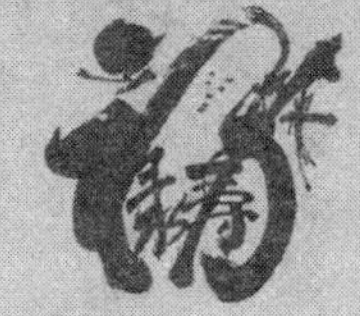

不老。据传唐朝的唐宪宗、唐穆宗、唐敬宗、唐武宗、唐宣宗都是为服“仙丹”而死。武则天服了 3 年“长生药”，仍然送命。风骚一时的唐太宗虽然服了“延年药”，也不能长生不死。

我国唐代大诗人白居易，曾写一首《海漫漫》诗，严厉嘲笑批评了秦始皇、汉武帝求长生不老药的行径，其诗曰：“海漫漫，直下无底傍无边；云涛烟海最深处，人传中有三神山。山上多生不死药，服之羽化为天仙。秦皇、汉武信此语，方士年年采药去。蓬莱今古但闻名，烟水茫茫无觅处。海漫漫，风浩浩，眼穿不见蓬莱岛。不见蓬莱不敢归，童男玉女舟中老。徐福文成多诳诞，上元太一虚祈祷，君看骊山顶上茂陵头，毕竟悲风吹蔓草！何况玄元圣祖五千言：不言药，不言仙，不言白日升青天。”白居易在诗中嘲笑了秦皇、汉武相信徐福文成诳诞之言，相信海中有神山，长有长生不死之药，命徐福率领 500 名童男童女入海采之，结果金童玉女一去不返，药草也没采到，而他们的坟墓上却长满了野草。秦皇、汉武自然也不能羽化成仙，长生不老。

汉武帝好仙，企望长寿，早在华阴县界就曾筑造过“望仙台”。元狩四年(公元前 119 年)，武帝幸雍路过华山，听说山上有长寿仙人，就很想见一见、会一会仙人，于是建造了“望仙台”。又听说“仙人好楼居”，又建了“望仙观、存仙殿”之类的建筑，且“皆重居”和“可登居之，可以远观”。大概他始终没能见到仙人，因为“不极高显，神终不降”。汉武帝建在甘泉宫的望仙台上还有“承露盘仙人，掌擎玉杯，以承云表之露，以露和玉屑服之，以求仙道”。不过西汉皇帝皆寿短，除汉武帝之外，没有活过 55 岁的，最短寿的平帝只活到 14 岁。据说，清雍正皇帝也是求仙医、服丹药而死的，享年 58 岁。

现代人虽然没有像秦皇、唐宗那样荒唐，去东海采长生不老药，但是吃药上隐或者无病也去吃“健脑、健身”药有之，甚至千方百计找“防衰老药”吃也有之，这种做法是不可取的。

迷信吃药能延年益寿，特别是迷信世上真有长生不老的灵丹妙药，这是一种迷信心理，是一种坏习惯。当今世界上成百上千的百岁开外的老人，没有一个是吃了长生不老药而造就的。日本是世界

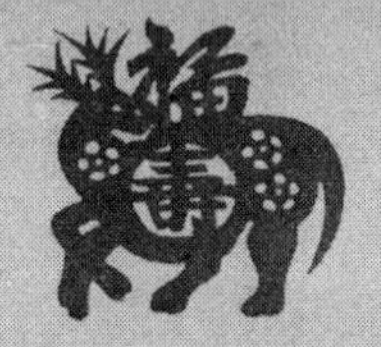

上人均寿命最高的国家，也没有听说是吃了长生不老药的结果。

3. 迷信相命 一个时期以来，街头巷尾、马路两旁、旅游景点、摆摊算卦、看相说命的渐渐多起来，有看的、有算的，屡见不鲜。有的花了钱，上了当；有的想通过算卦看相，化凶呈吉；有的想得知寿命长短。这是一种迷信活动，实在不可取。算卦、看相的为了多捞几个钱，都把你的命说得好好的，满足你精神上的需要。如果说能得到精神上的安慰，这倒可以。如果想要什么实际结果，那是莫须有的。不过是“水中捞月”罢了。相信“相命”也是一种不良的心理习惯。

小时候，我对看相算命很感兴趣，每逢村上来了算命看相先生，我就跟着小伙伴们一起围着看热闹，有时也学着用砖瓦片在地上摆起八卦阵来，而且也信以为真。后来，在一个夏日纳凉的晚上，听祖父给我讲了一个算命看相先生的故事，我就开始不信了。我祖父是乡村教书先生，阅历较深。祖父说，他有一个朋友，常年走乡串户看相算命，一次路过河东图村，一个大户人家儿媳进门 5 年没有得子，公婆都急着要抱孙孙，便找他去给那年轻貌美的儿媳相命，听了那家公婆报了生辰八字后，他便掐指算起来，接着又请儿媳出来审了指纹面相，揣摸了那家公婆、儿媳的心理，淡淡一笑后断方 3 年必得贵子。为了证明他说的灵验，又从兜里掏出 3 粒仙丹，叫那儿媳当场用开水吞下，哄得那客家高兴地赏他 3 块大洋。从此，这位算命先生 3 年也不敢到河东去，生怕露了馅。因为那仙丹是他用香灰和江米粉熬成的，3 年得子也是他胡诌的。不料第四年三月三赶庙会，他路过河东图村，刚进村头就有人叫他，他眼急步快，认出是那客家儿媳妇，心里更慌，忙低着头猛跑，那客家儿媳便猛追，边追边喊道：“先生，先生，我有宝宝了，我有宝宝了！”他不敢相信，但又听得真，于是放慢了脚步，那客家儿媳追上来，把她得子和家人喜悦感激之情告诉了他，请他回家喝喜酒。果真那客家请了三朋四友，让这位看相算命先生坐了上客。这事一传十，十传百，方圆几十里都称赞他仙丹和神算，从此他便走红河东河西乡里。

听了祖父讲了这个故事后，脑子里的偶像便倒了，村上来算命

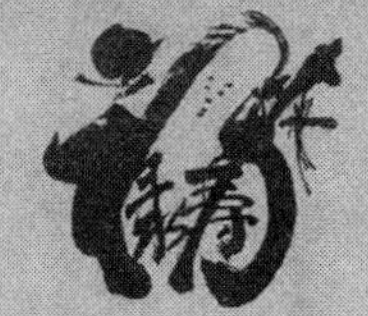

先生，不仅不再去看热闹了，而且视为“江湖骗子”。当前算命卜卦又盛行起来，是迷信思想泛起的结果，也是对相学无知的结果。算卦是古代根据龟裂符号组成的。这龟裂怎么就断定人生的吉凶呢？它和人生有什么必然的内在和外在联系，龟背经过火烧之后，它裂它的纹，人做人的事，风马牛不相及，怎么能连在一起呢？所以，不管是凶卦、吉卦，都是不可信的。古代相学家，以一种迷信色彩来看待人的生死寿夭。他们认为人的寿命长短，是由形体、相貌决定的，而人的相貌又是命里注定的，是一种冥冥之力决定的。也就是说，命运决定长相，长相又决定寿命。这都是迷信之说。

还有“十二宫”，看“手相”等。这些通过概律推算和人们气色的变化来判断相命，虽有一定的巧合灵验。但是，现代科学认为，人的寿命长短，是诸多因素造成的，有客观的，也有主观的，有先天遗传基因，也有后天的异变。用相学的生命符号来跟自己的形体对号，对上了也不一定长寿，也不一定短寿。

算命实际上是一种隐形的占星术，最主要是从出生的年月日时来算命运。中国习惯用干支来记年、记月、记日、记时，于是就出现所谓的八字。比如说，某人是甲子年乙丑月丙寅日丁卯时出生的。那某人的八字就是甲子乙丑丙寅丁卯。算命先生就可以为之推算命运。

在历史笔记中多有称颂八字算命之神验的记载，但也有不少人对于同生辰而不同命运的实例而提出怀疑。最早用数学论证八字算命之虚妄的是宋代人费衮，他在《梁溪漫志》卷九《谭命》中说：“尝略计之，若生死无同者，则一时生一人，一日当生十二人，以岁记之，则有四千三百二十人，以一甲之计之，止有二十五万九千二百人而已。今只以一大郡计，其户口之数尚不减数十万，况举天下之大，自王公大人以至小民何啻亿兆？虽明于数者有不能历算，则生时同者必不为少矣，其间王公大人始生之时则必有庶民同时而生者，又何贵贱贫富之不同也？此说似有理，予不晓命术，姑记之以俟深于五行者折衷焉。”

今天我们不妨再来“验证”一下这种八字算命术。根据 1994 年统计，我国出生人数为2124万，平均每3秒钟出生2人，1分钟内出生40人，1小时出生2424人，2小时为一个时辰，即每时辰出生4848人。也就是说，这4848人的命运都应该相同，这可能吗？

所以，要学会科学分析的方法，虽然用的最简单的算术，也可以揭穿各种骗局。世界著名作家伏尔泰说得好，迷信是傻子遇到了骗子的结果。

（二）情绪坏习惯

1. 常存负面情绪 人每天都有情绪，有正面情绪，也有负面情绪，负面情绪是引发多种疾病和加速人体衰老的元凶。据资料介绍，心脏病、癌症诱因与长期存在负面情绪有关，如忧郁、焦虑、紧张等不良的负面情绪。

世界卫生组织最近公布的一份统计材料表明，目前，世界上大约有1400万人身患癌症，每年大约有700万人初患癌症，同时约有500万人因患癌症而死亡。可见，癌症已构成对人类生命的最大威胁。但是，时至今日，癌症的致病原因还没有完全被揭示出来。按照传统的理论来看，理化刺激、慢性感染、药物损害和遗传倾向等是引起癌症的重要因素。近年来，人们开始注意到心理社会因素造成的紧张刺激引发的情绪对癌症的发生发展有着举足轻重的影响。

所谓情绪是人的思想感情的流露，是大脑皮质兴奋、抑制过程所外表的一种状态。情绪可分两大类，一类是利于身心健康的愉快情绪，如希望、快乐、恬静、好感等；另一类是有损于身体健康的不愉快情绪，如焦虑、抑郁、愤怒、恐惧、沮丧、悲伤、痛苦、紧张等。我们把后者叫做负性情绪。现代医学认为，负性情绪若超过人体生理活动所能调节的范围，就可能与其内外因素交织在一起，导致癌症的发生。

对癌症患者做心理调查时发现，有克制、压抑、不满悲观等情绪的人，更容易发生癌症。医学界的一项调查表明，在食管癌患者中，有56.5%的人在病前有忧虑和急躁消极的情绪；另一项调查结果表明，性情急躁占癌症患者的69%，并且在患癌前半年有过重大精神

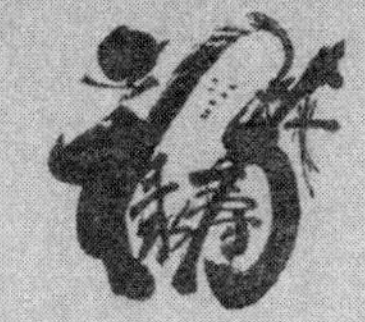

创伤;还有一项调查统计结果显示,个性急躁者占癌症患者的52%。还有人调查发现,癌症患者病前有明显的不良心理因素影响者高达76%,而患一般疾病的人却只占32%。以受到精神刺激强度来比较,癌症组患者所受到的精神刺激强度比一般组患者要强。

美国哈佛医学院的一项研究指出,负性情绪可以影响人的免疫力系统,导致人的抗病力的下降。他们对口腔学一年级74名男女学生,先后采集开学、开学后、紧张的考试期间及暑假期间的5次唾液标本,检查结果显示,所有学生唾液中免疫球蛋白的含量,在考试期间均明显地低于平时。由此,可以解释为学生在考试期间易患感冒的原因。大量的医学研究表明,情绪和精神创伤所导致的免疫力下降会成为癌细胞活化剂,故人们易患癌症。那么,情绪是如何影响癌症呢?原来人体抗癌"卫士"——经过胸腺处理后的T淋巴细胞是有吞噬打击与监视癌细胞之职的,因而作为人体免疫系统的"司令部"的胸腺,其功能的强弱可直接影响抗病能力。在正常情况下,胸腺的工作受到人体内各种酶、激素等因素的调节,而酶、激素的新陈代谢又受到神经系统的制约和精神情绪影响,如情绪不稳定,出现激愤、抑郁,势必使全身新陈代谢水平降低,免疫功能就会出现不同程度的缺陷。一旦遭到癌细胞的侵袭,就会无力抗御。另外,长期的心理刺激,可通过内分泌的改变及免疫功能的抑制而导致各种癌症的发生。如处于悲愤状态下的人,其血液中肾上腺素浓度较高;精神紧张者血液中的皮质类胆固醇明显增多,这可能是容易发生癌症的内在原因。

因此,人们在生活中要善于驾驭自己的感情,遇到不幸或不顺心的事应泰然处之,努力解脱抑郁或痛不欲生的厌世情绪,振作精神,保持体内心理环境,尤其是精神情绪的平衡。性格要豁达,情绪要乐观,生活要丰富多彩,这才是明智之举。

2."七情"内伤 有些人心理老是不平衡、不平静,喜怒无常,往往造成"七情"内伤,所谓"七情"即喜、怒、忧、思、悲、恐、惊,这就是中医学中的"七情"。一般情况下,这7种情绪变化属于正常的精神活动,并不致病。但如果情绪波动剧烈或持续过久则影响人体的生

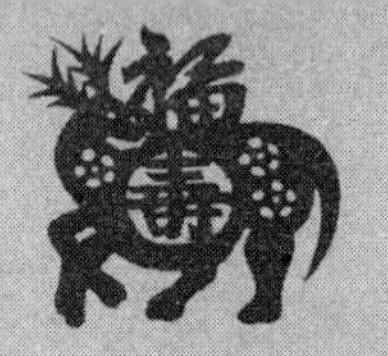

理功能，导致气血阴阳失调、脏腑功能紊乱而发生疾病。

(1)大怒伤肝：大怒不止，则肝气上逆，出现头晕胀痛，面红目赤，甚则肝血失常，血随气升，并走于上，蒙蔽清窍，引起神昏暴厥。肝气横逆犯胃，则见食欲不佳，呕吐呃逆；犯脾则见腹胀、泄泻等症。遇事不遂愿就闷闷不乐，心情不快，久之肝气郁结，肝失疏泄而出现胁肋胀满，唉气太息，甚至导致抑郁型精神分裂症。若遇事不冷静，暴怒伤肝，还会出现肝气上冲，头晕目眩；气冲血崩，出现脑血管意外，语言不清，半身不遂严重症候。

(2)暴喜伤心：正常的喜乐，是精神愉快，心情舒畅的表现。若狂喜暴乐，会使心气弛缓，精神涣散，思想不集中，产生心悸、失眠等症，甚或出现精神错乱、哭笑无常、语无伦次、举止失常、狂躁不安等症。在日常生活中，我们都曾有过遇到特大喜讯激动得睡不着觉的感觉，这是喜伤心，心神不宁的表现。还常常听到有人因官复原职，有人因找到失散多年的亲人而过度高兴突然发生猝死之事。范进中举，高兴至极而致精神失常。其原因就是由于急剧的情绪变化使心神气血逆乱或血管闭塞所致。

(3)悲忧伤肺：过度悲哀，忧愁不解，肺气闭塞不利，可见情志抑郁、闷闷不乐、神疲乏力、食欲不振等。

(4)惊恐伤肾：大惊猝恐，则精神内损，肾气受伤，气陷于下，可致惶恐不安，骨酸痿弱，滑精或小便失禁。大惊还可以造成心气紊乱和气血失调，出现心悸、失眠、气短、心烦，常欲闭户独处，恐人将捕之，甚则精神错乱，语言举止失常等。

(5)思虑伤脾：思虑过度，则脾失健运，出现食欲不振、消化不良、腹胀便溏、形体削疲，或睡眠不佳，多梦健忘、心悸怔忡等症。

因此，一个人要想健康长寿，必须避免七情内伤。应经常保持良好的心情，充足的睡眠，适量的饮食，适度的锻炼，环境的适应等，这样才能有健康的体质，就能“尽终其天年，度百岁乃去”。

3. 心理压力过大 精神压力过大，而又放松不开，这也是一种不好的心理习惯。美国的一项最新研究显示，心理压力真的会让人加速衰老，而且一老就可能达到十几年。据美国国家科学院的院刊

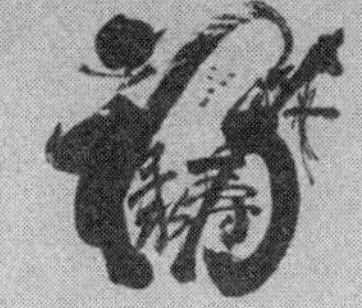

报道，加利福尼亚大学旧金山分校的研究人员埃丽莎·埃培尔领导的一个小组已经观察到了心理压力对细胞的影响。

要解释压力与细胞之间的关系，先得从人体细胞“分子钟”说起。每一个染色体的顶端，都被一片被称为端粒的DNA物质覆盖着，它的作用是保护染色体、提高基因的稳定性。每当细胞分裂时，这些端粒便会变短，由此分裂产生的子细胞的端粒会比母细胞的端粒稍短一些。在年轻人身上，端粒酶将纠正这一过程，重新构造细胞端粒。但在年纪大一点的人身上，在细胞分裂后，端粒将大大缩小，最终细胞复制将完全终止，这意味着人的寿命也就此终结。由于端粒的长度决定了DNA复制和细胞分裂的次数，可以计算出生命延续的时间，故其被形象地称为“分子钟”。

为了研究心理压力对细胞衰老的作用，埃培尔和同事们观察了58位母亲的白细胞的染色体端粒。在这些母亲中，三分之二的人其子女都患有慢性病，心理压力也大一些。其他母亲的子女身体健康，因此她们的心理压力相对小一些。在两个对照组(压力大和压力小)中，受试者的染色体状况没有太多的不同。然而，两组中心理压力最大的妇女，其端粒也最短。更为重要的是，在这些人身上，压力对细胞的影响是如此明显，相当于加速了9～17年的细胞老化。

对于这一发现，埃培尔表示并不感到意外。她说：“如果我们感到压力，就应该认真对待，因为它可能会影响到我们体内的细胞。”在研究中，埃培尔还发现，对那些照顾亲生患儿时间最长的母亲来说，无论她们自己感觉到的压力是大是小，她们的染色体端粒都会比较短。“她们照顾病人的时间越长，对自身健康的影响也就越大”。埃培尔最后表示，他们将对这一课题进行更为深入的研究，以确证心理压力与细胞衰老之间的关系。她说，尽管这一研究目前尚未涉及人的生活方式、社会地位，以及所处环境，但“无论你是否在照顾病人，心理压力都会给健康亮起红灯。”每个人都会面对各种压力，如来自社会、工作、家庭、亲情等，但我们一定要学会放松，尽量挽回失去的“生命”。

4. 职业枯竭症 工作是人生的重要组成部分。通过工作，人们

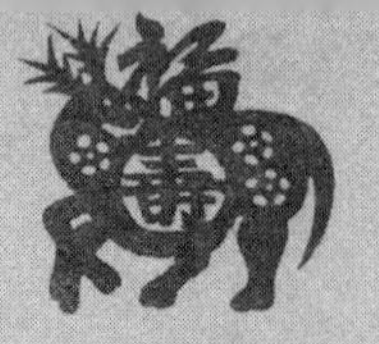

得以体现自我的意义与价值，获得内心的满足感，保持与现实和环境的亲密接触，还能够排解一些不必要的烦恼。然而，随着时代的变迁与飞速发展，人们的工作职业负面效应越来越突出，对人身心健康的影响越发不可忽视。严重的出现职业枯竭症，是一种不好的心理习惯。北京师范大学心理学教授许燕介绍，“职业枯竭”是指因过度密集的工作而忽略个人的需要，以至于出现筋疲力尽的状态。如今，职业枯竭已成为一种职业病。也就是职业引起的情绪病对人体健康的威胁。上海的一项调查显示，在同一岗位工作满 2 年的人群中，有 33.3％的人出现了职业枯竭现象。

很多人工作劳累时，就会有倦怠的感觉。比如，每天早晨起床的时候，一想到有一整天的工作要做，就感觉像一晚上没睡似的疲乏。有些人还可能出现抵抗力下降、失眠、头痛、背痛、肠胃不适、饮食习惯或体重突然改变等症状。

职业枯竭的症状还会反映在认知、情绪、自我评价、人际关系、攻击性行为等多方面。职业枯竭的人可能感到自己的才智已枯竭，无法适应工作需要，思维效率降低，个人成就感随即下降，从而不再努力。这些人通常情绪烦躁，很容易悲观沮丧，对周围的人多疑、冷漠，在极端情况下甚至会出现无端打骂别人或自行残伤的行为。

容易出现职业枯竭的人往往是理想主义者或完美主义者，他们经常为自己制定很高的目标，通过狂热的工作来实现。但有时候由于目标过高，挫折就成了家常便饭。新员工很容易因不熟悉工作环境而生怯，或难以忍受公司的要求、主管的责骂愤而离去；有多年资历的上班族则不能全身心投入那些一再重复的作业流程中去。

某些职业的工作负荷量很大，需要工作者付出大量的精力和情感，如医生、教师和新闻从业者等，从事这些职业的人是容易出现职业枯竭症的高危人群。还有一些人因为工作量太少，或容易完成，觉得体现不出自我的价值而感到工作枯竭。也有些工作枯竭者是因为工作单位不能提供他想要的东西，包括期望的薪酬或成就感等，对人际关系中的明争暗斗心生厌倦也是原因之一。

如果那些处在种种压力下的人，得不到领导、同事的理解，又缺

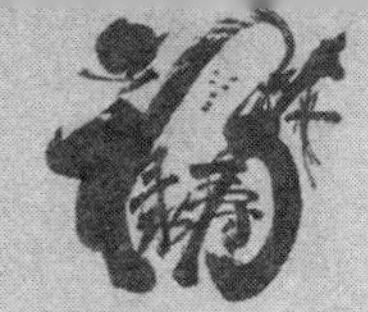

乏家人、朋友的支持，只是一个人默默承受，就有可能感到自己像是荒漠中的一根草，在炎炎烈日下蒸发掉最后一滴水。因此，有职业枯竭症心理和情绪的人，一定要不断调节自己焦虑、自卑、绝望等不良情绪，以适应时代大潮。

5. 思虑过多 临床心理学家通过大量的跟踪调查发现，老年人容易多虑、多思，而过多思虑会给他们身心健康带来负面影响，甚至加速他们的衰老。思虑过多是一种不好的心理习惯。例如，我的一位邻居，是一名退休干部，在原单位，他是以做事果断著称的。可是，退休后却变得思虑过多，孙女要参加高考，他竟然从过春节的时候就开始为孩子担心，一会儿担心孙女考不上理想的大学，一会儿担心选的专业不对，后来想得更远，担心孙女上了大学和同学处不好关系，毕业后找不着好工作等。过多的思虑使其严重失眠、脾气暴躁，连他自己都说，“身体、精力都不如从前了”。

老年人容易多虑主要因为两个原因。一是老年人活动减少，大脑血清素（起到维持良好情绪和认知能力的作用）水平降低，而大脑扣带皮层（使注意力固定、思维没弹性）过度活跃，这就使老年人容易遇事想不开。二是老年人退休后从社会角色退回到家庭角色，这会使他们产生无价值感和不安全感，也容易固执于小事，多忧多虑。

多虑会给老年人的身心健康带来直接的消极影响。中医理论认为，“悲哀忧思则心动，心动则五脏六腑皆摇”，可见思虑对人健康的危害。现代心理学认为，非理性的思虑不但会使人产生情绪化的思维习惯，而且会扰乱自身的心理平衡，从而导致其他不良情绪，如焦虑、抑郁、烦闷等，严重者会患上强迫症、抑郁症。最新研究发现，多虑可能会加重大脑衰老和生理功能退化，而这又是一切不良心理状况的根源。

老年人应该怎样摆脱多虑的毛病呢？心理学家给出了3个建议：①要多活动，尤其要多做体育锻炼，增强大脑血清素水平，消除多忧多虑的生理因素。②要扩大视野，多关心社会问题，少关注自我，别把思维局限在自己的小圈子里。③简化生活内容，将不紧急、不重要的事从日常生活中删除。这样，老年人才能摆脱不必要的生

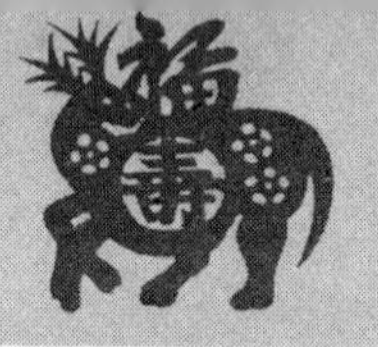

活压力，过上安宁的晚年生活。

6. 失落感 原来拥有的东西，一旦丢失了，没有了，往往会产生失落感。如工作的丢失，权力的丢失，亲人的离去，贵重物品的丢失等，都会出现失落感，进而会产生空虚、悲伤、气愤等不良情绪，严重地影响人的身心健康，所以说失落感是一种不好的心理状态。

一些离退休的老同志，几十年的紧张工作戛然而止，在心理上、生理上、生活上一时难以适应，于是“失落感”油然而生，有的甚至还不知不觉患上了“心态失衡综合征”。

对很多老年人而言，退休意味着多年形成的习惯被打破，生活失去了规律性和紧张感，大量的空闲时间不知如何安排，会因此产生失落、孤独、自卑等一系列心理变化。不良情绪会助纣为虐，让老年人更容易受到疾病的侵袭。

同时，退休是人生道路上的转折点，会对老年人产生强烈刺激，使人体处于高度应激反应状态，形成系列生理功能变化，也就容易使已经脆弱的人体组织器官出现异常，导致多种疾病的发生。

人的“失落感”往往是由盲目攀比产生的，而且多是以己之短比人之长，越比越憋气，便产生了极强烈的“失落感”。老年朋友要正确看待自己，正确看待别人，正确看待环境。快快乐乐过日子，潇潇洒洒老一回。

“失落感”不在客观而在人的自身。生活中有许多烦恼都是我们自己想出来的，失落，是自己给自己设下的陷井，自己给自己制造了麻烦，自己给自己酿造了苦酒。一个心胸狭隘的人，遇事总爱斤斤计较，看什么都有毛病，心理失衡，心事重重，遇事总感到失落，总也没有平衡之时。久而久之，不折腾出病来才怪哩！如能自己给自己营造一个好的心理环境，“失落感”能奈我何！

7. 恐惧情结 恐惧是一种不好的心态和情绪，不仅影响人体健康，而且影响工作和学习。有人害怕疾病，尤其害怕癌症，一说有病，心理就产生恐惧感，有资料介绍，癌症80%是吓死的，不是病死的。的确如此，某单位有一位工程师，每天骑自行车跑十多个施工点，一次单位检查身体，查出他有癌症，马上自行车就不能骑了，躺

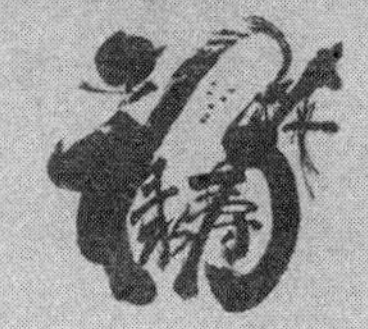

在病床上，2 个多月就见马克思去了。如果他高高兴兴，忙忙碌碌骑自行跑工点，可能 2～3 或 4～5 年也能活在人间，可见情绪对疾病的影响。有的人一上医院血压就高，也是对疾病恐惧的表现，是一种心理作用。

不仅是恐惧疾病，有的人对未来的生活和工作也有恐惧感。害怕被老板解雇，害怕失去工作后生活无着落，害怕子女考不上大学没出路，害怕老来无人照顾等，为什么有那么多人总拿以后可能要发生的不测来恐吓今天的自己呢？心理学家理查德·卡尔森与约瑟夫·贝利认为，过多规划未来绝对是一件没有意义的事，如果一个人总是把注意力集中在未来的事情上，那么他很快就会失去“现在”。人的智慧和经验不可能从未来事件中获得。所以，增强你的现实感，着眼于眼前的事情，把它们处理好，就是摆脱当前忧虑和恐惧最好的选择。

8. 购物“狂” 有的人不仅爱逛商场，而且一见新东西就想买，暂且用不上也不放过，以满足对物求的欲望，这种购物狂也是一种不良的心理习惯。所谓的“购物狂”，就是对商品有一种病态的占有欲。专家认为，诱发“购物狂”主要有以下 4 种原因。①购物狂患者主要是一些精神孤独、身心受损或是妄自菲薄的人，企图依靠疯狂采购来填补心灵的空虚。②疯狂购物与她们感情脆弱、富于幻想、比较浪漫有关。③设置在购物场的广告及播放的画面音响造成强烈的感官冲击，女性往往经不住这些诱惑。④错误的观念导向，如“购物是享受、购物有益健康”，甚至把购物作为治疗心理疾病、精神抑郁等病症的疏导方法。要纠正过于强烈的购物欲望，需要加强心理素质培养，力求保持平常的心态，使这种心理疾患得以减轻或消除。

9. 肚饱眼不饱的心理 有的人肚子已经吃饱了，看到好饭好菜，还是眼馋，不到打咯不罢休。眼馋病，实际是一种不好的心理习惯，也就是贪欲。科学家在一份报告中说，仅仅看到食品，大脑就会产生愉悦感，这正是许多人肥胖的原因。

这种愉悦感与人真正吃东西时大脑的兴奋感是不一样的，这也

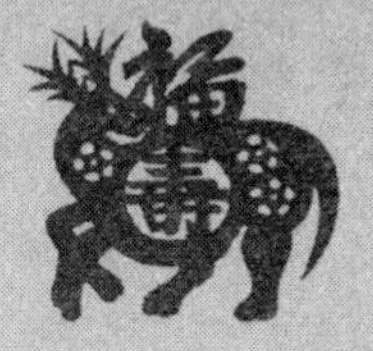

就是零食广告总能成功吸引消费者的原因。这是一种心理作用，是心理对食品诱惑缺乏控制力。精神专家诺拉·沃尔科博士说："这就可以解释为什么所有的食品广告都极有效力，而我们减肥又这么困难——因为我们总是受到诱惑性食物的轰炸。"

可见，只有加强心理控制能力，才能消除眼馋病，才能有意识地抗拒广告的影响、超市面包的香味及其他诱惑，在不应该进食的时候让人馋涎欲滴。只有增加心理控食能力，才能防止眼馋病和肥胖。

10. 紧张感 有些人经常处于一种紧张状态，生活的弦绷得特别紧，整天担心的事情过多，连走路、骑车、吃饭都是风风火火，屁股没坐热就要动，话没说完又要走，24 小时都不让机体很好休息。这样的人生活岂能不累，又怎能延年益寿。心理整天处于紧张状态，也是有害健康的不良习惯。

美国研究人员提出，心情紧张状态削弱人的机体抵抗病菌侵袭的能力，使感冒病毒在鼻子里取得了对抗体的优势。他们多年来专门研究常见病"感冒"。研究人员把 394 名自愿受试者同外界隔离 9 天，第二天，他们把几滴无色透明的液体滴进自愿受试者的鼻子里。然后，他们每天都进行检查，以便将咳嗽、气喘和流清鼻涕的频繁情况记录下来。通过血液检查，大部分人与在隔离前所做的心理试验的结果相同，这就证实了自古以来的一种说法：紧张状态的程度越高，感冒病毒起作用的可能性也就越大。所以，47%受试者由于其紧张程度最高而患病，而不紧张者得病的只有 27%。

许多人认为，某些人能够使自己不处于紧张状态。非常自信、自觉和有自制力的人，在许多关于生活咨询的书里都被说成是一些有值得称道的特性的人，具有这样特性的人就能避免使自己处于紧张状态。去掉紧张情绪，必须锻炼自己的适应能力。我们常说，某人适应能力强，某人适应能力差。这里的适应，是指一个人不论客观环境与主观体验如何，都能生活、工作在其中，或都采取常态对策，即所谓遇事不慌，老练沉着。通过正常渠道对环境施加自己的影响。因此，人们常把适应分为 3 种类型，即积极适应、消极适应和适应困难。

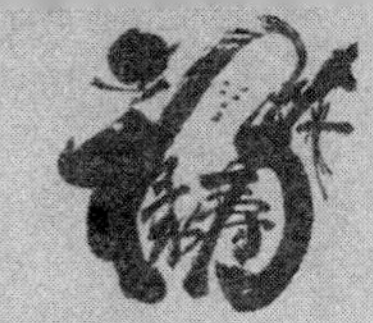

(1)积极适应:是最佳的一种适应状态,他是指人们对自己所处的环境是满意或比较满意的。如有的酷爱自己的专业,而又分配在一个很理想的单位,还得到领导和同志们的重视,这种人的情绪往往是高涨、饱满和协调的。积极适应还包括改造性适应。所谓改造性适应,就是说人们虽然对自己所处的环境不满意,但能在情绪上有所出路,能够采取常态的对策,正确对待自己所处的环境,权衡自己条件的利弊。所谓因势利导,也属于改造性适应。人们常说:"自古英雄多磨难。"的确,改造性适应是很能出人才的,这在历史上并不少见。达尔文原来学神学,但他对生物却产生浓厚的兴趣,最后,成为举世瞩目的生物学家、进化论的奠基人。我国科技人员王贤才被错划右派,在蹲监狱、被管制的恶劣环境下,译出"希氏内科学"第十五版,对医学作出了巨大的贡献。由于有了一定的追求,一定的目标,便足以克服不良因素。"虽苦犹甘"正是改造性适应的最好写照。

(2)消极适应:是指对工作、学习、生活环境无可奈何,这种人虽然对自己所处的环境、地位不满意,但是不往心里去,听天由命,任其自然,这种人有自己的一套人生哲学、处事经验。他们往往以"比上不足,比下有余"来自慰,而不积极地采取对策来改变自己的处境。但这种人一般不会引起情绪上的巨大压力。

(3)适应困难:是指难以对付现实生活中的各种变化,这种人情绪往往不稳定,当出现调动、迁居、失恋、丧失亲人等事件时,很难接受和适应这种现实。这种长期的适应危机,很容易在某些诱因的作用下,导致身心疾病或精神疾病。

适应能力的强弱和一个人的认识、个性、文化程度有关。放眼达观、性格坚毅、豁达而又随和的人,他的适应能力会很强。当然,人对社会的适应能力也是可以改变的,通过改变来适应环境,缓解紧张情绪,以防身心健康受到损害。

11. 忧郁症 忧郁症是威胁人体健康最坏的心理状态,是加速身心衰老,引起多种疾病的诱因。专家指出,忧郁短寿。人类能够活到150岁。但这种人必须在一生中能受到最好的恢复细胞活力

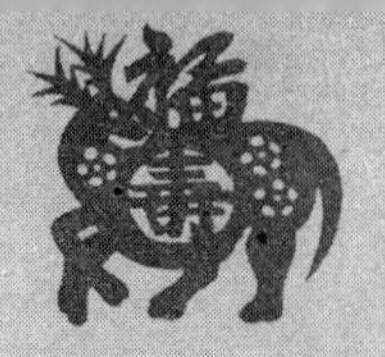

的治疗，能最大限度地利用生命潜能才能健康地度过一生，虽然这还是一种设想。但是，专家们肯定，依靠目前预防衰老的办法，现在40岁的人可以活到100岁。巴西老年病专家爱德华·戈麦斯认为，人只活到能够生存的一半时间，主要是因为忧郁。“忧郁是加速衰老的最大原因，你经常会看到有些人在受到重大精神创伤后，一年之中就像老了10岁”。他解释说，长期处于精神忧郁状态会引起产生过多的肾上腺素和皮质类固醇，这除了降低机体的抵抗力外，还加速产生单胺氧化酶，单胺氧化酶会加快衰老进程，造成麻木、沮丧和疲倦。

精神忧郁历来被认为是成年人或老年人常患的一种疾病，但是，近年来，医生们发现愈来愈多的青少年亦倍受其苦。精神忧郁包括失眠，注意力不集中，意志消沉乃至产生自杀念头。为什么这种疾病传给了越来越多的人？美国精神健康研究院的哈斯菲尔德博士认为，近20年来社会的重大变革，使妇女大量涌入劳动市场，减少了人们从家庭和友人那儿得到支持与爱的机会。专家们强调指出，临床精神忧郁症会发展到很严重的地步，他们呼吁医生和心理学家对此予以关注。根据美国精神健康研究斯·朱迪博士的统计，有七分之一未经治疗的严重精神忧郁症患者走上自毁的绝路。

长期情绪忧郁，还会引起心脏病的发生。其机制是，小动脉的持续性痉挛和广泛的小动脉硬化，使得血液循环的外周阻力加大，血压升高，直至引发心脏疾病。可见调节心理、消除忧郁，乃是祛病延年的重要举措。

（三）性格坏习惯

1. 嫉妒成性 嫉妒是一种狭隘的心理与性格。这种心理所产生的行为，最容易在同事、同行、邻里和家庭之间产生摩擦，丧失友情，同时也伤害自己。

所谓嫉妒，就是对别人在某些方面比自己优越而产生嫉恨心理，嫉妒别人发财、嫉妒别人出成绩。有这种心理的人，不管是地位、职业、经济条件、技术水平及容貌等，都害怕别人胜过自己。容

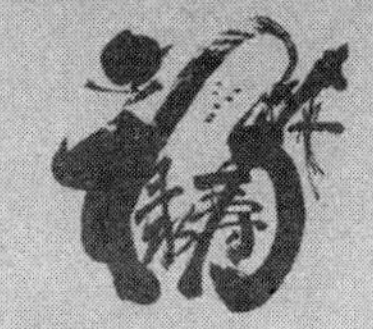

不得别人比自己强，听不得谁被提拔、晋级或长了工资；自家生了女儿，别人生了儿子也气不打一处来，甚至气得吃不下饭、睡不好觉。

嫉人害己。某单位老张身体状况不大好，动辄失眠、心跳过速，40多岁正当年的男子汉却干不了多少力气活，到医院进行全面的身体检查也没有查出什么大毛病，时间长了，才发现老张心理状态不正常，源自于他对周围人的一种强烈的嫉妒心。这里且不分析他之所以“见不得别人比他强”的思想缘由，单就其结果——对老张身体的伤害来讲，就足见嫉妒心理的严重危害性，难怪西方某国已将嫉妒与麻风病相提并论。

嫉妒是一种难以公开的阴暗心理。日常工作和社会交往中，嫉妒心理常发生在一些与自己旗鼓相当、能够形成竞争的人身上。比如，对方的一篇论文获奖，人们都过去称赞和表示祝贺，自己却木呆呆坐在那里一言不发。由于心存芥蒂，事后也许或就这篇论文，或就对方其他事情的“破绽”处大大攻击一番。对方再如法炮制，以牙还牙。如此恶性循环，必然影响双方的事业发展和身心健康。

工作及社交中嫉妒心理往往发生在双方及多方，因此注意自己的性格修养，尊重与乐于帮助他人，尤其是自己的竞争对手。这样不但可以克服自己的嫉妒心理，而且可使自己免受或少受嫉妒的伤害。同时还可以取得事业上的成功，感受到生活的愉悦，何乐而不为呢？

74岁的京剧名丑艾世菊在谈他长寿之道时说：“我在生活上从不跟人攀比，人家是人家的，我是我的，否则，就自找麻烦，自讨苦吃。现在我三室一厅，儿孙绕膝，家庭和睦，又有一位善理家事，对我体贴入微的‘贤内到助’，没后顾之忧，心情很舒畅。”

知足不仅要做不与别人攀比，还要不算计别人。许多人不知足，要为自己牟私利，谋地位，就要算计别人，把别人压下去，不惜损人利己。由于不知足，往往会自找苦吃。真个是机关算尽太聪明，反误了生命。如住房问题，有的人很知足，身处陋室而自得其乐，优哉游哉，心旷神怡，我乐而为之。与此相反，有的人分房子遭碰壁，抑郁成疾；有的比上不比下，整天牢骚满腹。不知足的人，嫉妒别人比自己好，内心总是苦闷的，有害健康。

2. 自我孤独 心理学家和医生经过研究发现，孤独感与疾病之间有着密切的关联。长期处于心境寂寞与孤独状态的人，更易患上各种疾病。孤独孤僻是一种不好的心理状态。最近，美国、芬兰和瑞典三国联合进行研究，也证实了这个结论。研究人员通过对4 000余名的男女历时12年的追踪观察发现，属于与社群疏离一组的男性，患严重疾病者在该期间死亡的数字，较另外社会活跃的男性多出2～3倍，女性要高出1～2倍。医生研究还发现，在精神病院里，病人中夫妻不和的、离婚的、鳏夫和寡妇比其他人多5～10倍；同样是精神紧张型的孕妇，缺少精神支持的人比有人关心抚慰的发生并发症多3倍。

孤独是一种心理现象，人人都有孤独的时候。不管你是置身于熙熙攘攘的人流，还是在穷乡僻壤，离群索居，只要你对周围的一切缺乏了解，与身外的世界无法沟通交流，你就会感到孤独。孤独感不但可以影响工作，而且对学习、生活、身心健康都会带来极大的不良影响。

有的老年人离退休后，生活孤独、单调，会出现焦虑不安，表现为时刻等待着所谓不幸的到来，无论什么事总是担心出现最坏的后果，或把任何一点小事看成十分严重的现实。如在等待亲人下班归来时，产生焦虑，总感到家人不归是不是会发生车祸或是半路上遭人抢劫等。身体有微小的不适感，则坚信是癌症的早期表现，惴惴不安，吃不下饭，睡不好觉，萎靡不振。其次，老年人焦虑时有胸闷发堵、呼吸压抑、下肢乏力等躯体不适，个别老年人还可有全身烧灼感。焦虑时，功能性障碍的表现为口干、出汗、四肢颤抖、心慌心跳、尿频尿急，有这些表现又会加重老人的焦虑情绪。心理学研究表明，独自从事体力或思维不多的劳动时，由于孤独的心理压力及未能和外界交换的信息，很易对工作产生单调的感觉而很快出现厌烦和疲劳。

一般来说，中青年人也会出现孤独感。在日本一家无线电通信设备厂，从事传送带作业的15名女工经常集体擅自缺勤，经心理学

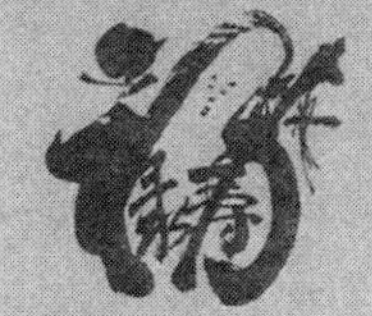

家调查发现，这家工厂的传送带采用直线形作业台，每个女工只从事一道工序，每道工序之间又有屏风分隔，女工在视野范围内根本看不到有表情、动作的伙伴，听不到伙伴的言语，因而萌发了孤独感，对每天的单调作业感到厌烦。后来厂方采取了多种措施，其中包括选用圆形作业台，使女工彼此之间能看见班组伙伴进行作业，从而消除了孤独感，提高了工效。

我国儿童心理卫生专家最近指出，一种严重影响儿童身心健康的疾病——婴幼儿孤独症，据初步推算，在我国已有约50万患儿。该病具有3个基本特征：对其他人（包括亲人）普遍缺乏情感反应；言语发育严重缺陷；经常做刻板、重复仪式性的动作或游戏，有的还胆小恐惧、焦虑、活动过度、特别爱好或信恋某种东西，有的甚至有视而不见，听而不闻的现象。专家认为，孤独症大多起病于出生后的30个月内。患婴幼儿孤独症者，在智能方面明显低于正常儿童，须及早发现并予以特殊训练和药物治疗。

俗话说，人生有三怕，一怕幼年丧母，二怕中年丧妻，三怕老年丧子。这3件痛心的事均可引起孤独感，让悲痛难忍，有“孤雁哀鸣”之苦，甚至走上绝路。所以，亲朋好友对有孤独情绪的人一定安慰、体贴，引导他们多参加集体活动，使其从孤独中解脱出来。

3. 过分追求完美 俗话说“人无完人，金无足赤”，过分追求完美，不仅达不到，而且会伤害自己，给自己造成很多烦恼与悲伤。据英国广播公司（BBC）近日报道，完美主义带有浓重的精神压力色彩，不但严重侵害完美主义者自身的健康，而且对周围人的健康也构成威胁，应该被列入强迫症范畴，并让病人接受治疗。

加拿大多伦多约克大学心理学教授福莱将完美主义者分为3类：①期待自己完美的“自我指向型”。②期待他人完美的“他人指向型”。③认为别人要求自己完美的“社会型”。

福莱教授说，完美主义者是畏畏缩缩、战战兢兢、中规中矩、不敢越雷池一步的那一类人。完美主义者对于不够完美的地方总是试图掩盖，还总是对自己或他人有不切实际的高标准的要求。福莱教授指出，任何完美主义者多少都会在情感上、身体上、人际关系上

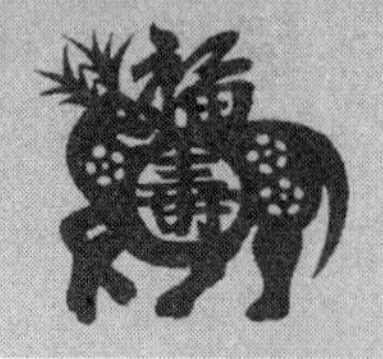

引发种种问题，如抑郁、进食障碍、夫妇纠纷、自杀。因此，福莱教授主张，虽然完美主义没能被世界心理学界公认为精神疾患，但是从患者因痛苦而导致的功能障碍等角度来说，极端完美主义者应该和自我陶醉症（自恋）、强迫神经症、过度依赖症一样被列入精神疾患的分类中。

福莱教授在 1994 年曾对 30 名小孩做过试验后发现，完美主义倾向高的孩子忧虑、愤怒等极端性压力症状要比别的孩子高许多，这批被测试的孩子可以划分为 3 类：①认为自己高人一等，沾沾自喜，目中无人，这样的孩子一眼就能被挑出来。②总是试图掩盖自己不完美的地方，这样的孩子比较常见。③个别孩子在别人面前不承认自己的失败。

英国心理学博士琼森说，完美主义者的人生观、世界观是非常现实的。完美主义者要纠正他们的完美主义，不如先从缓解他们的精神压力入手，进行治疗。

琼森博士提醒，完美主义的上级容易对下属提出不切合实际的要求，员工和这样的上级相处非常辛苦，一旦遇到这样的情况，员工要考虑是否有必要完成上级的任务，并尽量克制自己的情绪，使事情在协商的氛围下解决。所以，不论是领导还是员工，过分追求完美，不仅很难达到，而且会伤害自己。

4. 常存疑心 疑心是一种性格缺陷，常存疑心的人，心里老是不踏实，不平衡，严重的会招灾引祸，既伤害别人，也伤害自己，是一种很坏的心理习惯。例如，有些人心胸狭窄，整日思虑重重，疑神疑鬼，对亲朋好友和爱人缺乏应有的信任。如周围只要三四人一交谈，就认为是议论自己，说自己的坏话；有的夫妻虽然共同生活了多年，但一遇到爱人和异性交谈就疑心大起，醋劲大发；怀疑别人谈论自己就千方百计地去偷听别人的谈话，听到片言只语，不问青红皂白就横加指责或出言不逊，导致同事间关系紧张；怀疑爱人有外心，或跟踪或盘问或偷拆信件，使夫妻大伤感情，造成家庭失和，轻则吵闹，重则家庭破裂。这种表现最易给家庭带来不幸。

还有一种人，疑病观念太强，身体稍有不适就怕得要命，害怕得

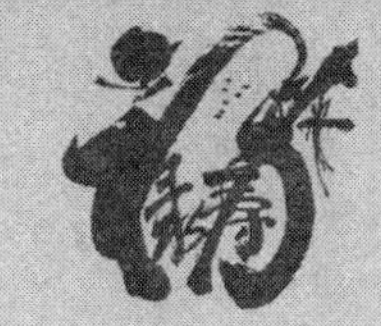

不治之症，因而整天跑医院，家中百药俱全，小病大治，小病大养。不但浪费钱财，有时因精神过于紧张或乱服药物，还真的招来疾病。有的老年人还有一种“疑病症”，人进入老年期，由于生理功能的退化，身体难免会出现这样或那样的不舒服，这本来是正常现象，但有的老人凡自己患了一种病，哪怕出现一种症状，便对照医学书籍或文章进行比较，由于对医学的一知半解，通常是越比较越像，症状也就明显。

老年人疑病症是神经症的一种，属于常见的心理疾患。要消除老年人的疑病情绪，应从病人的内心深处和老年人的生理特征入手，运用亲切的关怀、同情而又通俗易懂的言语来说明精神与疾病的关系，实事求是地向病人解释病情，使其恐惧的心理逐渐弱化，从而解开郁积在心中的疑虑。倘若消极悲观，精神萎靡不振，成天无病呻吟，结果弄假成真，反而闹出大病来。同时，引导病人正确地理解医学知识，不要盲目地照搬照套，自我取意，必要时可到医院做些检查，排除顾虑，有助于病人消除疑病的情绪。

5. 爱说谎 有的孩子爱说谎，有些大人也爱说谎。在现实生活中，有些人说得很好，做出来却是另一个样子；还有些人当面一套，背后一套，有的人做了错事还否认，不诚实，不说实话，甚至从某些人的嘴里掏不出一句真话。说谎成性，可是一种很坏的心理习惯。

心理学家认为，说谎不但会使人内心感到不安，还会使整个循环系统受影响，造成血压不稳、呼吸与心率加快、情绪低落、办事效率低等现象。长期下去，能诱发某些精神疾病或神经性呕吐、胃溃疡等疾病。

说谎者为何能致病呢？现代医学认为，在人体下丘脑及其临近部位存在“快乐”与“痛苦”两个情绪中枢，人一旦说谎就会刺激“痛苦”中枢，分泌一种激素，引起免疫机制紊乱，大脑功能失调，抗御疾病能力减弱，进而加速心脏跳动，加快呼吸，使血压上升，同时使肾上腺素分泌增加，血清素类化学物质降低，导致整个身体的抵抗能力降低。所以，说谎有害无益。即使是不怀恶意的说谎，也会使体内神经细胞受到刺激，使人过早衰老。

孩子爱说谎，一方面是本身性格有缺陷，另一方面也与大人教育方式有关。孩子有时说谎，并不是他们的过错，而是“大人”引导不当造成的，要使孩子诚实起来，要有家长和教师理智行事的必要“环境”。有的家长不相信孩子说的真话，反而“激惹”孩子说谎。一位学生家长说：“有一次孩子上‘奥数’逃学，问其原因，他很爽快地说是‘去玩了，后来忘记了’，听到这里，我不管他说什么，就给他一顿‘皮肉之苦’，以后，他遇到类似的事，再也不愿说真话了。”如果孩子说了实话，可你却还不相信，并且仍用体罚惩治，那么客观上就会对孩子产生一种负性的条件反射，反正不论说什么都没用，他都会以撒谎来掩饰，孩子以后就很难向你说实话了。

奖励诱惑太大，容易让孩子为奖而失去诚实。一位家长曾向孩子许诺，考试如果门门功课都在 85 分以上就奖给他一台电脑。这个男孩很喜欢玩电脑游戏，所以对这次考试很在意。没想到，语文只考了 70 多分，很怕电脑没了，所以不愿拿试卷给父母看，而找个人代签名，并谎称语文也达到了 85 分。显然，家长对孩子如此许诺是不妥的。

过分严格，也会使孩子丢失诚实。有位一年级同学有极强的表现欲，喜欢在众人的夸奖声中展现自己的才华，而家长“趁势”对女儿各方面的要求越来越严格，严格到无法接受她在一些小事上犯错。有一次考试前复习，她的爷爷布置了 21 页数学练习卷，在做好 12 页时，终于她的耐心超过了极限，开始跳做、漏做，并谎称已经做好。做父母的没有好好地去了解孩子的心理，违背了常理，使孩子在成长中出现了不诚实的现象，责任应该在家长。

在对儿童的诚信教育、评价孩子道德行为时，既要关注行为结果，又要关注行为过程的合理性和正当性，要积极营造诚信激励环境。自然大人说谎又是一回事了，需要自己调节心理，在道德上加以修养，即所谓“君子爱财，取之有道”，不能靠骗，靠说谎，要以诚信打天下。

6. 自私骄横 由于娇生惯养和生活富裕，有些孩子养成自私骄横的性格，也是一种不好的心理，对孩子的成长和身心健康都不利。

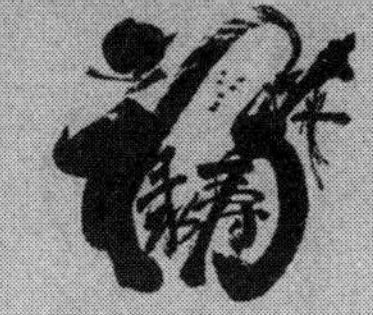

俗话说："有钱难买少年贫。"富而骄、惯而横。孩子的自私骄横，与家庭和教育有关。孩子具有一种天生的利己倾向。婴儿的宇宙就是他自己。只有随着年龄和阅历的增长，他们才开始学习从他人的角度观察事物。6～9岁，孩子的利己行为会逐渐减少(除非他们受到是利己主义教育)。但是，对孩子来说，自私的性格一旦定型，后果是很糟的。因为只关心个人情感的孩子与周围的世界很难有正确的相互作用。首先是能力差，因为被惯坏的孩子能轻易得到他们想要的东西。其次，他们往往对自己缺乏正确的估价，对别人也没有准确的判断。另外，自私的孩子缺少传统道德修养和合作精神，他们很难与同龄人相处。

造成自私有3个方面的原因：①家长的娇宠和榜样作用。②自卑心理作怪。他们会用排外和攻击的方式来保持自己脆弱的心灵，把自己封闭在自我狭窄的圈子里以获得安全感。③孩子缺乏道德上的引导，无法对别人表现出足够的关心。

对于不同的原因造成的自私应用不同的对策加以矫治。做父母的首先得有个助人为乐的榜样示范作用。其次，要培养孩子的自信心。家长的爱会让孩子感受到自身的价值而变得自信起来。但这种爱不是无条件的溺爱，而是一种通过鼓励个性发展和给予充分自主权而表达出来的爱。另外，运用心理咨询中的角色扮演技术，有助于培养孩子对利人与利己问题有正确的认识。自私骄横不仅影响孩子融入社会，也影响孩子身心健康，染上这种习惯的孩子，要在艰苦环境中磨炼成长，切不可过于溺爱。

7. 常怄气 有些人见到不顺心的事，就爱怄气，低着头不说话，拉着脸闷闷不乐，蒙着头睡大觉，甚至饿着肚子不吃饭。这样怄气法，对身心健康确实有害，不是好习惯，也不明智。

现实生活中，矛盾无时不有，就看我们如何对待了。当遇到不愉快的事时，明智的人往往能够做到"不怄气"。他们知道怄气不仅不能解决任何问题，而且受到伤害的常常是自己。你不吃不喝，蒙着头睡大觉，伤害的是自己的身体。而且怄气对别人也没有帮助，怄气就好比是用别人的错误惩罚自己。尤其对于那些以"气人为

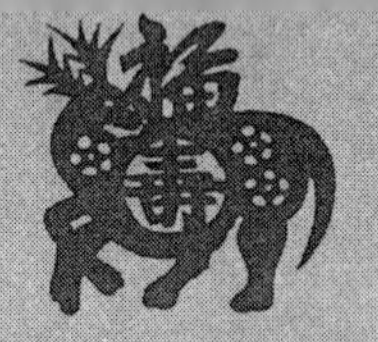

乐”的人而言，你怄气不正是帮助他们达到目的了吗？

遇到令人不快的事情后应换个角度想问题。试想自己站在对方的位置上会怎么想，又会怎么做？如果与自己闹矛盾的人是亲友和同事，更应该多想想他们以往对自己的关心、帮助和照顾。这样一想，或许会大大消减心中的怨气。怨气消了，还拿什么来怄气呢？

有的人时常怄气并不因为别人的错误，而是由于自己的心胸太狭窄，根本容不下别人，见不得别人比自己强，谁超过自己就嫉妒谁，谁比自己强就嫉妒怨恨谁，因此烦恼也常常与其如影相随。虽说嫉妒心理人常有之，但不能超过应有的限度。否则，只能是自己跟自己怄气，自己跟自己过不去。为了善待自己，可要少怄气。古人说：“百病由气生”，气出病可没人管。

8. 怕吃亏 有些人处处事事想占便宜，一点小亏也不能吃，在名利面前，斤斤计较，不管在单位或在兄弟姐妹之间，一分钱的利益都要费尽心机地去争，以自我为中心，世界上的好处非自己捞完才心甘，争取不到就怨天怨地，寝食不安。有这种心理之人生活决不会愉快。这是一种很自私的心理表现，是很不好的习惯。

数千年来，吃亏一直被国人君子视为一种崇高的品质，是中华民族的优良传统。吃亏在一定的情况下和一定意义上是必要、积极的。的确，世间事本来就矛盾重重，机关里、邻里间、市场里、马路边、公共场所内，争闹吵骂是常事。如果有的当事人能吃亏退让一步，或许会减少许多矛盾冲突。如果当事人谁也不肯吃亏忍让，弄不好会发生冲突，使矛盾激化升级，酿成祸患，小则使人受伤，重则致人亡命。

许多事实证明，有时吃不了小亏，便会吃大亏。如有一个案例：一位年轻人买果子，因果贩短斤少两而和果贩争执并扭起来，后来在旁人劝说下回家了。但回家后越想越觉得吃亏，在“好汉不吃眼前亏”的思想支配下，他拿着一尖刀去找果贩算账，结果把果贩捅死了，他也因此被判死刑 。在临刑前他对记者说：“想不到当初不吃这点小亏，现在反而要吃大亏啊！”相信这位年轻人的话是发自内心的，可惜认识得太晚了。

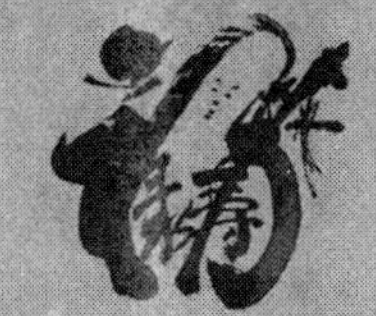

俗话说："小不忍则乱大媒"，我们现在的大局是要搞四个现代化，是建立和谐社会，如果遇事都你争我夺，一点小亏都不吃，怎么能实现大目标，怎么能建立和谐社会呢？只有人人都吃点小亏，舍己为人，舍己为集体、为国家，才能求稳定、求发展，实现中华民族的伟大复兴。

9. 忌讳过多 这种人生活中清规戒律特别多，在家庭成员之间往往过于严肃，不能说轻松开心的话。别人到他家做客，坐错了坐位或用错了茶杯也不高兴；自家孩子学习成绩差，怕说谁家孩子考上了重点大学；自己没有车，怕说别人家买了车；自己不漂亮，怕说别人漂亮，凡此种种，不一而足。这种人认为自己的清规戒律别人都该无条件遵守，否则就是与自己过不去，不尊重自己，甚至会反目成仇。

这些人的忌讳，目的是谋求自己的心理平衡，但是现实生活老是不给他平衡，其实忌讳是自欺欺人的方法，对身心健康反而有害无益。应少一些忌讳，多一些放松，轻松愉快才是生活的太阳，要讲究科学的生活方式，不要让不良心理习惯和情绪束缚自己，要以轻松潇洒的方式驾驭自己的生活，从而实现健康长寿的目的。

10. 心地阴险 有一种人不但心胸狭小、妒心过盛，而且心地阴险，整天费尽心机去干损人利己的事，把伤害整治他人看成自己的快乐。这样阴险的品性，不但生活得不会轻松，而且最容易走上犯罪道路。这是一种最坏的心理恶习惯。心地险恶的人，往往以害人开始，以害己告终。"善有善报，恶有恶报，不是不报，时候未到"。这就是历史和生活的辩证法。

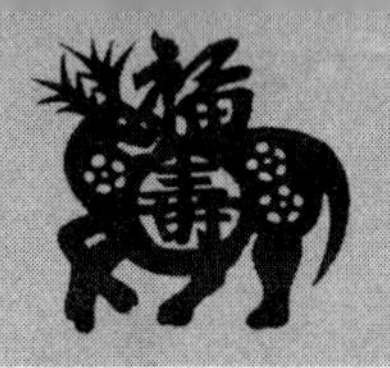

第五章　改造不良生活习惯培养良好生活习惯的途径和方略

世界卫生组织一份报告指出:“现今影响人类健康与寿命有四大因素:一是环境污染;二是老龄化;三是城市化;四是生活习惯。”老龄化和城市化,这是自然规律和经济发展规律,是不以人的意志为转移的。而生活习惯和生存环境是可以改造的,通过改造可以让它向有益于人类健康和益寿方向发展。尤其是不良生活习惯越来越成为人类健康的头号威胁,成为各种慢性病的元凶。专家预测,到 2015 年不良生活习惯和生活方式引发的疾病,将成为人类头号杀手。可见,改造和戒除坏的生活习惯是尊重生命,善待自己的需要,是人类求健康、求生存刻不容缓的具有战略意义的责任和任务。如何改造人们自身的生活不良坏习惯呢,至少应注意 3 点:①要充分认识改造和戒除生活坏习惯的意义。②改造生活坏习惯的主攻方向和途径。③改造生活坏习惯的切实办法。

一、生活习惯养成与改造重在“十要”

1. 要有坚强的决心和毅力　生活坏习惯是一堵墙,是很难把它推倒的。例如,有的人说戒烟,戒了几次也戒不了。有的人还写了誓言,白纸黑字,贴在床头,也没用,可见烟瘾顽固性。有人说,习惯的力量是可怕的,一点不错,必须有坚强的毅力和决心,才能战胜它。正如哲学家培根在论说人生时指出:“习惯是一种多么顽强的力量,它可以主宰人的一生。一切天性和诺言,都不如习惯有力。”不良的生活习惯,具有很强的顽固性和破坏力,但也是可以战胜的。有一个叫侯向武的老人,80 多岁戒烟,就是一个很好的说明。该老人从年轻时学会了吸烟,一直吸到 80 多岁,在此期间老人也知道吸烟有害健康,但从没想到要戒烟,直到老人 80 多岁时,在医生的劝

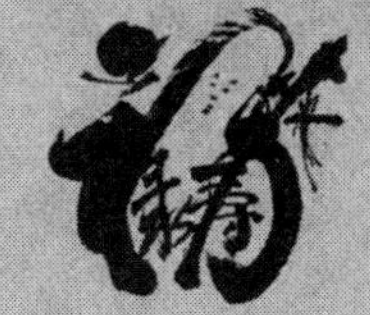

导下，加深了对烟害的认识，下定决心要戒烟，结果真的凭着自己顽强的自制力和毅力彻底地将烟给戒了。如今，这位老人思维清楚，语言表达正常，精神状态良好。由此可见，只要有决心和毅力，不论吸烟时间有多久，烟瘾有多大，烟是可以戒掉的。改造生活的坏习惯，决心和毅力是关键。

2. 要加强思想道德修养 人的生活习惯与人的人生观、价值观和世界观是紧密相连的，也要在确立正确的人生观、价值观和世界观上下工夫，在思想修养上下工夫。很多生活的坏习惯是不道德的行为，如放纵性欲，随地吐痰等，没有高尚的道德修养，要改造生活的坏习惯是很难的。洁身先树德。

儒家创始人孔孟关于道德修养方面的说法较多，但集中到一点，就是要养心。用现代人的话说就是思想修养。孔子在《论语·雍也》中提出“仁者寿”。这“仁者”是什么意思呢？孔子解释说：“仁者，爱人。”这就是说待人要宽厚大度，要有高尚的道德修养。“大德必得其寿”。

在我们的周围，经常会看到因大德而得其寿的老人，他们尽管满头银丝，但依然面色红润，精神矍铄。这就是因为他们德高望重，安心处世，光明磊落，性格豁达，心理宁静。“心底无私天地宽”，因为“无私”，所以终日心平气和；因为宽厚待人，所以没有嫉贤妒能的忧虑，心理始终是泰然自若。一个人如果一直处于心平气和，泰然自若的状态，就可以使“主”明心正，这也是戒除生活坏习惯的关键。

孟子曾提出：不动心—寡欲—收心，最后达到“养浩然正气”。色彩缤纷，光怪陆离的世界充满了各种诱惑。金钱、官位、女色都可能使人心动神驰，孜孜以求。孟子所说的“不动心”，即指排除外界的种种干扰，不受外界事物的引诱，做到既“不以一得为喜”，也“不以一失为忧”，这样就可以保持内心的清静，不让坏的生活习惯沾身。

所谓修养，就是要培养自己博大的胸怀和高尚的道德情操，有了高尚的道德，品质优良，行为端正，宁静处世，淡泊名利，常为别人着想，不事巧取豪夺，于他人于社会有益无害，自然能抵制各种陋习

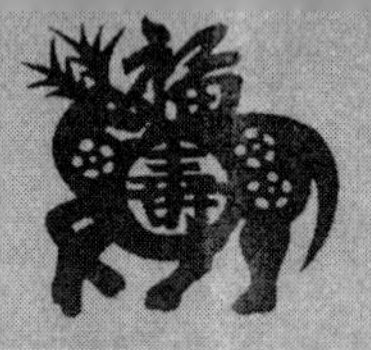

恶习的侵袭;而道德低下的人品行不端,胡作非为自然会招架各种坏的生活习惯上身。

人贵有自知之明。加强修养首先就要正确地认识自己,就是认识自己的优势和劣势、所长和所短,有哪些好的生活习惯,有哪些不良的生活习惯,对自己有哪些危害,对别人有什么危害。例如,吸烟不仅害己,也害家人。对自己认识清楚了,就能扬长补短,就能眼界开阔,知己短,晓人长,学人之长补己之短,有了改造坏习惯的榜样,使自己不至于盲目、狂妄。

美国苏勒博士提出了永远快乐的8条秘诀,可作为自我修养借鉴:①没有人是完美的,必须承认自己的弱点,乐意接受别人的建议、帮助和忠告。②面对失败的挫折,所抱的态度是从中汲取教训,总结经验,继续努力。③生活中必须为人正直和富于正义感,这样才能吸引朋友来帮助你。④无论是顺境还是逆境中,都要能屈能伸,处于泰然,有了错误,立即改正。⑤如果要真正快乐,自己受人尊敬,则应尽心尽力帮助别人,与别人相处融洽。⑥要别人待你好,你必须先对他人好。当你受到不平等待遇时,你也必须宽恕和同情他人。⑦坚持信念。不论你做任何事,必须坚持个人的信念。⑧坚持锻炼,增强体质,心胸开朗,精力旺盛,快乐将永存心间。这8条快乐秘诀也是我们加强思想道德修养、培养好习惯的重要基础和标志。

3. 要克服性格缺陷 性格,是人在长期的现实生活中逐渐形成的一种比较固定的心理特征,或叫做"心理烙印"。生活中,每个人都有各自不同的性格表现,比如,有的人安稳好静,遇事不慌;有的人急躁、好动,点"火"就着;有的喜欢孤僻离群,兴致索然;有的爱好社交,活泼开朗;有的人做事犹豫不决,前顾后虑;有的则做事雷厉风行,泼辣果断等。心理学家根据人们的这些习惯性表现,将人区别开来。生活中很多不良习惯,往往是因为性格不好造成的,所以改造生活中的坏习惯,必须从克服和弥补性格缺陷入手,方能奏效。

苏联生理学家巴甫洛夫指出:"性格是先天与后天的合金。"一语揭示了性格的来源。所谓"性格缺陷",就是指与众不同的特殊性

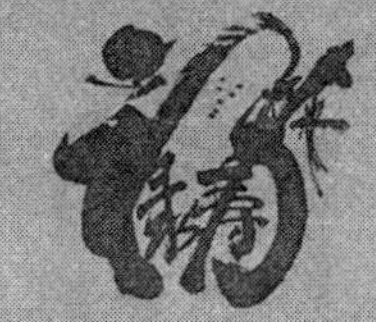

格，如孤僻、懦弱、敏感多疑、多愁善感、好生闷气、对人冷淡、生活方式刻板等。俗话说，“近朱者赤，近墨者黑”。父母性格古怪，生活习惯奇特，对子女管教不当，家庭长期不和睦等因素，对第二代精神发育和性格的形成都将产生极重要的影响。

有性格缺陷的人，不良的生活习惯不仅给自己的工作、学习、恋爱、婚姻、社交等带来很多障碍，产生痛苦与烦恼，对自己的精神健康也是一种潜在的威胁。医学上将这种性格称为“易感素质”，就是说有性格缺陷的人，一旦受到强烈的精神刺激，其中一部分人很容易诱发某种精神疾病，而另一部分人可能终生保持这种性格缺陷。常见的性格缺陷对精神健康有如下方面的影响。

孤僻、懦弱、敏感、多疑、不好社交，对人冷淡，生活懒散，兴趣范围狭窄，好生闷气，不善于适应环境，好想入非非，举止言谈与众不同的人，易患精神分裂症。

情绪忽冷忽热，为人处世全凭感情，好当众显示或夸耀自己的才能，乐意成为引人注目的中心，叙述事情喜欢添枝加叶及多言善辩的人，易患忧郁症或癔症。

胆怯、自卑、敏感、依赖性强、缺乏自信或主观、急躁、好强、自制力差的易患神经衰弱。

生活规律严谨、刻板、单调，紧张有余，活泼不足，办事谨小慎微，担心时多，放心时少，优柔寡断，唯恐出错，对自己过分克制，从不苟言，在众人面前说话拘谨、发窘的人，易患精神分裂症、强迫症、恐惧症。

沉默寡言，襟胸狭隘，好生闷气，情绪不稳，拘谨，对自己估计过低的人，易患忧郁症。

需要指出的是，性格上的某种缺陷并不影响大脑功能的正常发挥，有 1～2 个性格缺陷特征的人，仍可照样进行正常的工作、学习和社会生活，无碍身心健康的大局。因此，不必烦恼，更不必对号入座。所谓“江山易改，秉性难移”，是说人的性格有一定的牢固性，改起来比较难，但绝不是说不能改变。有性格缺陷的人，应通过学习和社会实践加以补救。这对改造坏习惯和心身健康都是有益的。

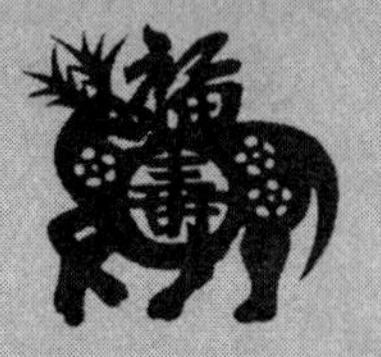

4. 要多读好书 古人云："书中自有黄金屋，书中自有颜如玉"，以读好书，就有金钱美女之说，自然是劝人读书之道。但是改造生活的坏习惯，培养生活好习惯，健身益寿，亦可以从读书中获得，这是金钱买不到的。"书中自有健身汤，书中自有树人术"。读书不仅能获得知识，增长才智，而且可以养生养德，戒除恶习，益寿延年。陕西有位百岁老人的长寿经验，就是养成好的读书习惯，多读书，他叫李木善，是陕西城周县鲜家庙乡人。他一生中书不离身，手不释卷，不仅读了大量古典小说、诗词、杂记和史料，而且读了大量的报刊，并摘录了许多范文和警句。他说："读书使人聪明、坦荡，即使有了烦恼，也会云消雾散。"

据英国《每日电讯报》报道，英国的精神病医师正在尝试一种治疗抑郁症的新方法。医生给患者开的处方上面写的不是什么新药，而是几本书名。患者拿着它到当地图书馆里"照方抓书"，拿回家研读消化。精神病医师将根据患者的不同病情，从 35 本书中为他们开具处方。这些书主要分为两类，一类是帮助患者认识心理疾病，了解这些病是如何影响他们的思想与行为的；另一类是一些自助书籍，患者通过自学里面的方法来排除消极思维。鼓励患者把自己的感受写下来，然后分析、认识它们，找出其中的消极情绪，想办法摆脱。心理坏习惯可以用诗书戒除，其他生活坏习惯也自然可以用读书去掉。

一本好书就是一剂良药，不仅能增长知识，启迪智慧，而且能净化灵魂，解除烦恼，调节情感，从而避免疾病侵袭。我国古代的养生学有一个显著的特点，就是不仅重术、重方法，而且重道、重修养。被历代奉为"学仙之玉律，修道之金科"的《黄庭经》开宗明义第一章有诗曰："咏之万遍升三天，千灾以灭百病痊。不惮虎狼之凶残，亦以却老年永延。"这诗句尽管有夸张的成分，但读书能健身却是无法否定的事实。所以古代养生学家都把读书，特别是读养生方面的书，作为他们养生实践的一项重要内容。宋代诗人陆游在《解嘲》一诗中写道："我生学语即耽书，万卷纵横眼欲枯。"正是手不离书，使他寿高 85 岁。国外也有人作过统计，挑选了 16 世纪以来的欧美伟

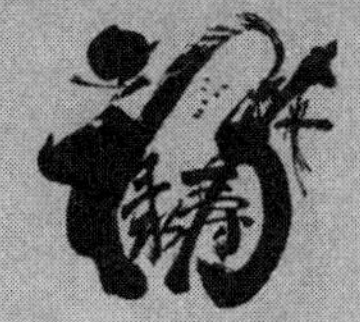

人 400 名,看看究竟哪类人的寿命最长。结果是读书人以平均 79 岁居首位。

读书养生是有科学依据的。书中的语言文字是一种信息,必然会在机体内产生反响,给人一种刺激。医学专家发现,这种刺激可以调节人体的免疫功能。经常读书,会使人的身心陶醉在平和、清雅、愉悦的文字之中,接受一系列美好信息的刺激,抵制一些不良生活习惯的侵袭,如酗酒、纵欲、赌博等,自然有利于健康。科学家认为,读书是一种"思维体操"。多读好书,焉能不长寿、不德高品优呢!

5. 要选准主攻点 生活习惯是人在时间长河中搏击而形成的,有好习惯,也有坏习惯。人的生活习惯不尽相同,不良的生活坏习惯多少也不同,危害性大小也不同,各人在改造生活坏习惯中,要根据自己情况选准主攻点。

生活习惯是由人的生活理念、情趣爱好而形成的,而且又是一种时尚,受人文、职业、地理环境及教育程度等影响制约的。人与人之间性格有差异,生活习俗和方式也不尽相同。如有人喜欢按时就寝、早睡早起,生活有规律;有的人则喜欢迟睡晚起,生活不规律;有的人习惯清茶淡饭,不讲究吃精细粮;有的人则喜欢挑食、贪食和暴饮暴食。有的人日常以素食为主,吃得淡并注重吃好早餐;有的人则喜欢高能量食物,吃得咸,不把早餐当回事;有的人烟酒不沾,而有的人却烟酒不离;有的人喜欢多跑、多运动,加强锻炼;而有的人却以车代步,缺少运动;有的人情绪乐观,胸怀宽广,成天笑呵呵的;而有的人放着快活不会享,成天忧心忡忡,终日无欢颜。不同的生活方式带来不同的后果:健康的生活方式使人精神抖擞,身心强健;而不良的生活方式会令你疾病缠身,半百衰老。所以,每个人在改造生活坏习惯,培养生活好习惯中,都要选准主攻点,各有侧重。例如,中青年男性,主攻点应是消除过度紧张,戒烟限酒,不爱运动等。而青年女性应戒除和改造过度染发、滥用化妆品和美容等。而老年人退下来后,就要防止发生贪坐、贪卧、贪看等不良习惯。老年人贪坐贪卧是想身体多休息,其实坐在沙发上不运动,血脉不活,身体的

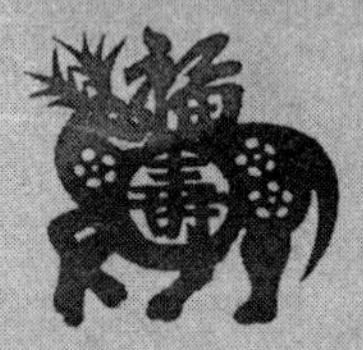

抗病能力就会下降，各种疾病就会悄悄地找上门来。因此，坚持每日适量的运动和活动，对老年人养生防病是非常有益的。

老年人不宜每天贪看电视，连续长时间地看电视，尤其是情节紧张、场面惊险的镜头，对心血管疾病患者更为不利，甚至可诱发中风。另外，长期坐位还会妨碍下肢血管循环，易引起电视综合征。专家们建议，老年人每天看电视不宜超过1～2个小时，而且在内容上应有所选择。因此，老年人要警惕滋生贪坐贪食贪看的“坏”习惯，并作为戒除和改造的主攻点。

6. 要珍惜自己的生命财富 人生有很多父母给的天赋是宝贵财富，有的人珍惜，而有的不珍惜。例如，有人有一个天赋的健康体魄，可是让吸烟、酗酒等坏习惯白白毁坏了。殊不知，让这些坏习惯滋生泛滥，就是对生命不负责任，就等于自我减寿和慢性自杀。人只有珍惜生命，珍惜难得的人生财富，才能下决心与不良的生活习惯决裂。教育家陶行知说：忽视健康，就等于拿自己的生命开玩笑！法国医学家蒂素说：运动可代替药物，而所有药物都不能代替运动。这些至理名言应该给我们以警示。

人生到底有哪些可贵的健康财富呢，有人把它列为以下12种：①积极的精神状态。所有的财富都始于积极的精神态度。②良好的体质。适度的体育锻炼是避免疾病的最佳途径。③和谐的人际关系。真诚地对待别人的人一定会得益。④脱离恐惧。被贫穷、批评、疾病、失去爱、年老、死亡等恐惧所奴役的人不会是真正富裕、自由的人。⑤对未来成功的希望。希望是人的一种最快乐的基础。⑥美好的信念。信念将思想的普通能量转换成精神上的等价物。⑦与人分享自己的幸福的愿望。这是找到幸福的门径。⑧热爱自己的工作。找一份自己热爱的工作并努力去完成它。⑨对所有的事物有放开的内心。永远处在获取知识的状态。⑩严于自律。不能成为自己的主人公，是永远成不了任何事物的主人。⑪理解人的能力。理解别人先必须理解自己，对人的理解是所有友谊的基础，是人与人之间和谐的基础。⑫经济保障。前面11大财富只要人们想拥有，就一定能够拥有，并且很容易地将人生第十二大财富——

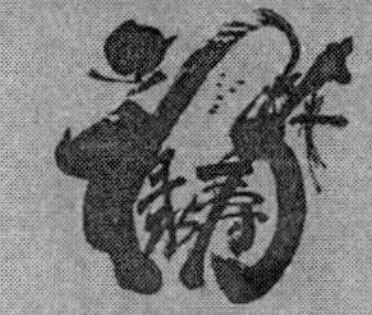

金钱吸引过来。

一个人要想永远拥有这些宝贵财富，就要不懈地与不良习惯作斗争。例如，你要想体格健壮，就要与暴饮暴食，不爱运动，睡懒觉等不良习惯作斗争；要想有信念，就要与自卑、恐惧、忧郁等不良的心理作斗争；要想拥有财富，就要与赌贿、挥霍、浪费等恶习作斗争。一句话，改造各种生活坏习惯，是珍惜宝贵的人生财富的前提和必备的条件。人们应该警觉，绝不能让父母给的天赋这个人生宝贵财富被生活坏习惯毁了，那可是人生悲剧。这样的悲剧确实屡见不鲜。

7. 要着力提高健商 戒除各种生活坏习惯要有智慧，要有很高的健商，健商低、健康意识少，不可能在改造戒除各种生活坏习惯中取得成功和实效。健商不一样，戒除各种生活不良习惯的效果就会不一样。

什么是健商呢？健商是一个健康理念，是在2000年召开的国际传统医学研讨会上提出的，当时立即受到各界的关注。大家认为它比智商(IQ)、情商(EQ)、财商(FQ)更具普遍性，是新世纪实现大健康的锦囊。

健商，从宏观上来说，是指一个人已具备和应具备的健康意识、健康知识和健康能力，此三要素缺一不可。从微观上说，健商可细化为体商(BQ)、心灵商(MQ)、人缘商(RQ)和性商(SQ)，这4个Q构成"健商木桶"。

在健商之要素中，健康意识和健康知识更为重要，没有健康意识和知识，成为"康盲"，不可能认识生活坏习惯的危害性。有的人对自己身上染上的各种生活坏习惯，不以为然，认为自己身体好，能吃能睡就行，习惯好坏没关系。还有的认为，没病就是健康。殊不知，生活习惯和方式比疾病对健康的威胁和影响更大，而生活习惯与健康的关系，远比它与体质的关系密切得多。世界卫生组织对健康的定义是："所谓健康，并不仅仅是得病，还应包括心理健康及社会交往方面的健康。也就是说，健康是在精神上、身体上和社会交往上保持健全的状态。"自然，健商获得，是要自己去感悟，体验哪些

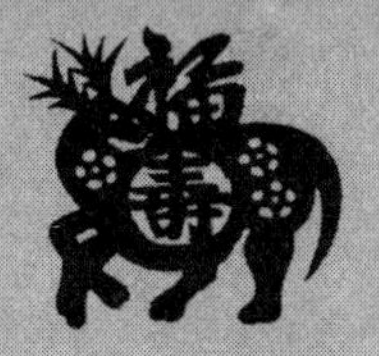

生活习惯有利于自己健康，哪些生活习惯不利于自己的健康，坚持有利的，改正不利的，即所谓“吃一堑长一智”，如果“吃一堑”不长一智，那就不可能提高健商。如酗酒，酗一次酒等于得一次急性肝炎，可是他第二次又酗酒，这就是健商低的表现。所以，健商必须提高自己的感悟智慧。

回首过去的20世纪，人类对客观世界的改造所取得的成就是空前的，然而比这更重要的是寿命的延长并不明显，好不容易延长的寿命又是带病生存；文明病愈来愈多，治不好的病也愈来愈多；保健误区太多，很多人甚至在自我减寿，绝大多数的人不能终其天年……正如卢梭告诫人们：“在人类一切知识中，对人最有用的知之最少的是关于人类自身的知识。”

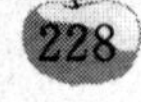

由于健康知识缺乏，健商的低下，才使人们的不良生活习惯和生活方式得以滋生和泛滥。所以说，提高自己的健商，增加健康智慧和能力，是改造和戒除生活中坏习惯的基础。

8. 要广交朋友 古人说：“三人行，必有我师焉。”广交朋友，多听良师益友的开导，是改造生活中坏习惯的重要动力。交友还可以取人之长，补己之短，找到改造生活坏习惯的方向和途径。“自我封闭”，偷偷地改，是改不好的。人是社会动物，需要与不同种族、性别、年龄的人交流，不能生活在过于封闭的环境中。心理学家证明，广泛的社会交往会使人获得更高的社会能力和情绪能力，从而避免封闭与压抑造成的情绪问题和不良生活习惯的产生。当今社会分工越来越细，工作专业化程度越来越高，这反而使人与更大的社会人群交往减少，从而引起很多心理问题。长期在高楼大厦工作的人，要学会突破职业专业界限，经常与不同人群交往，这样可有效防止不良的心理习惯的产生。

老年人从工作岗位退下来，存在失落感和孤独感，更需要善交朋友。退下来的老年人大都有个共同的感觉，就是朋友比在岗时少了。这一方面是因为不在岗位了，工作上的朋友来往自然就少；另一方面，在你有权的时候交的朋友，随着你权力交出，朋友也就散去了，也不难理解。因此，不忘老朋友，结识新朋友就很有必要了。

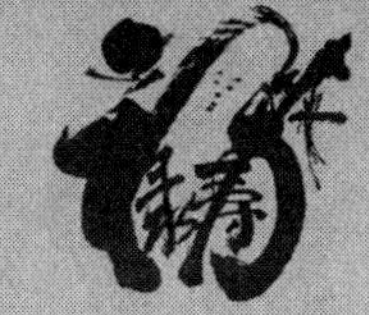

离退休的老年人，能有一些老朋友在你寂寞的时候会打个电话问候你，在你生病的时候会讨个偏方告诉你，在你困难的时候会尽其所能帮助你。面对这些朋友，一切都那么平常，那么舒畅，那么纯朴，这样的朋友还在乎多少吗？多也好，少也好，都是自己的福气，会使自己存在失落感、孤独等不良的心里顿时烟消云散。何乐而不交呢！

最近，美国非营利性慈善机构“老年之友基金会”的专家进一步提出，老年人不妨交几个年轻人当朋友。美国斯坦大学的医学家曾在20世纪80年代对65～75岁的老人进行一项调查，结果表明，心态年轻的老人比心力交瘁的老人平均寿命多4.8岁。心态年轻能使大脑皮质兴奋，促使人体免疫功能“年轻化”，从而使人体各个器官的功能得到全方位的巩固和提高。老年人有几个忘年交，可以让他们日渐沉寂的心灵变得活跃，不知不觉地也变得精神愉快、心情振奋。

另外，年轻人接触的新事物很多，在与年轻人交往互动的过程中，老人的思维可以得到锻炼，担心被社会发展所遗忘的忧虑可以被淡化。古人言：“至贫莫过无友。”人到老年，不可以远离知心朋友，不可以远离至深友情，任何时候都要善待朋友。珍视友谊，朋友是相伴终身的无价宝，友谊是遮风挡雨的温馨港。

9. 要努力培养良好生活习惯 良好生活习惯是人生财富，是祛病健身的良药，是延年益寿防止衰老的巨大的保障力量。一个良好生活习惯的形势，就如同存入银行的蓄金，使你一辈子受用无穷。良好的生活习惯越多，储蓄量就越大，健康财富就越多，不仅自己受用，而且荫及后代。

俗说话：“不破不立”，培养良好的生活习惯，必须破除坏的生活习惯，尤其要破除十大坏的生活习惯，如戒烟限酒、节食消气等。国际公共卫生组织的调查表明，人的长寿与下列7项良好的生活习惯有着密切的关系：①不吸烟。②饮酒有节制或根本不饮酒。③每日吃早餐。④两餐之间不吃零食。⑤每天要睡足7～8小时。⑥定时进行体育活动。⑦保持适当的体重。国际公共卫生组织在对6 928

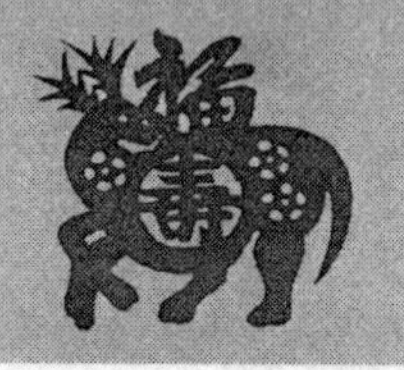

名普通居民进行调查后发现,对上述 7 项良好生活习惯遵守得越多的人身体越健康。不遵守其中 1～3 项习惯的 45 岁的人,预期只能再活 20 年许。而遵守其中 6～7 项习惯的 45 岁的人,预期能再活 33 年以上。可见,养成和坚持良好的生活习惯可以使人健康长寿。

在我国,一些城镇流传一个新编"长寿老人话长寿"的故事。一个夏日,4 个长寿老人街边纳凉,谈笑风生,神采奕奕。一位记者问他们有什么长寿秘诀。他们不假思索地进行了回答。第一位老人说:"我每顿少一口,活到九十九";第二位老人说:"我饭前一杯酒,活到九十九";第三位老人说:"我饭后百步走,活到九十九";第四位老人说:"我家有贤妻丑,活到九十九。"这 4 位老人虽然各说了自己的一点体会,但涉及"节食、节欲、限酒、家庭和睦、饭后散步"等良好的生活习惯,生动形象地说明了长寿与生活习惯的关系。最后一个老人说:"家有贤妻丑",我的理解并不是说妻子丑就能长寿,而是说"不贪色",性生活不过度,并且跟妻子和睦相处,不担心妻子偷人,家庭幸福,这自然是长寿的一个重要方面。

夫妻恩爱,家庭和睦,不但有利于双方健康长寿,也是夫妻之间应有的情操和美德。据一份资料介绍,原苏联山区有一对老寿星,皆超过 120 岁,结婚 104 年,是世界上最长久的婚姻。这位老太太说:"我们相信爱情使我们这样长寿!"她的丈夫表示:"我们一生不停地工作,休憩和享受生活。我们跳舞、唱歌、讲故事,祈祷和生儿育女。"他们用事实证明,心情开朗地迎接生活,互相关心和爱护,使彼此之间的精神都有支柱,就是幸福和长寿之源。

为了培养良好的生活和行为习惯,应多开展如下一些有益活动。

(1)挺起胸:现代生活节奏快,许多人"来也匆匆,去也匆匆",猫腰赶路已司空见惯。针对这一现象,美国密苏里州大学的专家认为,抬头挺胸,不仅令人有气质,看上去年轻而精力充沛,而且抬头有助于减轻腰骨痛,挺胸会减少脊椎的负荷。

(2)步当车:在以车代步盛行的欧美,现在许多人却反其道而行——以步当车,以有效地防止骨骼退化,增加心肺功能,有利于新

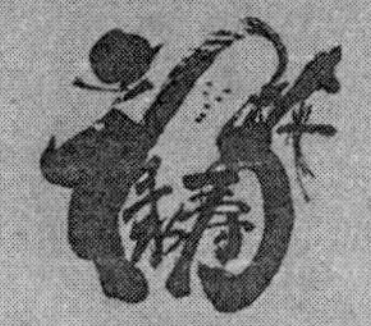

陈代谢和减肥。

(3)行善事:雷锋的名字在美国许多地方已广为人知。因为他们认为,助人为乐,帮人之困,济人之危,可以使自己心情舒畅,获得一种难以名状的心理满足,这有助于强化免疫系统,调节身心,减缓疾病。

(4)少食肉:俄罗斯眼下流行素食风,他们认为大量食用各种肉类及其制品,会加重或诱发某些疾病。

(5)晒太阳:美国纽约州的居民推崇有空即晒太阳的生活方式,他们认为经常接受阳光的适当照射,有助于身体贮存大量的维生素D,从而有益于牙齿与骨骼的健康。

(6)常唱歌:美国马里兰大学的专家倡导人们要经常唱歌。因为唱歌有益大脑的逻辑思维,且唱歌时声带、肺部、胸肌等均能得到良好的锻炼。但唱歌最好选择空气新鲜的场所,有条件时应去郊外引吭高歌。

(7)饭后息:饭后稍事休息或卧床片刻,再去散步或做其他事情,有利于食物消化吸收、胃肠保养和肝脏功能的养护。因此,“饭后稍事休息,再去百步走”,当前在日本、韩国已成为一种健康养生的大众之举。

(8)天伦乐:家人和睦相处,互尊互敬,互谅互让,实行“家庭中庸之道”。业余时光,夫妻共诉衷肠,爷孙共同游戏等。共享天伦之乐,已在日本、东南亚地区一些国家颇为流行。

这些有益活动的开展,自然有利于各种生活坏习惯的戒除和良好的生活习惯养成,何乐而不为呢!

10. 要科学膳食 很多生活的坏习惯的形成,是膳食不科学造成的。例如,孩子脾气急躁、舔手、咬指甲等不良习惯,除了跟父母教育有关,很大的诱因是偏食、零食、营养缺乏引起的。专家指出,女性营养缺乏易导致脾气变坏。常见以下几种情况。

(1)维生素 B_6 缺乏:月经前期口服避孕药的妇女对维生素 B_6 的需要量增加,如摄入不足则易出现兴奋不安、反射亢进和周围神经炎,还可导致头痛、脾气暴躁、困倦、易激动,甚至可出现精神抑郁。维生素 B_6 在谷物的外皮和卷心菜中含量较高,症状轻者可适当多吃一些,症状严重者可口服维生素 B_6 片。

(2)维生素 B_{12} 缺乏:维生素 B_{12} 在肝脏及瘦肉中含量最为丰富,缺乏后可引起舌炎、腹泻和巨幼红细胞性贫血,常伴有感觉迟钝、肢体运动失调等神经症状。女性长期口服避孕药和食用肉类较少者会引起维生素 B_{12} 缺乏。

(3)维生素 B_1 缺乏:维生素 B_1 缺乏不仅可引发脚气病,还可引起神经炎,并累及心脏,并使人脾气暴躁,困倦乏力,神经过敏,喜怒无常。防治维生素 B_1 缺乏,需防止食物过精,避免饮酒,必要时可口服维生素 B_1 治疗。

(4)铁缺乏:经期不正常、经量多或周期缩短的女性,由于随经血丢失铁较多而易缺铁。有些女性不爱吃肉和新鲜蔬菜,爱吃糖果、糕点,这种偏食习惯也可造成铁摄入不足,而引发困倦等。

可见,科学膳食,保持人体营养均衡,也是戒除坏的生活习惯一个重要方面。

二、改造不良生活习惯的珍方妙法

1. 戒烟新招 世界卫生组织已经通过了反吸烟全球公约。各国都掀起了戒烟运动。吸烟危害人体健康已是众所周知,然而一些吸烟成瘾者往往又很难戒掉。为了帮助吸烟者早日戒掉吸烟坏习惯,近年来,各国科学家相继研制了一些戒烟新招和新产品。

①戒烟香烟。保加利亚有一种戒烟香烟,外形同普通香烟一样,但烟丝内不含尼古丁,而是由经过干燥处理的药用植物制成。其烟味芳香无损健康,吸过这种"烟"就不想再吸香烟了。

②戒烟打火机。意大利生产一种特殊的打火机,它能显示使用者点烟的次数和两次点烟的间隔时间,以此来提醒使用者注意掌握吸烟的数量和时间,从而达到逐步戒烟的目的。

③戒烟漱口水。加拿大一位牙科医生配制了一种戒烟漱口药水。这种药水一遇香烟的烟雾就会产生一股污水般的气味,这种气

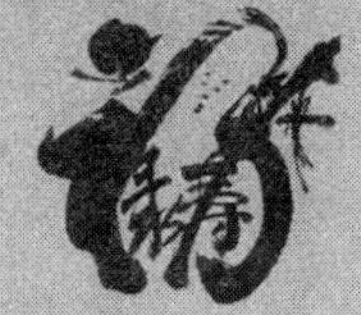

味可以维持 18 个小时，这样一来，吸烟者对香烟的兴趣就会自然消失了。

④戒烟香水。法国研制了一种戒烟香水，不论吸烟者的烟瘾有多大，只要在衣服或手帕上洒一点，吸烟时就会产生一种难闻的气味，使吸烟者对香烟产生厌恶情绪。

⑤戒烟贴墙纸。加拿大和美国正在生产一种聚合贴墙纸，这种贴墙纸每平方米有数万个小孔，每个小孔里都填满一种能吸收并消除烟雾的化学物质，使吸烟者闻不到烟味，感到吸烟无乐趣，从而起到戒烟的作用。

⑥戒烟电话。美国洛杉矶市为戒烟者开设了一种新的服务项目，戒烟者烟瘾上来后，只需拿起电话听筒，拨一下规定的号码，听筒里马上就响起长期吸烟引起的可怕咳嗽声，这声音足以使戒烟的人坚定信心，与香烟一刀两断。

⑦“戒烟日”戒烟。每年 2 月 26 日是丹麦“戒烟日”，这一天吸烟者只准吸“请勿吸烟牌香烟”。这是丹麦癌症协会专门制造的一种假烟，其包装和真烟一样，所不同的是，它是用浸有薄荷的纤维做成的。

在我国，也有不少戒烟疗法，现作一简介。

①意志法。戒掉吸烟，意志起着决定作用，但完全靠意志戒烟也不实际，如果你决定戒烟，需将意志和不抽烟的环境结合起来才有效。

②厌恶法。买几包不想抽的烟，在最不想抽的时候强迫自己抽，直到对烟恶心为止。在患感冒或消化道疾病时对香烟常产生一种生理上的自然厌恶，此时戒烟效果显著。

③恐惧法。多了解吸烟有害的知识，从而产生恐惧，增强在心理和情绪上戒烟的动力。

④代偿法。当想抽烟时用别的东西代偿，转移兴趣的方向，如口香糖、瓜子等。

⑤戒烟反应对付法。头晕时洗脸、淋浴；嘴里难受时漱口；喉咙干时喝茶、嚼口香糖；焦虑胸闷时做 10 次深呼吸；感到无聊时听音

乐、深呼吸；疲倦时深呼吸、休息；失眠时喝牛奶、放松身体；等车等人时吃瓜子、嚼口香糖；参加宴会时避免和抽烟的人攀谈；谈话时喝茶、喝咖啡。

⑥耳压法。取双侧耳穴神门、肺、内分泌及口穴，先用酒精棉球常规消毒，然后在各个穴区用探针选取最痛点，以压在该穴上，再粘贴橡皮膏固定。每当想吸烟时，以食指或拇指按揉各穴，从上至下，先神门、肺、口穴，后分泌穴，每穴按揉1分钟左右，双侧同时进行，按揉时用力至该穴稍痛为宜。5天更换一次，15天为1个疗程。

⑦戒烟汤。鱼腥草30克，地龙、远志各15克，藿香、薄荷、甘草各10克，人参5克，水煎服，每日1剂，分5次服。

⑧戒烟茶。鱼腥草250克，水煎当茶饮，每日2剂，早晚各煎1剂。

⑨戒烟糖。藿香50克，薄荷、甘草各30克，研粉过120目筛，调入葡萄糖粉20克，白砂糖150克，混合调匀制成软糖状，有烟瘾时吃10～15克即可。

⑩戒烟酒。鱼腥草60克，远志、甘草各20克，地龙、薄荷、藿香各15克，切碎浸于30～60度白酒1 000毫升中，然后加盖密封半日后饮用，每次服10～15毫升，每日5～10次。

⑪给自己做一个完整的计划，列出切实可行的时间表，做到心中有数。

⑫如果你不喜欢谁，就把所有烟都送给他。

⑬对周围朋友说："我戒烟了。"让他们做你戒烟的见证人、监督人。

⑭看见吸烟的人，起码在心里说两遍："傻瓜，你在慢性自杀。"

⑮听音乐。在家中营造美好的艺术氛围，听最能打动自己的音乐。

2. 消气妙法　古人云："百病由气生"，爱生气是一种很不好的习惯。消气方法很多，如娱乐、转移、交友等，现介绍一种钉钉消气法，很有情趣。相传，从前有个脾气很坏爱生气的小男孩。一天，父亲给了他一大包钉子，要求他每发一次脾气都必须用铁锤在他家后

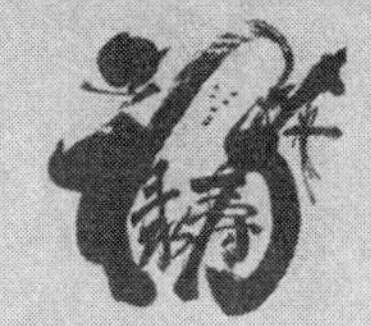

院的栅栏上钉一颗钉子。第一天，小男孩共在栅栏上钉了37颗钉子。过了几个星期，由于学会了控制自己的愤怒，小男孩每天在栅栏上钉钉子的数目逐渐减少了。他发现控制自己的坏脾气比往栅栏上钉钉子容易多了……最后，小男孩变得不爱发脾气了。他把自己的转变告诉了父亲。父亲又建议说："如果你能坚持一整天不发脾气，就从栅栏上拔下一颗钉子。"经过一段时间，小男孩终于把栅栏上所有的钉子都拔掉了。

父亲拉着他的手来到栅栏前，对小男孩说："儿子，你做得很好。但是，你看一看那些钉子在栅栏上留下的那么多小孔，栅栏再也不会是原来的样子了。当你向别人发过脾气后，你的言语就像这些钉孔一样，会在人们的心灵中留下瘢痕。就好比用刀子刺向了某人的身体，然后再拔出来一样。无论你说多少次对不起，那伤口都永远存在。其实，语言对人们造成的伤害与肉体上的伤害没有什么两样。"孩子听了，顿悟，对生气发脾气的危害才真正有所认识，决心痛改了。

曾有人生动地比喻：愤怒像把刀子，盛怒之下的人，其语言攻击力不亚于凌厉的兵器，话虽然夸张了些，但却不无道理。愤怒者常会做出平常想都不敢想的出格的事，这样的例子不胜枚举，这样的教训也一直不断。在日常生活中，是大度地一笑了之，还是为了一厘钱、一点芝麻小事而大动肝火？聪明的你一定会有自己的答案。改造爱生气的坏习惯，关键在于养性。

3. 减肥奇方 肥胖症是不良饮食习惯的恶果，大腹便便，可算人类自己跟自己开的一个顶极玩笑。减肥是当前社会热门话题，也有不少减肥方法问世，如饥饿、运动、服药等，现介绍一剂奇方。相传东汉时期，家住安徽亳州的名医华佗，其医术精湛，医德高尚，济世救人，蜚声四方。一天，华佗到郊外踏青，走着走着，一抬头隐约地见对面路上好像有只大皮球朝这边滚来，渐渐地走近了，才看清是个人。这人胖得几乎上下一般粗细，尤其是他那个肚子像口大铁锅倒扣在上面，只见这人满头大汗，气喘吁吁，很吃力地往前走。待这人走到跟前时，华佗便自我报名说："我是华佗，今天要给你治治肥胖病。”

这胖子早闻华佗大名，他拍着自己的大肚子说：“我是亳州城里卖肉的，刚讨账回来，华佗神医若能医好我的肥胖病，消了我这大肚子，保你以后喝酒吃肉不要钱。”

华佗仔细询问了这胖子的起居饮食和生活习惯后说：“我一不会喝酒，二不爱吃肉，你只要照着我说的法子去做，3 个月后就可见成效。”

这胖子又把大肚子拍得啪啪响说：“只要华佗神医吩咐的，我一定照办。”

华佗说：“你每天备二两炒瓜子，于三更天起床，边嗑瓜子，边走路，嗑完瓜子再由原路返回，中间不准歇息。”

这胖子一听华神医给他治病一不必扎针，二不需吃药，只是嗑瓜子走走路，当然喜不自胜。于是他每天三更起床，边嗑瓜子边走路，一直走了 5 里多地才将瓜子嗑完，然后再由原路返回。

开始几天，因他身胖体重，行走吃力，往返 10 里，累得他大汗淋漓，上气不接下气，两腿像灌了铅，实在难以挪步，但想到不准歇息，就只得咬紧牙关忍受着……

10 多天下来，他渐渐地觉得腿不酸脚不软了，汗也出得少了，浑身有了力气，不感到累了。3 个月过后，他的大肚子果然瘪了下去，一身胖肉也少了许多。

为表达感激之情，这胖子欣喜万分地给华佗送去很多酒肉和礼物，却被谢绝了。华佗还告诫他：“从今以后，你要早睡早起，多动少卧，多素少荤，才能彻底根治你这肥胖症。”胖子欣然领命而去。

肥胖主要诱因是暴饮暴食和不爱动。瓜子那么小，嗑起来又不容易，而且要边走边嗑，自然不能狼吞虎咽，暴饮暴食了，更不能吃了就睡，慢走、慢吃、少睡觉，这是很开七窍的减肥。

4. 心理减负“五然”法 心理负担过重、负面情绪多，如何缓解呢，古人有“五然”法：①处人荡然。与人相处，要诚恳谦和，襟怀宽广，坦然为人，使人有亲切之感，既听顺言，又听逆语。②自处超然。一人独处，要有“宁静致远”的境界，扫环境之尘氛，去心境之芥蒂。

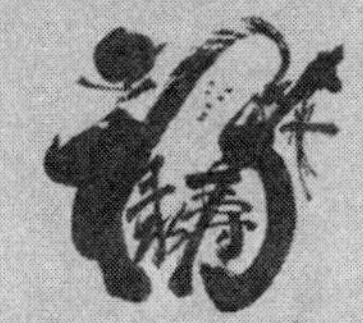

③得意淡然。老子曰:“谈兮其苦海。”志得意满时,骄傲侮漫尤不可,仍需心谦身平,不狂妄,不忘乎所以。大喜也会伤身心。做人如此,养心健康也是如此。④失意泰然。人生一世,往往失多于得。失意逆境之时,切忌自暴自弃,自我作践,自我绝望,那样极有损身心健康,失意之时,可想不如我之人,想能怨尤自消之事。⑤无事悠然。无事可干可又想干之时,可有“采菊东篱下,悠然见南山”之闲雅心情。如此,神情自旷。

还有一种减负“三字”法,也是一种很好减少心理负担的方法:①静。静是缓解冲突的第一步,也是最关键的一步。许多矛盾的激化、心理的失衡,皆因情绪过激,难以入静所致,退一步海阔天空,当工作不顺、生活有矛盾时,不妨默不作声,避而不谈,以静处之。②闲。闲乃心理放松之术。如果情绪激动,心乱如麻,处事定会失误。休闲方式因人而异,依各自的爱好不同而不同。休闲之时,忘却了烦恼,心也更静了。③思。思可以说是缓解心理矛盾的绝招。情绪稳定时,再仔细想一想,思考一下,这时对冲突就会有新的理解,问题可能就迎刃而解了。

这“三字”法的好处,概括地说:静能让冲突凝固;闲可使心理净化;思终致矛盾溶解。这就是生活中的解困去负之道。

5. 网迷运动法 上网迷,长时间坐在电脑前,形成习惯,容易带来种种疾病,必须增加一些活动,现介绍一些简单易行运动方法,供你在电脑前活动活动筋骨,健健身。

练习一:活动手腕。以下4节每只手分别做10～15次,每天重复2～3遍。①屈前臂,伸前臂。②顺时针、逆时针旋转手腕。③同时伸缩5个手指。④打开手掌,一次用力合上一根手指。

练习二:活动颈部。你可能整天坐在屏幕前一动不动,有时还会觉得脖子酸痛。以下的练习是专门适用于颈部的:身体保持正直且紧靠背椅,双臂紧贴身体,双手平放在膝盖上。①向前耸肩,然后回复。②向上耸肩,然后回复。③顺时针、逆时针旋转颈部。④向右、向左转头。⑤向前伸下巴。⑥还可以做一些强化练习,如平举双臂至胸前、两侧,旋转胳膊等(这需要站着练习)。每项练习可以

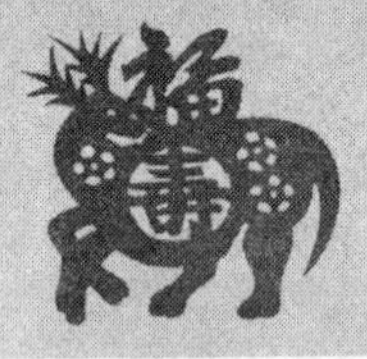

重复10～15次,每天做2～3遍。

练习三:下腰训练。下腰的训练通过简单的伸展运动解除下腰的僵硬感。①身体坐直紧靠坐椅后背。②伸直腿,然后弯曲。用双手将膝盖拉至胸前,持续30秒,然后回复(每条腿分别练习)。③平举双臂与肩齐,身体尽量向下弯曲,然后回复(站着练习)。④向前举起双臂,身体向下弯曲

6. 减少电磁污染四"注意" 室内电磁辐射污染,是家居健康的一大杀手,忽视不得。如何才能防止和减少室内电磁辐射污染呢?应做到如下4点注意。

(1)注意室内办公和家用电器的设置:不要把家用电器摆放得过于集中,以免使自己暴露在超剂量辐射的危险之中。特别是一些易产生电磁波的家用电器,如微波炉、收音机、电视机、电脑、冰箱等,电器更不宜集中摆放在卧室里。

(2)注意尽量缩短办公和家用电器的使用时间:各种家用电器、办公设备、移动电话等都应尽量避免长时间操作,同时尽量避免多种办公和家用电器同时启用。手机接通瞬间释放的电磁辐射最大,在使用时应尽量使头部与手机天线的距离远一些,最好使用分离耳机和话筒接听电话。

(3)注意人体与办公和家用电器间的距离:使用者应与使用的各种电器保持一定的安全距离。人与电器越远,受到电磁波侵袭越小。

(4)注意电磁辐射污染的环境指数:生活和工作在高压线、变电站、电台、电视台、雷达台、电磁波发射塔附近的人员,经常使用电子仪器、医疗设备、办公自动化设备的人员,生活在现代电器自动化环境中的工作人员,佩戴心脏起搏器的患者,孕妇、儿童、老人等5种人是电磁辐射的敏感人群。如果他们生活的环境中电磁辐射污染比较高,就必须采取相应的保护措施。

7. "过劳"防范法 现代社会由于竞争激烈,生活节奏快,压力大,疲劳过度已是一种社会现象,而且又是一种有害身体健康的不良习惯。如何去防范,现介绍以下几点:①无论青年还是中老年人,

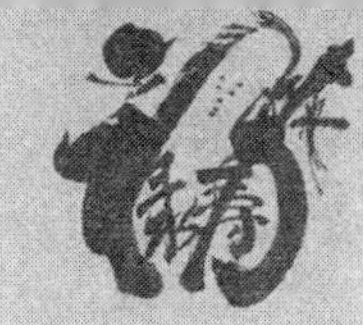

也不论体力劳动还是脑力劳动者，最好每年做一次体检，包括心电图（运动负荷试验）及有关心脏的其他检查，以便早期发现高血压、高血脂、糖尿病、特别是隐性冠心病。发现疾病，不论轻重，都要及时认真治疗。②善于劳逸结合。人人都要学会调节生活，短期旅游、游览名胜、爬山远眺、开阔视野；呼吸新鲜空气，增加精神活力；忙里偷闲听听音乐、跳跳舞、唱唱歌，都是解除疲劳，让紧张的精神得到松弛的有效方法，也是防止疲劳症的精神良药。③生命在于运动。现代人的工作往往多静而不动的特点。最易使人疲惫的莫过于长期不活动。人到 30 岁以后，每过 10 年心脏排血的能力就下降 6%～8%，血压上升 5%～6%，肌肉组织减少 3%～4%，每天脑细胞递减以千万计算。经常运动的人，肌肉的萎缩和力量的减退可推迟，神经细胞的衰老也可推迟，还可帮助废物排出，从而起到防癌抗癌作用。长期坚持健身跑和徒手体操，人体的新陈代谢和工作能力会大大加强。④保持心情舒畅。现代心理学家研究：当一个人感到烦恼、苦闷、焦虑时候，他身体的血压和氧化作用就会降低，而人的心情愉快时，整个新陈代谢就会改善。俗话说，“笑一笑，十年少”。烦恼、愤恨、焦虑、忧伤，是产生疲劳的内在因素。因此，要防止疲劳，保持充沛的精力，就必须经常保持愉快的心情，做一个具有广泛的爱好和兴趣，始终保持积极向上的生活追求的乐天派。

三、戒除不良生活习惯的格言谚语

1. 格言

遇事不恼，走路不跑，吃饭不饱，睡觉要好。

忧伤和易怒乃是健康人的一对无形杀手。

自静其心延寿命，无求于物长精神。

基本吃素，饭后慢步，遇事不怒，劳逸适度，心情舒畅，永不发怒。

养生贵有度：饮食有度，名利有度，安逸有度，喜怒有度，房事有度。

愉快和欢笑是保证人体健康的最好药物。

早饭淡而早，中午厚而饱，晚饭须要少，吃饭八分饱，无病活到

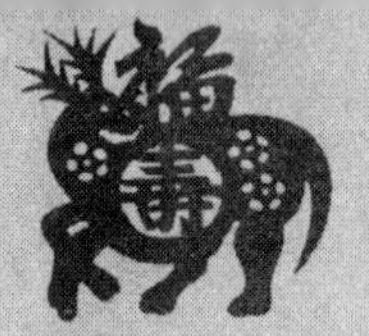

老。

笑一笑，十年少；愁一愁，白了头；笑脸常开，乐从中来。

起居时，饮食节，寒暑适，则身利而寿益。

喜不大笑，怒不暴跳，哀不嚎哭，乐不轻佻。

宽容能益寿，德高可延年。

坚持适当的运动是代价最低的补品。养生妙法：协调阴阳，通畅气血，节制情欲，顺应四时。

2. 谚语

“卫生是妙药，锻炼是金丹”；“旱天未到先修塘、疾病未来先预防”；“机器不擦要生锈，卫生不讲要短寿”；“常洗衣服常洗澡，常晒被褥疾病少”。

“饭前洗手，饭后漱口”；“预防肠胃病，饮食要干净”；“吃了省钱瓜，害了胃和肠”；“少吃多滋味，多吃坏肚皮”；“贪吃贪睡、添病减岁”；“饭吃八成饱，到老肠胃好”；“早饭要好，午饭要饱，晚饭要少”；“饥不暴食、渴不狂饮”；“人愿长寿安，要减夜来餐”。

“大蒜是个宝，常吃身体好”；“冬吃萝卜夏吃姜，不劳医生开药方”；“朝食三片姜，犹如人参汤”；“吃米带点糠，老小都安康”；“一天吃个枣，一生不知老”；“鱼生火，肉生痰，粗粮淡菜保平安”；“要想人长寿，多吃豆腐少吃肉”；“运动好比灵芝草，何必苦把仙方找”；“人怕不动，脑怕不用”；“不抽烟、少饮酒，活到九十九”；“饭后散步，不进药铺”；“不抽烟、不喝酒、病魔绕着走”；“拍打足三里，胜吃老母鸡”；“竹从叶上枯，人从脚上老，天天千步走，药铺不用找”。

“春不减衣，秋不加帽”；“冬不蒙首，春不露背”；“洗头洗脚，胜吃补药”；“头对风，暖烘烘，脚对风，请郎中”；“日光不照临，医生便上门”；“娱乐有制，失制则精疲力竭；快乐有度，失度则乐极生悲”。

“笑口常开，青春常在”；“遇事不恼，长生不老”；“不气不愁、活到白头”；“情极百病生，情舒百病除”；“不求虚胖，但求实壮”；“裤带越长，寿命越短”。

“三分吃药，七分养”；“药补不如食补”；“人老先从腿上老，护好双腿不衰老”。

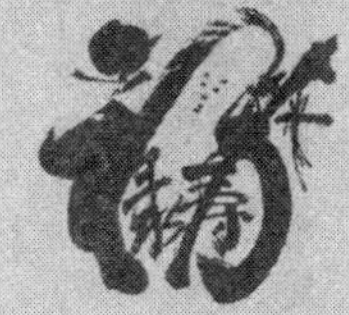

第六章　长寿老人和长寿乡的生活好习惯集锦

一、带病度百岁寿星的生活好习惯

疾病是健康的大敌、生命的杀手。没病是长命百岁的重要条件，但是有病也能度百岁，颐享“天年”，关键是要具有良好的生活习惯，保持自身的抗病能力。下面介绍几位带病度百岁的寿星。

1. **患糖尿病的百岁老人孙越琦**(1893—1995)　原名毓麒，绍兴平水铜坑(现平江镇同康村)人，著名的爱国主义者、实业家和社会活动家，中国现代能源工业的创办人和奠基人之一。曾任全国政协常委，民革第五、六届中央副主席。孙越琦早年患糖尿病，却能享年103岁，他没有什么养生秘诀，主要是保持良好的生活习惯。

(1)严格控制饮食：孙越琦原来体型较胖，早在1949年他56岁时就发现患了较严重的糖尿病。医生建议他严格控制饮食，按时服药，多运动，并为他设计了一日三餐的主食标准和菜谱，让他参照执行。孙老相信科学，尊重医生制定的饮食标准，从不放纵自己的食欲。

一方面，他自己不嘴馋，不暴饮暴食。主要每天总量不超过250克，副食则荤素搭配，以素为主，常吃各种新鲜蔬菜。在肉类食品中，常吃富含不饱和脂肪酸的鱼类。另一方面，夫人王仪孟每天用秤称主食和菜量，确保进食定量。这样一来，便达到了合理膳食减肥之效果，孙老体重减少超过15千克，接近于正常标准。加上每天按时服药和适当运动，孙老的血糖便控制在正常水平，不曾反弹。

(2)积极参加体育运动：孙老认为，步行是最好的体育锻炼，始终坚持经常走路。孙老86岁那年开始学太极拳，每天前往北京工人体育馆参加太极拳学习班，坚持不懈。全班50多人，数他年事最高，也首推他学得最认真。全班比赛时，他被评为第二名，可他并不满意，不无遗憾地说：“我怎么就练不到第一名呢？”

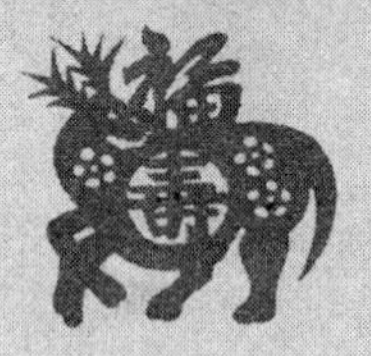

(3)心态平衡，不断进取：孙老认为，养身先养心。他曾对人说："有人问我有什么长寿之道？我答，做事无愧于心。不管别人知道与否，也不管别人怎么待我，我无愧于心，我心安理得。老年人对什么事都应想得开，放得下。当然，这个也很难，我有时心里也很不舒服，但是我很会自我解脱，认真一想就无所谓了。"

孙越琦年事虽高，却是老当益壮，不坠青云之志。在他满百岁的那一年，曾经幽默风趣地对人说："人家问我怎么活得这么长？我回答：因为我的任务还没有完成。"原来，孙老在建国前夕，曾组织和号召部下护厂护矿，拒绝国民党当局将厂矿迁往台湾的命令。在大家的努力下，这些厂矿交到人民政府手中。但也有少数部下到了台湾，至今未归，孙老十分挂念，他说我想念他们，盼他们早日归来，这也是我的任务。孙老盼望两岸早日统一，能与老部下相聚。老年人仍能胸怀大志，有一个长远的生活目标，能始终不懈地为某种事业奋斗不息，正是确保长寿的重要条件。

值得一提的是，孙老有良好的睡眠习惯，睡眠质量高。孙老的儿子说：爸爸有个特点，睡眠很好。一般到时躺下就睡，天大的事都放得下。

2. 患癌症百岁老人马寅初、刘建章、夏征农

(1)马寅初(1882—1982)：浙江绍兴嵊县(今嵊州市)人，中国当代经济学家、教育学家、人口学家，91 岁时患结肠癌开刀，活到 100 岁。他动手术还是周恩来总理决定的。他一生都重视锻炼，从十几岁开始，直到百岁高龄，从未间断。即使术后，在精心调养的同时，仍坚持活动。他喜爱多种体育活动，但坚持时间最长的是登山、跑步和冷水浴，五六十年代，他经常利用星期日和假期进行登山活动，北京郊区的一些山峰他都登过，杭州的北高峰、桃源岭等山上也都留有他的足迹。正是他一生爱运动，所以是抗癌胜利者。

(2)刘建章(1910—2008)：河北景县人，原中国老年体协主席，铁道部原部长，78 岁胃癌开刀，术后由于加强了饮食调养和坚持运动锻炼，一直活到 98 岁。刘建章从小就喜欢习武，特别擅长行意拳和"春秋大刀"，一身好武艺练出了一个健康的体魄，70 多岁时他还

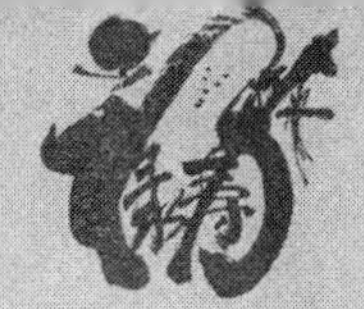

经常在各种场合表演春秋大刀，80 岁以后每天早晚打网球、练拳脚、耍大刀，90 岁仍离不开这些武艺。

95 岁的刘建章腰板挺直，上 3 层楼梯气也不喘，看书报竟可以不戴眼镜，而且谈吐诙谐，思维敏捷。他讲起运动养生来头头是道："每个老人都希望自己健康长寿，而要长寿就必须锻炼身体。古人养生讲'动、静、乐、寿'，'动'即'运动'，运动是生命之本，我一生坚持自我保健，至今未得到大病；'静'是指理性对待人生；'乐'是豁达乐观，对人生充满信心；'寿'是指人心宽得寿，健康得寿。"

生活中的刘建章很讲究科学饮食，他每天的早餐是夫人做的酸枣 3 个，小西红柿 3 个，煎鸡蛋 1 个，香肠 1 片，全麸面包 1 片和牛奶 1 杯。午餐吃少量蔬菜，1 碗小米粥或者混沌。而且每餐后 1 小时还要吃几片猕猴桃和火龙果。别看老人家年近百岁，但他从不吃任何保健品。他说药补不如食补，任何药片都是化学元素做成的，吃多了你的胃就成化工厂了。

刘老常说，有的老年人退休后"出门站街头，在家坐炕头，天天熬日头"，这种孤独的生活非常可怕。人老，精神不能老，锻炼不能少。老年人应根据自己的兴趣爱好，选择自我保健方式，可以琴棋书画，也可以栽花养鱼。总之，设法丰富自己的晚年生活，才能使身心更加健康。

(3)夏征农(1904—2008)：江西丰城市人，中国作家、政治家。2008 年老革命家夏征农 105 岁。熟悉夏老的人都知道，夏老不仅是一位养生有道的百岁老人，同时也是一个有文化的老革命，曾参加过南昌起义，经历过"皖南事变"等。新中国成立后，曾历任中共华东局宣传部部长、上海复旦大学党委书记等职。74 岁时，他开始编 1979 年版的《辞海》；98 岁时，他还任《大上海》的主编，成为世界上最年长的《辞海》主编。

1982 年，夏老被确诊患了前列腺癌，然而夏老内心十分平静，对疾病采用既治疗，又泰然处之的豁达态度，经过长期自我保健运动，终于驱走了病魔，使病体得以康复。

夏老还自编了一套名为"干洗浴"的按摩保健操，每天早晨起床

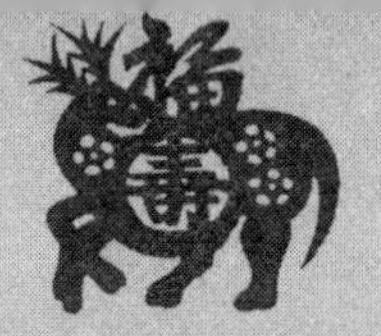

后，边听广播边做操。这套保健操包括浴手、浴臂、浴头、浴眼、浴鼻、浴胸、浴膝，以及鸣天鼓、旋眼睛、搓腰眼、揉腹部、揉脚心等，具有通经活血、健身治病的功效。一招一式做下来，大约需要 20 分钟。洗漱之后散步，然后再做一套自编的健身操。他的家是一套两层楼的小洋房，他常常喜欢楼上楼下地走动。闲时，在院里种花、浇水、侍弄花草，活动筋骨。室内坐久了，或者看书写作时间长了，就在屋里屋外走上几圈，或者踢踢腿，弯弯腰，转转头。他说："身子要多运动，脑子要多活动；常用的刀不锈，常流的水不臭；生命在于运动。"

夏老的饮食很有节制，他不喜欢大鱼大肉，偶尔吃点甲鱼之类的好菜或点心，但绝不会多吃，所以肠胃功能一直很好。

夏老的起居生活颇有规律，他每天早晨 5 点半左右起床，吃完早餐后，就在自家小院里来个"饭后百步走"。上午一般读报看书，有时兴致来了就吟上几首诗，练上一通书法。中午要午休 1 小时左右。下午一般接待来访，或看看书，晚上看电视，尤其是球赛，几乎不肯落下一场，还要边看边评论。

夏老为人宽容和善，能以公心克私怨，对曾反对过自己的人也不耿耿于怀。他认为："心胸狭窄的人整天心神不宁，又如何能够长寿？"

夏老还是一个快乐的老人。闲时，他也打打扑克，他打扑克一个人能算四方的牌，打桥牌想让谁赢谁就赢。偶尔还用他带江西口音的普通话唱上一段京戏，常使家人忍俊不禁，有时也会轻轻的吟诵自己写的小诗，字里行间都洋溢着一位百岁老人奋发向上的豪迈之气，癌症在这动静有道的百岁老人面前也不得不低头。

3. 做过多次手术百岁老人张明珠(1905—) 1905 年 6 月 22 日出生于上海的一个封建家庭，是个大家闺秀。她 50 岁之前是在上海度过的，之后随子女到北京定居。如今他们家五世同堂，张明珠最大的外孙已经 60 多岁，外孙的孙子也 10 多岁了。

谈及老人为什么长寿，女儿李桐说："老人有两大习惯，一是坚持走路，香山、紫竹院等公园是老人经常去的地方，那里的常客大多

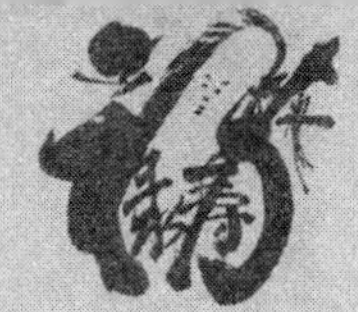

认识她，她也乐意与大家聊天。二是晒太阳，老人饭后或是散步时都要在外面晒一会太阳。”

对于长寿老人，我们听到最多的是他们大多一生健康，很少得病。但张明珠老人不是这样的，她 72 岁做了一次小手术，是阑尾切除术，88 岁的时候患肠癌，一共做了 3 次大手术，切除了全部结肠，大肠也被切掉了 1 米，第三次手术时，她才知道自己得的是癌症。但她满不在乎地说：“癌症、癌症，就是不死之症，我要跟癌症作斗争。”所幸病理检查确定癌细胞没有转移，所以就没有进行放疗和化疗。

2012 年 12 月，107 岁的她做客北京电视台《非常故事汇》节目，老人精神饱满，容光焕发，眼睛炯炯有神。有人向她请教长寿秘诀，张明珠回答说：“饮食有度，睡眠要足；多晒太阳，多做运动。”她每天早上睡到自然醒，起床活动和看一会儿电视后，再睡 1 个多小时，午饭后还要睡大约 3 小时。如此充足的睡眠，保证了她有足够的精力，皮肤光滑润泽，富有弹性。

老人能够长寿，最主要是她性情温和，不生气，用她自己的话说就是“马马虎虎”。有时会忘记了自己的年龄，你要问她今年多大岁数了，她就会稀里糊涂的说：“一百多岁了。”大家就说她糊涂的正确，适当糊涂有利于延年益寿。

二、世界长寿乡的健康生活习惯

1. 巴基斯坦罕萨六七十岁不算老　1933 年，英国作家詹姆斯·希尔顿来到巴基斯坦的罕萨山谷，在领略了当地的风土人情后，他写出了闻名世界的《失落的地平线》。在书里，他把罕萨称为“香格里拉”。

罕萨山谷距离我国的新疆仅 30 多公里，4.5 万罕萨人世代过着“日出而作，日落而息”的农耕生活。据记者了解，在罕萨，当地人几乎从不患病，六七十岁根本不叫老人，八九十岁人可在地里劳作，健康的活过 100 多岁在这里并不算什么稀奇事。

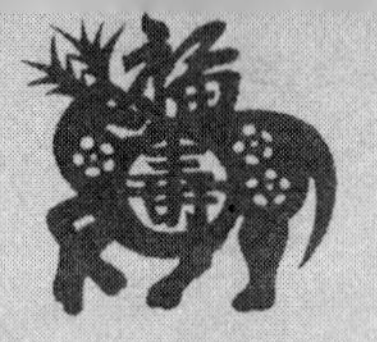

为了解开罕萨人的长寿之谜，英国医生罗伯特·麦卡森进行了实地考察，发现了罕萨人长寿的秘诀。一是饮食。罕萨人喜欢吃粗制面粉、奶制品、水果、青菜、薯类、芝麻等。他们还喜欢适量饮用一种由葡萄、桑葚和杏制成的烈酒“罕萨之水”。二是得天独厚的自然条件。罕萨山谷附近有许多冰川、河流，这些水体中含有丰富的矿物质，常年饮用有利于人体健康。罕萨人在种庄稼时也用这种水进行灌溉，从来不施农药，种出来的瓜果蔬菜特别有营养。三是生活习惯。罕萨人多以务农为主，古朴的生活习惯使他们远离了现代社会的恶性竞争，又为自己的长寿增加了一块砝码。

2. 厄瓜多尔比尔卡班巴没有金钱概念 在厄瓜多尔南部山区有一个叫比尔卡班巴的村庄，1970 年，村里一个叫米格尔·卡尔比奥的人得了眼病，有生以来第一次去看病，这次眼病使比尔卡班巴闻名于世，因为米格尔当时据称已活过了 120 岁。

据当地政府介绍，比尔卡班巴大约有 5 000 人，其中有 20 多位百岁以上的老人。由于 100 年前这个地区还比较落后，没有完整的人口档案系统，这个数字很难证实。但不管怎样，这个山村是公认的西半球最长寿之地。村里有位 102 岁的卢西拉老太太，几年前还能在小镇的狂欢节上跳舞。在被问到为什么长寿时，她说：“我们走路走的多，到老了也要干活。”

3. 外高加索百岁老人还选美 最近，格鲁吉亚举办了 90 岁以上老人的选美大赛，参赛者中年龄最大的已有 106 岁。百岁老人选美，这可能只有在外高加索这样的长寿乡才会发生。据统计，格鲁吉亚 500 多万人口中百岁寿星达 2 000 多人，90 岁以上的超过 2 万人。而在阿塞拜疆，20 世纪 80 年代初，每 10 万人中百岁老人曾多达 63 人。

外高加索人的乐观生活态度是他们长寿的主要原因之一。记者在参加当地人的婚礼时，经常发现八九十岁的长者和年轻人一起又唱又跳，如果他们自己不说，人们都猜不出他们的真实年龄。除了乐观的心态，当地人的饮食也很讲究。在格鲁吉亚的长寿乡阿巴哈吉亚，当地居民每天都吃用玉米面做的面包和粥。这里的人每天

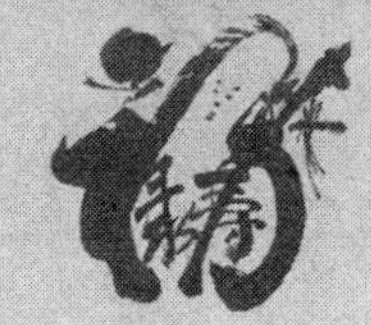

都喝至少 2 杯牛奶、三四杯酸奶，喝时还要放葱，芹菜等。此外，当地人还常吃菠菜、豆角、韭菜、白菜、洋葱、红辣椒及当地产的无花果，不吃香肠、熏肉或者火腿，很少吃蛋糕、土豆、动物油脂和糖果，不喝咖啡，主要喝当地产的“格鲁吉亚茶”。

4. 中国巴马长寿人口不断增加　巴马人长寿，首先得益于大自然良好环境的赐予。巴马属于亚热带气候，空气清新，每立方米负氧离子的含量高达 2 000～5 000 个，最高可达到 2 万个，被称为“天然氧吧”。

喜欢劳动，饮食习惯良好，生活有规律，这也是巴马寿星多的最重要因素。4 月 14 日早上，记者来到甲岁乡白马村坡纳屯寿星黄布铁家里采访。老人已经 104 岁了，但每天不是去摘猪菜，就是下地干活，还做家务。他每天吃两顿，每餐吃 2 碗饭。老人每天早睡早起，耳不聋，眼不花，一头黑发。他常说：“每天不出去活动一下，吃饭就不香，晚上睡不好觉。”要不是记者亲眼看到他麻利地摘猪菜，真不敢相信他的话。

巴马人长寿还和饮食有关。他们经常吃火麻、玉米、茶油、酸梅、南瓜、竹笋、白薯等天然食品。玉米、白薯等含有丰富的微量元素，火麻制成的油和汤含有大量的不饱和脂肪酸。国际自热医学会会长森下敬一对巴马进行调查后认为，不饱和脂肪酸和微量元素的摄入正是巴马人长寿的关键所在。

除了以上几点，乐观也是巴马长寿老人的另一个突出特点。在平安村平寨屯，记者遇到了 106 岁的黄马能，她耳聪目明，一边说话一边发出爽朗的笑声。她告诉记者，她现在五世同堂，还能记起年轻时唱的山歌。

世界卫生组织通过有关调查研究提出，一个人的健康和长寿，15％取决于遗传因素，25％取决于社会因素、医疗条件和气候因素，而 60％取决于个人的身心卫生、饮食结构等生活和行为方式因素。中国老龄科研中心通过对巴马百岁老人和部分长寿老人的调查和分析，巴马长寿主要有几点。

(1)饮食有节：巴马人的饮食结构具有低脂肪、低动物蛋白、低热量、低盐、低糖、高维生素、高纤维素的“五低两高”的特点。他们长年以玉米、大豆、薯类为主食，辅以各种新鲜蔬菜、瓜果、植物油脂，鱼肉蛋奶摄入量很少。但对于长寿老人的调查却表明，巴马人平均营养素的摄入量并不很低，在巴马老人中找不到大腹便便的肥胖者，因而也就没发现继发于肥胖的各种慢性疾病。老人仅有30%左右退出田间劳作，在百岁老人中竟有10%左右还能参加田间劳动，半数的人还在做家务。巴马人无论何事出门都要爬山过坡，由此练就灵活的腿脚。日出而作，日落而息，昼动夜静，尽管体力消耗大，但是巴马人良好的作息习惯保证了身体能够得到充分的休息和恢复。

(2)养体以敬：巴马民风淳朴，素有尊老、敬老、养老的传统美德。邻里友善，互助互让，这是长寿老人心理健康的外部环境。爸妈老人自身也大都或开朗豪爽，或从容温和，很少见孤僻暴躁者。他们大多以平常心对待生死，在当地百岁老人中，把为自己准备的寿材陈设在屋内，进进出出都能看到，他们淡泊名利，安于平凡，但对待生活的态度并不消极，无论在生产劳动或家务劳动方面，尽管年事已高还是尽可能地做事情，故很少有累赘别人的自卑感。

(3)防重于治：巴马老人几乎一生中没有做过体检，也很少看过病，但巴马人的一些防病措施却很出色，从婴儿呱呱坠地开始就有开口茶、药粑等用来预防常见病，成人有凉(药)茶、药浴，常年进行冷水浴。将近80%的老人在患了诸如伤风感冒之类的毛病时很少用药物治疗，而是依靠自身的抵抗力自然恢复。在疾病治疗上巴马人也很有特色，一些民族医药如刮痧、药茶等都为其所掌握、应用。

三、中国和世界长寿政要的健康生活习惯

1. 朱德(1886—1976) 伟大的马克思主义者，无产阶级革命家、政治家和军事家，四川仪陇人。朱总司令是高寿之人，医生们总结的朱德养生三法：**性情超脱，善制怒；书法棋艺，调气血；酷爱运动，养体魄。**

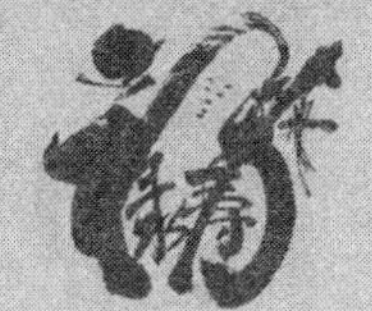

朱老总生性乐观，胸怀宽广，是一位不易冲动的仁厚长者。不管遇到什么情况，善于制怒，心绪平和，始终是朱老总情绪特征的“主旋律”。试想一个胸怀容得下浩瀚大海的人，焉能不长寿？

朱老总一生酷爱书法艺术，晚年的时候，朱老总坚持每个中午练半个小时毛笔字。书法既是一种精神调理，又是一种独特的运动。中国古往今来书法家长寿的不计其数，朱老总虽不是专事书法，但他老人家的气度闲定，与长期练书法有很大关系。

朱老总以诗词娱情，乐在其中，早已成为佳话：“北华收复赖群雄，梦世人运常答风。自信挥戈能退日，江山依旧战旗红。”这首诗既是朱老总豪迈精神的写照，又是他历经人生风雨保持健康身心的巧妙印证。

朱老总很注意生活规律。一般都会做到按时休息，注意劳逸结合；饮食方面注意合理营养，家常便饭，粗细搭配，荤素菜混吃，尤其喜欢蔬菜和水果，食不过量；不吸烟不饮酒。

体育锻炼也是朱老总长寿的法宝，朱老总早年当过体育教师，后来长期过军旅生活，并且一生重视体育。在延安，他 50 多岁时，还能打篮球，这早已在全党全军传为佳话。新中国成立后，他仍很重视体育锻炼，其主要锻炼方法如下。

(1)散步：朱老总十分重视散步，其方法颇为讲究。一是持之以恒。二是既要坚持散步，又随机应变。三是散步达到一定的运动量。四是散步与其他相结合。

(2)爬山：朱德一生最喜爱的活动还是登山。在杭州的日子里，虽然他是高龄，但仍坚持每天登山，曾两次登上西湖高峰。他曾在一首诗中写道：“登上高南峰，钱塘在眼中，回首西湖望，江山锦相同。”在北京的时候，他每个星期天都要去爬香山，一直到 1975 年，89 岁的时候还喜欢爬山。

(3)游泳：朱老总在工作生活中还经常给自己创造锻炼机会。进入老年时期，他还要求把办公室、卧室设在二楼。在他 70 岁以后，工作人员考虑他年事已高，每天活动较多，一天下来要上下楼很多次，很不方便，因此就打算把他的卧室、办公室布置在一楼。当工作人员向他报告这一想法时，他没有同意，并风趣说："住在楼上，下楼吃饭，上上下下，强迫锻炼。"

2. 邓小平(1906—1997) 中国共产党第二代领导核心，马克思主义者，无产阶级革命家、政治家、军事家、外交家，中国改革开放总设计师邓小平同志爱好多种体育运动，如游泳、爬山、打台球，还喜爱打桥牌等。

20 世纪 50 年代末，有一次在北京养蜂夹道俱乐部打台球，因为打球十分专注，忽略了脚下衔接处的不平，他不幸绊倒摔断了腿骨。俗话说："伤筋动骨一百天。"但由于小平同志积极配合治疗，并注意康复锻炼，加上自己的身体素质，恢复得很快。当时由于工作需要，中央派出以邓小平、彭真为正副团长的中共中央代表团赴前苏联谈判，伤势并未痊愈的小平同志，手持拐杖，依然率团到达莫斯科，而且是 3 年之内两次赴苏，不负使命，让赫鲁晓夫深深领教了这位"打不倒的东方小个子"的厉害。

"文革"中小平同志行动受到限制，不可能到大海江河里进行他最喜爱的游泳运动，其他文体活动也难以参与，没有场地和体育器材，他就进行冷水浴锻炼，并在小院内每天进行一圈又一圈的步行锻炼，以强健身心。

小平同志常讲：桥牌是锻炼脑子的好运动，只要能打桥牌就证明我头脑清楚。只要周末不开会，没有重大外事活动，他都会兴致盎然的打上几手牌。世界桥牌皇后杨小燕评价他叫牌果断，攻守自如，常常出奇制胜。小平同志则说，和世界冠军打牌虽败犹荣啊！能提高我的技艺嘛！原中国桥牌协会副主席易厚高说："小平同志实为中国桥牌运动的创始人呢。"他老人家曾 9 次参加"运筹与健康杯"的桥牌大赛。1988 年，小平同志还被授予了中国桥牌协会荣誉主席的证书。邓小平的体育爱好很广泛，登山也是他喜爱的一项活动，在北京，他经常去景山、香山等地攀登。1979 年 7 月 12 日当时已是 75 岁高龄的邓小平，兴致勃勃地登上了海拔 1800 米的黄山，他曾满怀情趣的说："爬上了黄山，天下的名山都不在话下了嘛！"时任安徽省第一书记的万里，曾用两天时间陪同他，行程 30 千米山

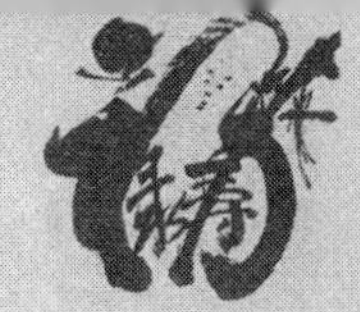

路，兴致勃勃地登上了有奇松怪石、云雾缭绕、百步云梯的黄山。那时没有索道可乘，小平同志又拒绝坐滑竿。实际上登山运动也是他的一大爱好，祖国江山如此多娇，许多名山如太行山、井冈山、大别山、武夷山、峨眉山、泰山等都留下了他的足迹。

3. 卡斯特罗(1926—) 古巴国务委员会主席、国家前领导人卡斯特罗一生酷爱体育运动，年轻时酷爱棒球运动。最让他着迷的是篮球，在大学时代，他不但白天不停地练习投篮，还说服学校管理人员晚上打开篮球场的灯让他一个人练。对他来说，在众人面前表演球技就像演说一样自如。但人们可能更喜欢欣赏前者，即使后来成了一国之尊，他也常即兴冲到街上在玩篮球的孩子们中间露一手。此外，他还是一个钓鱼迷，曾创下不到 4 小时就钓鱼 184 千克的记录。

4. 铁托(1892—1980) 前南斯拉夫国家传奇的领袖人物，也是著名的国际事务活动家。铁托一生经历坎坷，坐过牢，遭过流放，但身体十分强健，活了 88 岁，一直思想敏锐，精力过人。他的高龄是与他经常顽强地坚持体育锻炼分不开的。

铁托出生在一个多子女的家庭，家境十分贫寒。因此，童年的铁托营养不良，身体不佳，入学一年级就得了猩红热。直到参加工作当了工人后，才开始比较自觉地投身体育活动，并参加了一个叫“鹰社”的体育协会，从此体质有所增强。

据说，铁托是一个运动的多面手，喜欢驾车、围猎、垂钓、跳舞、散步等，尤其是对击剑着迷，他几乎每周都要练习击剑，很快提高了自己的剑术。1913 年秋天，铁托已成了奥匈军队的士兵，由于他平日训练有素，在一次全团击剑比赛时一举夺魁。尔后，他又在一个狂热的击剑爱好者举荐下，前往布达佩斯接受主官训练，并参加了全军的击剑比赛，经过顽强拼搏，居然在上百名优秀击剑高手中名列第二，荣获由约瑟夫大公授予的证书和银牌。有趣的是，这非凡的剑术后来帮了他大忙。那是 1915 年 4 月间，一天早晨，铁托所在军营突然被沙皇俄国的骑兵包围。此时，有位俄国士兵手持两米长的长矛正朝铁托猛刺过来，反应灵敏的铁托凭着娴熟的击剑技巧，

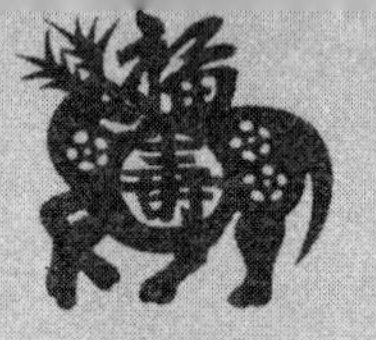

迅速地用刺刀挡开了敌人的长矛，九死获得一生。

铁托的钓鱼瘾也是人尽皆知的，有时哪怕是短暂的闲暇，也要到水边去碰碰运气，即使没有鱼碰钩，他也一点不烦恼，他常对身边的人说，这不仅是一种很好的休息，也可以得到体育锻炼。更有意思的是，铁托不仅将垂钓作为自己一项主要的娱乐活动，而且喜欢收藏世界各国的名贵鱼竿。若有客人问及他的收藏品，他还会如数家珍般地介绍它们的来历和性能。

铁托长期坚持户外活动因而脸色晒得黑里透红。晚年，铁托还爱外出旅行。即使在出国访问期间，他也要打打台球。他从不吝啬自己的体力，一有闲暇还会走进专设在自己别墅里的机械实验室，去开动车床或机动车。每次外出，他都坚持午后散步 1 小时，从运动中得到好处，铁托可是一个实实在在的苦行僧了。

5. 福特(1913—2006) 2006 年 12 月 27 日美国前总统福特病逝，享年 93 岁。他是迄今美国历史上寿命最长的总统，同样享年 93 岁的已故总统里根排名第二。此前有报道提到了福特的长寿，与他特别喜欢体育运动、饮食讲究有很大关系。

福特很喜欢体育活动，在担任总统期间，福特特别喜欢网球、打高尔夫球，还有就是游泳。在白宫有一个很大的游泳池，福特会坚持每天早上 6 点半左右起床，稍做准备就去游上 45 分钟左右。卸任总统后，福特保持了游泳习惯，即使到了 93 岁的高龄，福特在加州的家里还坚持每天游泳。

福特从小就有运动天赋，喜欢打橄榄球、篮球和田径运动。高中时，福特凭借自己在橄榄球运动上的出色成绩，进入了密歇根州立大学。毕业后，福特曾加盟职业橄榄球队，当过橄榄球教练和拳击教练。卸任后，福特不喜欢抛头露面，大部分时间是在家中度过。从个性上看，福特为人谦逊随和、性格温和。

6. 英国女王伊丽莎白(1926—) 女王伊丽莎白虽已 86 岁高龄，但身体却出奇的硬朗，几乎没怎么去过医院。女王的许多养生方法，值得学习和借鉴。

一是与时俱进，从不拒绝新生事物。伊丽莎白女王非常善于接

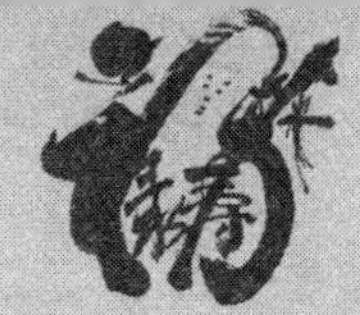

受新鲜事物。她已经能够熟练使用互联网，并利用它了解世界各地的信息和发送电子邮件。为了与时代同步，女王非常注意对知识的更新。每天早晨，她都会准时收听英国 BBC 广播电台最有影响的《今日》节目，晚上则收看电视新闻。女王的知识非常渊博，有几位首相曾在女王面前露过怯，他们回答不出女王提出的问题，最后还得女王告诉他们答案。

二是生活有规律。晚上 11 时准时入寝，早上 7 时半按时起床，是女王几十年来雷打不动的作息习惯，即使出国访问或旅行也不改变。每天早晨，当女王从睡梦中醒来后，不会立刻起床，而是在床上再躺半个小时，做一套自己自编的健身操，然后起床。女王的饮食很有规律，并且对食量有着严格的限制，日常饮食定时定量，注重少而精，无论是平时家庭用餐，还是参加宴会，再诱人的美味，女王也顶多吃上一两口。由于长期坚持少而精的饮食，女王如今的体重仍保持在 50 千克左右，与结婚时相差无几。

三是热爱生活，永远保持年轻的心态。女王生性开朗、幽默。身上没有丝毫的暮气，自 1952 年登上王位以来，几十年间，她总共出席了 3 万多场授勋庆典，撰写了 4 万余张贺卡，经历了 10 位首相的轮换，出访过 100 多个国家，总行程约 80 多万千米，相当于从地球到月球走了一个来回。

四是适度运动，保持旺盛的生命力。女王有着一套独特的健身方法，在繁忙的工作中，只要一有时间，哪怕只有 5 分钟，她也会脱掉鞋子，把双脚高高地架起，喝上一杯茶，借以松弛全身。专家们研究认为，当一个人的双脚翘起高于心脏之后，脚和腿部的血液会回流至心脏，及时补充氧气，可让绷紧的腿部肌肉得到放松，同时也有利于心脏的健康。

在空闲时间，伊丽莎白女王喜欢做拼图和填字游戏，并且喜欢猜字谜，以保持头脑灵活。每天下午 2 点半，女王都会来到王宫花园散步，骑马也是女王经常从事的运动。

7. 李光耀(1923—)　新加坡华人，李光耀现已近 90 岁，但仍身手矫健，精神饱满，耳聪目明，思维敏捷。李光耀的养生之道主要有以下几点。

(1)讲究膳食:李光耀曾特别爱吃油炸鸡翅、喝啤酒、葡萄酒,饭量也大,因此很胖。后来,为了健身,他改变了多年养成的习惯,为自己制订了一项饮食原则:“为活而吃。”基于此,他自觉地节制饮食,避免再吃油腻和甜味食品。采用的食谱:早餐喝一杯不加糖的豆浆或豆花,外加面包与新鲜的蔬菜、水果;午饭吃鱼、蔬菜和米饭,喝汤,吃水果;晚餐较丰富,但很少吃肉。此外,他一日三餐定时定量,决不吃得过饱,也从不吃零食。

(2)坚持锻炼:李光耀十分谙熟锻炼强身的途径,只有增强了体质,才能少生病与延年益寿,自不惑之年起,李光耀就开始利用跑步健身。他从每次跑步10分钟增至15分钟,后来坚持每天跑上半小时。年过花甲后,他又将跑步时间缩短,速度放慢。同时,采用划船锻炼上肢。此外,他还喜欢骑自行车,即使出差,也常常把折叠的固定式健身脚踏车随身携带,利用早晚空闲时间进行锻炼。李光耀说:“我每天都做运动,如果不做,便感到懒散,我发现健身操使我感觉更好,能开胃,也睡得更好。”李光耀认为,有足够休息才能健康,每天睡眠8个小时最为理想,但通常他只睡6～7个小时,因为睡眠质量好,从不失眠。

(3)博览群书:李光耀认为,读书不仅可以增长知识,博学多才,也可以预防疾病,养德健身。他说:“很多疾病来源于不良的情绪和不良的品行,读书是最好的心理疗法和道德规范,读书万卷等于和许多高尚的人谈话,使自己精神、品行不断进入新的境界,成为一个脱离低级趣味、有道德修养的健康人。”

(4)不迷信药物:对于养生,李光耀既不把药物视为“救星”,也不讳疾忌医,他深深懂得药物只能医病,不能健体,过分依赖药物会降低身体抵抗力。因此,他做到了有病求医,无病不吃药。

四、古今长寿名人的健康生活习惯

1. 孟子(前372—前289) 是继孔子之后又一儒家名人,是我

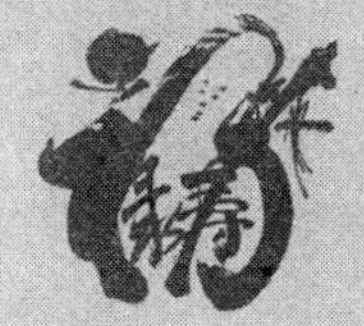

国战国时期一位大思想家、教育家，又称亚圣。他活到84岁(比孔子多活11岁)，可谓古代养生的典范。归纳起来，其养生方法有以下几个方面。

(1)生活恬淡，喜好运动：孟子平时吃饭一般只是一小竹篮饭和一小壶汤。他认为只要吃饱就行，所以什么都吃，并不挑食。孟子还喜欢狩猎运动，并成为其教学的必修课。狩猎是一项最好的运动，既锻炼了身体，又有收获之喜。

(2)品德高尚，修养身心："修其身而天下平"，即以修养身心的道理和方法来治理国家。孟子提倡：要保持良心，减少私欲；先正己而后正人；要与人为善；要交品德端正之友；要守分安常，不忧穷困；要"苦其心志，劳其筋骨"；少说话，不自满；要与民同乐，与人共享音乐的快乐；要有恻隐之心(仁)，羞恶之心(义)，恭敬之心(礼)，是非之心(智)。

(3)终生善养"浩然之气"：孟子把自己比喻为"大丈夫"，而"富贵不能淫，威武不能屈"，是养浩然之气的最好办法。孟子平时做事处处以"义"做规范，久而久之，渐入佳境。

(4)勤于用脑：孟子到了70岁以后，不再外出游说，回到故乡从事教育与著述。他由于著述，勤于用脑，使之"思则必有所存，神有所归"。按现代保健学的说法，人的大脑受到信息刺激越多，脑细胞就越发达，其老化的进程也就越慢，所谓"思可延年"。《孟子》一书记载了孟子平生的思想学说，思想丰富，言辞犀利，善于比喻，富于文采。其中很多段句，人们当做名句、警句，至今仍在运用着。诸如："民为贵，社稷次之，君为轻"；"富贵不能淫，贫贱不能移，威武不能屈"；"天时不如地利，地利不如人和"等。当然用脑也不能过度，古人所谓节思之说便是。孟子之所以长寿也说明他用脑也有节制，因此才得以长寿。

2. 陆游(1125—1210) 宋代越州山阴(今浙江绍兴)人，是我国宋代长寿的爱国诗人，享年86岁。他一生写了近万首诗。除"金戈铁马"外，其中还有很多养生保健诗。他虽然人生坎坷，婚姻不幸，仍享有高寿。其原因主要有两个方面：①植根于中青年时期的锻

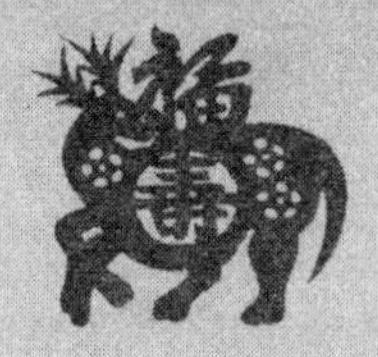

炼。陆游38岁有诗云:“少年学剑白猿翁,曾破浮生十载功。”他曾参军游宦“十年走万里”,骑射行猎为常课。②得益于长期有规律的生活习惯。“古人在山林,躬自事樵汲。我虽迫耄期,勤慎亦在习”。《幽居即事》诗中表明了“勤慎”的养生观点。所谓“勤”,就是适当的活动,“慎”,当是良好的言行修养。

当然,陆游生活中的主要活动还是体现在读书上,读书给他带来了莫大的快乐与慰藉。他的住屋有“书巢”之称。他67岁时写的《冬夜读书》有言:“老勤犹欲与书鏖”,70岁以后仍“蝇头细字夜抄书”。他还“一笑语儿子,此是却老方”。

陆游80岁后,每年还能作诗400余首。每日读书之余,陆游常去郊外散步,有时还登山,乘船出游,或与渔农闲话。在家看书看累了,就拿起桌旁备好的扫把,从房内扫到房外,以调节身心。陆游年事虽高,仍然坚持干力所能及的活,做乐意做的事,事毕则悠然小睡。“不自逸”的精神给他增添了生命之活力。

陆游熟研《本草》,识药性,又精医理,能辨证。“驴肩每带药囊行,村巷欢欣夹道迎。共说向来曾话我,生儿都以陆为名。”他作这诗时年81岁,也真是老有所为了。此外,陆游还总不忘寓精神修养于丰富多彩的活动之中,旷然自逸,或步行散步,或静坐“调息”,活动方式多样。前面引诗中提到一个“慎”字,起居上如是,饮食亦如是。陆游认为“一毫不如谨,百疾所由滋”。他一天要换好几次衣服,以适应冷热变化,防病于未然。他于82岁所作《东斋杂书》十二首之一说:“吾庐虽甚陋,窗扉亦疏明,开卷冬日暖,曲肱署风清。昨日一鸟鸣,今日一木荣,欣然与之接,悲慨何由生?”一个外形干瘪的老叟,却神清气爽,襟怀坦荡,闻鸟声觉可喜,睹“木荣”亦欢欣,开卷多心得,安眠解百忧。如此怡然自得,心境开朗,境界多么旷达。好的生活习惯和心态是他健康长寿的重要原因。

3. 齐白石(1864—1957) 湖南湘潭人,20世纪大画家之一。国画大师齐白石享年94岁,他认为书、琴、画也是一种最好的运动,他的长寿奥秘,除了终身作画外,还坚持步行和日常生活小劳,扫地,洗衣服。齐白石一生作画4万多幅,写诗1 000多首,制印3 000

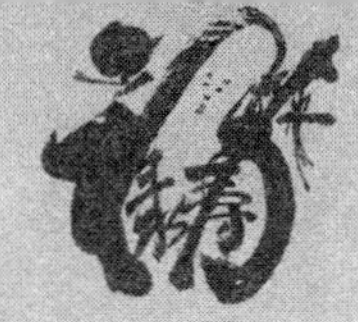

多方，为后世留下了许多艺术珍品。1953年他90岁生日时，文化部特授予他“人民艺术家”的荣誉，1955年又荣获国际和平奖金。归纳他高寿的养生经验，大致有如下“七戒”：①戒酒。齐老高龄时几乎每天都收到酒宴请柬，席间同座举杯饮，他每每都以“谢谢，不会饮酒”的答话谢绝了。②戒烟。齐老从不吸烟，不备烟，朋友来了，奉茶相待，友人知情谅解，也抑制着烟瘾不吸烟。③戒狂喜。齐老的书画珍品即使选入国际画展，他也不喜形于色，仍镇静若常，不动声色。④戒悲愤。他从不因个人得失而悲叹气恼。⑤戒空想。必须动脑筋构思画景时，齐老就聚精会神边思边画，他绝不空想，夜晚不动脑不贪坐。⑥戒懒惰。齐老注重生活自理，衣食住行乃至补缝衣、洗刷碗、打扫地、徒步行，自己能办的决不求助他人。⑦戒空度。齐老常说：“一日不学，苦混一天！”因此，他每天学习能收获一点儿，便觉得心慰意得，乐在其中。

4. 周有光(1906—)　江苏常州人，经济学教授，杰出的语言文学家，周有光先生已经106岁了，在不知情的人看来，他肯定已是老态龙钟，朽气十足了。然而，事实恰恰相反，他除了稍微有些耳聋之外，其他方面都“平安无事”，而且思维清晰，充满活力。他的长寿与他喜爱运动是分不开的。

周有光年轻的时候很喜欢打网球，现在已经做不了这样的运动了，老人就自己琢磨了一种运动方式，还给它取了个很形象的名字——象鼻子运动。周有光说：“大象的身体很庞大，但它却健康得很，不生大病，虽然它没有蹦啊跳啊的，但它的鼻子却经常的运动着，这正是持久的小运动带来的健康。而且这种锻炼不需要器械、场地，何时都可以进行。”老人每当写文章累的时候，就会做一下他独创的“象鼻子运动”——扶着桌脚、晃晃头、耸耸肩、甩甩手、扭扭屁股、伸伸腿、弯弯腰……小小的运动锻炼了全身。

周有光认为，要健康愉快就要善于自己创造条件。老人的书很多，又设有专门放书的屋子，四间小屋子都放满了书。有的时候要查资料，常常要4个屋子都去跑，周有光没有把这当成一种负担，反而乐此不疲。他说，古代有“陶侃运转”锻炼身体，我自己把书搬来

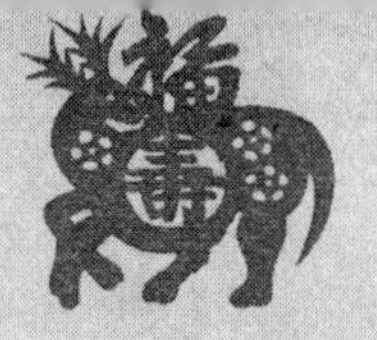

搬去,这是“周有光运书”。他把没有地方放书的不利条件转化成搬书锻炼身体的有利条件,这样就愉快多了。

周有光 1955 年出任中国文学改革委员会第一研究室主任,6 年后出版了《汉字改革概论》。他还参与制订《汉语拼音方案》,促成《汉语拼音方案》成为用罗马字母拼写汉语的国际标准,被誉为“汉语拼音之父”。据悉,周有光 83 岁时“换笔”用电脑工作,98 岁开始倡导“基础华文”运动,百岁高龄后,年年均有著作出版。102 岁高龄的语言学家周有光以其四卷本《周有光语文论集》获得玉章人文社会科学奖特等奖。

周老经历了很多事情,他认为最重要的是度量要放宽一点儿。老人说:“有些人常常为小事吵架、生气,我认为没有必要生气。德国哲学家尼采说得好,‘生气都是拿别人的错误惩罚自己’,人家做错了事情,我生气,不是我倒霉吗?”就是这种宽容的心态,才使得这个慈祥、快乐的老人得以高寿。

5. 吕正操(1905—2009) 辽宁海城人,吕正操将军是开国上将中受过正规军事教育的将军,17 岁参加张学良的东北军卫队旅,西安事变和平解决后,他在中共北方局介绍下正式成为中共党员。吕正操将军享年 104 岁。

新中国成立后,吕老一直担任铁道部领导工作。吕老的业余爱好非常广泛,读书、打桥牌、打网球、游泳、唱京剧等。吕老说:“人体各部位都是用则进、不用则退。因而平时既要注意锻炼身体,又要注意活动脑子,才能有效地延缓衰老。”吕老桥牌打到 97 岁;游泳坚持到 98 岁,吕老每天都坚持力所能及的锻炼。

吕老的饮食很科学,以清淡为主,喜吃五谷杂粮。他认为粗茶淡饭最养人,且定时定量进餐,长年以来,他作息很有规律,注意忙里偷闲,愉悦身心。吕老祖上多是长寿之人,他的故乡辽宁省海城地区山清水秀,是有名的长寿之乡,吕老和张学良是同乡,而二人都是高寿之人。吕老曾说过:“人,不在于活多久,而在于多做事。”

五、生活习惯好的百岁寿星拾萃

1. 主动找活干的百岁寿星 在新疆和田地区洛浦县有一位

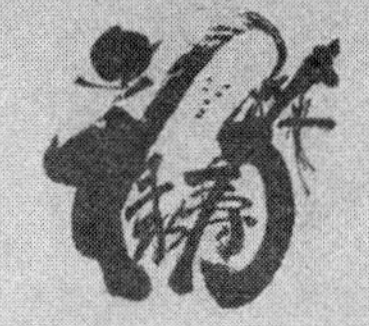

119 岁的老人多来提·麦麦提敏，他眼不花，耳不聋，一生几乎没生过病，偶尔有点感冒也很快就好了，在中国老年学会组织的第四届中国十大长寿老人评选中，他榜上有名，位居第八。

总结老人健康，长寿的秘密，二儿子努尔艾合买提·多来提说："一是父亲体质好，没有得过重病；二是爱劳动、劈柴、种地、放羊什么活都干；三是家乡空气好，土壤没有污染，吃的食物营养很丰富。"

老人日常生活很有规律，日出而作，日落而息。早上起床后到院子里逛逛，收拾一下东西，有时候到外面走走，吃完早饭后，他就主动找活干，或忙于农活，或料理家务。晚上吃完晚饭，一家人围坐在一起，老人看一会电视就上床睡觉了。老人最喜欢吃的是拉面，而且从来不挑食。多来提·麦麦提敏老人的门牙比较完整，后槽牙也还有一个，坚固的牙齿还可以吃核桃等外壳较硬的坚果。良好的阻嚼功能，饮食的多样化，让老人的营养较为全面。

如今，老人已有孙子 13 个，重孙子 6 个，他与后代们一起生活，完全是一个大家庭。但老人的生活起居完全自理，有时候还帮着儿孙们带孩子。老人的眼睛非常好，经常穿针引线、缝缝补补，直到现在，挖土、耕地、分肥、放羊、赶毛驴车等体力活，老人都能干。比如剥玉米，年轻人都比不过他，老人"刷刷"两下就是一个，不一会工夫，剥好的玉米就在他身旁堆成小山似的。

2. 爱喝茶爱清洁的百岁寿星 福建省三明市宁化县胡村镇店上村 114 岁的刘宝瑞阿婆是福建省年龄最大的老人，老人走路不用拄拐杖，会洗衣服、做饭。老人的 42 岁孙子张耀华说："奶奶一年四季爱喝擂茶，也许这就是她防病的土办法，也是她长寿的第一招。"

据介绍，"擂茶"是当地老年人日常饮食的一种饮料，具体做法就是把生茶叶、生花生仁、生绿豆、野生青草等倒进钵头，有时还加一小段猪小肠或几滴麻油，再用一根樟木棒不停地搅拌，搅烂了冲入滚开水后饮用，有清凉、散火、解毒的功效。老人平时还自己打擂茶，既是运动，又能带来快乐。她手中的那根樟木棒原来长 1 米，现在只剩 0.8 米，樟木粉也成为擂茶的一部分，喝起来可香呢！土办法见高效，老人平时不吃药，爱喝擂茶，百病不生。

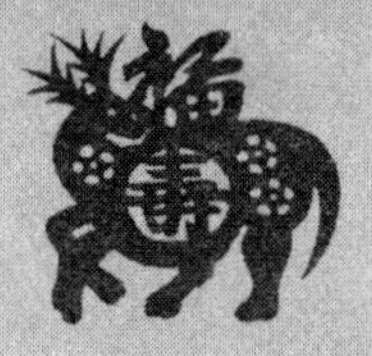

老人养生的第二高招是喜清洁，不忘每天早晚刷牙，经常自己洗澡、洗衣服，外出时一定要装扮齐整才出门。老人本来还会做饭煮菜，只是现在视力差了，盐巴、味精分不清，只能遗憾的“下岗”了。不过，她有时还抢着在灶前烧火，说忙一点更开心。老人腿脚还不错，她住在二楼，上下楼梯挺利落的，抓着扶梯自己走，不用别人扶。

不急不躁、邻里和睦、祖孙情深，是刘宝瑞老人养生的第三高招。店上村是一个移民村，全村300多户，姓张的人口达80%，周围大多数是本家亲戚，多年住在一起，互帮互助，不争不吵。刘宝瑞是村里的老寿星，走到哪里都受到尊敬。

3. 勤劳平和的百岁寿星　济南平安里社区的段学礼老人已经103岁了，现在看起来气色不错，非常开朗。段学礼老人的女儿姚克琪告诉记者，段学礼老人的长寿秘诀有两个，一个是心态好，一个是勤劳。两年之前老人还能做针线活儿。

段学礼老人1910年出生，现在住在济南经四路路边的一间平房中，她的老伴早已过世。每天下班时间，老人的5个儿女就过去陪她，一到周末家中来了老老小小，更是热闹。

9月30日中午，平安里社区居委会主任朱彤送给她一副大大的“寿”字。“送给我的啊”。老人很开心的接过了这幅“寿”字。

“她能够长寿，第一是心态，第二是勤劳”。老人心胸非常宽阔，从来不计较小事，儿女在工作上遇到不顺心的事时，老人总是劝说：“过去了的事就不要后悔。”教育儿女要向前看，女儿、孙女找对象，老人也从来不看重对方的钱财，“两个人合得来就好”。姚克琪说，母亲非常喜欢接受新鲜事物，小时候没有上过学，四五十岁的时候开始学习，还认得不少字。此外，段学礼老人还非常勤劳，在家中几乎没有空闲的时候，“儿女的衣服是她做的，儿女生了孩子，孩子的衣服还是她做的。”

这么长寿的老人在饮食方面有什么秘诀？姚克琪说，其实老人的饮食也没有什么讲究，按理说老人不应多吃油炸食品或者脂肪多的食品，可是她早上起来每天必吃一个炸的鸡蛋包，还喜欢吃炸馒头片和五花肉，纯的瘦肉反而不喜欢吃，“一点不挑食，蔬菜、地瓜、

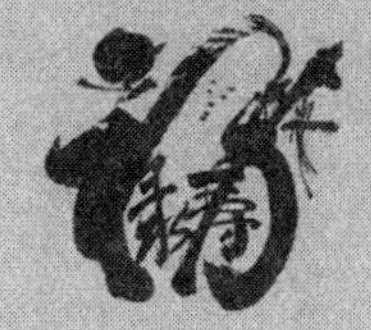

肥肉都能吃。"姚克琪说，老人长寿其实没有什么秘诀，不过肯定和她开阔的心胸及勤劳的生活习惯有关。

4. 教授百岁寿星　105 岁高龄的著名经济学家、政治学家、翻译家，南开大学教授杨敬年(1908—)，湖南阳罗人，至今仍"自理、自主"地生活，读书，著作不辍。他用百年的健康理念总结为四句话："坚持每天锻炼，合理饮食起居，健康心理状态，不断运用大脑。"

(1)坚持每天锻炼：每天早晨，杨敬年都会进行 40 分钟的运动，练练歇歇。年轻时，杨敬年喜欢骑车、打网球、骑马……即使是在牛津大学深造期间，在赶论文过程中，他也会抽出时间用散步来缓解疲劳。1948 年，杨敬年回到南开大学后更是天天做早操。1974～1994 年这 20 年里，他还每天坚持做针对穴位的"回春健身操"。此后由于不能久站，他又改为"312"按摩法。杨敬年解释道："'3'是人体的 3 个穴位，'1'是腹部，'2'是两条腿。"

(2)合理饮食起居：在日常的饮食起居方面，杨敬年教授的生活很规律，即使到了晚年，也依然如此。

对于饮食，杨敬年也有自己的考量。比如早餐，杨敬年说道："牛奶里加入燕麦片和蛋白质粉，还有一个鸡蛋和两个小豆包，量不是很多，但营养很丰富。"至今，22 时到凌晨 3 时这段时间杨敬年一直用于睡眠，凌晨 3～7 时这 4 个小时也是他精神最好的时候，因此，他将这段时间用于工作。

(3)健康心理状态：健康的心理状态是什么样的？杨敬年告诉我们："我对政治、婚姻、做人都遵循儒家思想——道德高于一切，对其他很多事情都是遵循道家思想——满不在乎。"

有人觉得好心态要依靠先天的性格因素，杨敬年却不这样看。"要有文化，有哲学修养，心理才能健康。"

(4)不断运用大脑：杨敬年到 86 岁的时候才离开讲台，而后的两年他还在写书，90 岁时还翻译了《国富论》……如今他已 103 岁，虽然视力下降，但还每天坚持看 1 小时文章。除了看文章，杨教授最大的休闲方式就是看电视剧，而且他更喜欢用 DVD 看喜欢的影片。杨教授善于用脑，连看电视剧也要思考一番，难怪他以现在的

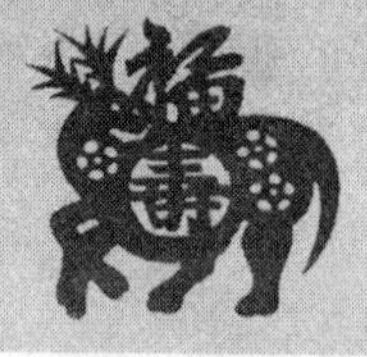

高龄谈起话来还能逻辑分明，丝丝入扣。

5. 童养媳百岁寿星 110岁的寿星胡裕英于1903年在新余罗坊镇福子岑下村出生。他父亲赌博成性不顾家，母亲改嫁后，不到5岁的她便卖到峡江县沿溪镇金坊村一个吴姓农民家当童养媳。10多年后，胡裕英完婚，与丈夫感情甚好。她先后生育了9个子女，如今五世同堂，她家已有106人。老人的健康长寿，与以下因素密切相关。

(1)辛勤劳作，艰苦俭朴：胡裕英老人说，她是一个苦命的人，一生坎坷曲折。新中国成立前，她家境十分贫寒，丈夫家只有6分田，全家老小十多口人吃饭，仅靠丈夫一人租种地主家的土地维持生活。她带着9个儿女还要操持家务，做饭、洗衣、种菜、缝缝补补、喂猪、放牛、割草、打柴、关照孩子，里里外外样样都干，劳累辛苦非三言两语所能细说。在这样的情况下，她一家人节衣缩食、俭朴度日，也正是由于这样的生活环境和常年的辛勤劳作，造就了她一副强健的筋骨，磨炼了她坚强的意志。

(2)与人为善，家庭和睦：胡裕英老人性格开朗，平易近人，有着一颗善良慈爱的心。她体贴丈夫，孝敬公婆。看到自己的儿女们一天天长大，总是充满着喜悦和欢愉。新中国成立后，她家生活有了好转，儿女们都逐渐长大成人，她喜在心里，笑在脸上，成天乐呵呵的。她一家人和和美美，其乐融融。她和亲朋好友总是互相关爱，互相帮助，和睦相处。她一生中，从未和亲朋好友和左邻右舍生过气，吵过嘴，总是与人为善。她丈夫于1996年因病去世，虽然当时她心里很悲痛，但看到党和政府对她一家人的关怀和帮助，儿女和孙辈们对她的尊敬，心里的悲痛很快就过去了。她觉得自己应该坚强地生活下去，不能愧对先她而去的丈夫，从而对未来生活充满信心和希望。

(3)粗茶淡饭，食不求精：胡裕英生长在旧社会，又是极度贫困的家庭，除了逢年过节有点猪肉荤腥之外，平时都是杂粮当饱，野菜充饥。新中国成立后，她家的生活逐渐改善了，但她仍然是省吃俭用，节衣缩食，很少吃鸡鸭鱼肉，平时仍以蔬菜素食为主，吃当地的

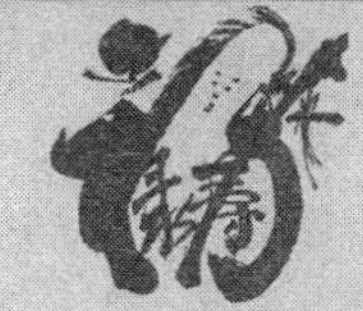

粗粮。这种饮食习惯，保证了她的身体健康。经医院体检，她的血压、血脂、血糖各项指标均为正常，心、肺、肝等脏器也未发现异常。

(4)不嗜烟酒，讲究卫生：胡裕英老人从来不吸烟、不喝酒。她很讲究卫生，家里吃的、穿的、用的，样样都洗得干干净净。厨房、卧室、厅堂天天都要打扫，一些零用物件，收拾得整整齐齐。

6. 30 年不上医院的百岁寿星　福清市鱼溪镇 106 岁老寿星严县底的儿子郑祥松告诉记者："老妈有 7 个子女，现在楼里住着我和哥哥郑祥官两家人，妯娌之间亲如姐妹，十几口人天天围着老妈转，四代同堂，其乐融融，让她总是开开心心过日子，也养成她爱说话爱热闹的好习惯。"

(1)好习惯是长寿法宝：①一年四季喜烫脚，别的老人大都秋、冬季才烫脚，而严县底却与众不同，她长年累月烫脚没间断，就算夏季天气再热，每天晚上照样要用热水烫脚后才上床，一觉睡到大天亮。她觉得老人晚上烫脚好处多，建议其他老人都试一试。②不吃鸡鸭爱吃鱼，多年来鸡鸭肥肉一口不沾，日常饮食以清淡为主，什么青菜都吃，天天鲜鱼配饭，清蒸煎煮加红烧。早餐糕点花样多，午餐干饭或面食，晚餐则吃浓粥。饭量一向正常，每餐能吃一碗，不多吃、不过饱。③多喝开水不喝茶，几十年一贯喝白开水，每天至少喝 8 杯，她说多喝水能洗肠润肠促排便。此外，再好的茶也不喝一口，以免影响睡眠；各种水果都尝尝，其中最爱吃香蕉，每天两根成习惯。

(2)30 年不用去医院：老人要长寿，尽量少生病。郑祥松有些自豪地笑着对记者说："你能猜到吗？我老妈 30 多年不用去医院看病，医院大门朝哪开她都不晓得。她的身体一向不错，才能让她平平安安过百岁。"不用上医院，是不是不吃一点药呢？郑祥松对此解释道，亲友中有好几个医生，老妈万一有个头痛脑热，马上请他们上门看看，吃些治感冒的药片，几天后就恢复正常。另外，老妈血压有点偏高，坚持服用降压药，目前指标较稳定。

7. 2 000 人拜寿的百岁寿星　巴南圣灯山村有一位百岁老人，她能割猪草、能做饭，农忙时还能帮家人搓玉米粒，思维清晰，爱摆

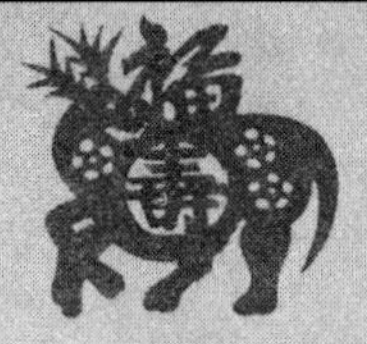

龙门阵，歇后语能说一大堆。2012 年 6 月 9 日是她的百岁寿宴，家人为她摆下 150 桌，2 000 居民从十里八乡赶来沾喜气。她叫韩文凤。

二儿子熊明生说，母亲年轻时很苦，13 岁就做了童养媳，第一任丈夫被抓壮丁后就没回来，之后才当了熊家媳妇。1958 年因为大炼钢铁，父亲无法照顾家庭，母亲就给别人家当保姆、挖土、种庄稼、割猪草，辛苦挣钱拉扯 6 个孩子。

虽是百岁高龄，但如今韩文凤生活完全能够自理。现在老人大多数时候住在农村老四家里，自己洗衣做饭不在话下。每天白天起床她还要给家人做早饭，然后割猪草喂猪。农忙时候，还要帮着搓玉米粒。白天虽然精神抖擞，可以到晚上 8 点，老人就会准时睡下，一直睡到早上 7 点多才起床。

儿女们说，上了年纪后，老人除了因为"三寸金莲"摔过跤，去年眼睛做过白内障手术，感冒都很少有过，脏腑类的毛病就更不存在。"妈妈吃得清淡，但喜欢吃肥肉"，五女熊明孝说，那种肥肥的扣肉，老人一顿能吃两三块。

除了身体健康，韩文凤老人思维也特别清楚，摆起龙门阵来不输年轻人。因为是村里的"老资格"，很多"想当年"的故事老人都记得很清楚，一有闲工夫，老人身边总是围满听故事的人。

不仅能讲故事，老人还是一个"语言大师"，故事中总能穿插有趣的歇后语。如"光癞蛤蟆"的歇后语就能说出 10 个。老人时常挂在嘴边上的歇后语有：癞蛤蟆坐上席——体面无牙，癞蛤蟆吃灰面——寡白嘴，癞蛤蟆穿套裤——迈不开腿，癞蛤蟆爬椒子树——麻嘎嘎……每次老人说到这些，家人都会乐成一片。

虽然没读过一天书，但韩文凤老人的记性却特别好，年轻时听过的古书，看过的戏曲，也是她经常摆论的话题，五女儿熊明孝说："梁山伯与祝英台的故事妈妈全会讲。"